U0617460

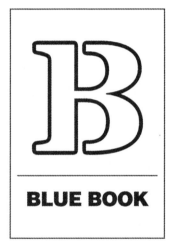

BLUE BOOK

智 库 成 果 出 版 与 传 播 平 台

中医药传承创新蓝皮书

BLUE BOOK OF PRESERVATION AND INNOVATIVE
DEVELOPMENT OF TCM

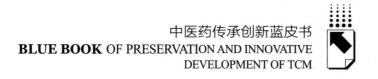

中国中医药传承创新发展报告（2022）

REPORT ON THE PRESERVATION AND INNOVATIVE DEVELOPMENT OF
TRADITIONAL CHINESE MEDICINE (2022)

中医医疗服务专题

Special Topic of TCM Medical Service

主　编／张建华　　周尚成　　潘华峰
副主编／闫志来　　饶远立　　周智华

社会科学文献出版社
SOCIAL SCIENCES ACADEMIC PRESS (CHINA)

图书在版编目（CIP）数据

中国中医药传承创新发展报告. 2022：中医医疗服
务专题／张建华，周尚成，潘华峰主编. --北京：社
会科学文献出版社，2022.12
（中医药传承创新蓝皮书）
ISBN 978-7-5228-1085-0

Ⅰ.①中…　Ⅱ.①张…②周…③潘…　Ⅲ.①中国医
药学-研究报告-2022　Ⅳ.①R2

中国版本图书馆 CIP 数据核字（2022）第 214188 号

中医药传承创新蓝皮书

中国中医药传承创新发展报告（2022）
——中医医疗服务专题

主　　编／张建华　周尚成　潘华峰
副 主 编／闫志来　饶远立　周智华

出 版 人／王利民
组稿编辑／任文武
责任编辑／高振华
文稿编辑／赵熹微
责任印制／王京美

出　　版／社会科学文献出版社·城市和绿色发展分社（010）59367143
　　　　　地址：北京市北三环中路甲 29 号院华龙大厦　邮编：100029
　　　　　网址：www. ssap. com. cn
发　　行／社会科学文献出版社（010）59367028
印　　装／天津千鹤文化传播有限公司

规　　格／开　本：787mm×1092mm　1/16
　　　　　印　张：23.25　字　数：347 千字
版　　次／2022 年 12 月第 1 版　2022 年 12 月第 1 次印刷
书　　号／ISBN 978-7-5228-1085-0
定　　价／128.00 元

读者服务电话：4008918866

广东省社会科学研究基地"广东省中医药健康服务与产业发展中心"

广州市人文社会科学重点研究基地"广州中医药文化历史研究重点基地"

联合资助

编　委　会

主要编撰者简介

　　张建华　现任广州中医药大学党委书记，卫生事业管理研究员，博士生导师，广东省中医药健康服务与产业发展研究中心负责人，广东省委宣传部《岭南文化辞典》组织委员会委员，广东省哲学社会科学专家，广东省卫生厅医学科研基金评审专家。主要研究方向为卫生事业管理、高等院校党建与思想政治建设教育、中医药文化自信与传承发展等。近年来主持各级科研项目课题9项，其中重大科研课题3项，团队项目1项。公开发表学术论文近40篇，其中在核心期刊发表论文10余篇。撰写的专家咨询报告曾获广东省委常委、广州市委书记等领导同志的肯定性批示。

　　周尚成　现任广州中医药大学公共卫生与管理学院院长，管理学博士，教授，博士生导师，国家留学基金委公派赴英访问学者，世界中医药学会联合会中医药管理研究专业委员会副主任委员，中华中医药学会人文与管理科学分会副会长。主要研究方向为中医药管理、卫生管理与医疗保障。近年来主持国家自然科学基金项目3项，教育部等省部级以上项目10余项，在国内外相关重要杂志发表多项重要成果，公开发表学术论文100余篇，获得省级政府科技进步奖三等奖1项（排序1）、市级政府社会科学优秀成果奖一等奖2项（均排序1），撰写的专家咨询报告曾获广东省委省政府等主要领导同志的肯定性批示。

　　潘华峰　现任广州中医药大学副校长，科技创新中心主任，中医内科学博士，教授，博士生导师，博士后合作导师，享受国务院政府特殊津贴专家，中医内科学脾胃研究学术带头人，兼任中国中医药信息学会副会长、中国民族医学会脾胃病分会副会长、广东省传统医学会副会长、广州中医药历史文化基地负责人、广州大典研究中心学术委员会专家。主要研究方向为中医药文化传播与研究、卫生事业管理、中医药防治消化系统重大疾病的理论与应用研究。近年来主持国家自然科学基金项目4项、"973"子课题1项、广东省重点领域研发计划1项、其他省部级课题多项，在国内外发表高水平论文180余篇，其中SCI论文15篇。出版专著4部、参编2部。获广东省科技进步一、二等奖，广东省教学成果一等奖，中国产学研合作创新奖等多个奖项，所提出的助力中医药传承发展的相关建议刊登在《广州研究内参》，供有关部门决策参考，积极推广中医药文化资源，不断推进中医药文化传承创新事业，坚定中国特色社会主义文化自信。

前　言

中医药学是一门凝聚着中华民族上下五千年博大智慧的学科，中医药是我国独具特色的医疗卫生资源。近年来，党中央、国务院高度重视中医药传承创新发展这一时代课题。2022年3月3日，国务院办公厅同意通过《"十四五"中医药发展规划》，为我国"十四五"时期中医药的可持续发展提供了政策保障，明确了目标任务和重点措施，并指出未来5年我国将着力建设优质高效的中医药服务体系。回首"十三五"，中医药传承创新取得长足进展，中医药在健康中国建设中展现了独特优势，2020年初面对突如其来的新冠肺炎疫情，中医药系统充分发挥了中医药的重要作用。"十四五"发展的新征程已开启，但目前依旧凸显出中医药发展不平衡不充分的问题，也面临基础薄弱、传承不足等问题，其中，医疗服务方面出现的问题尤为突出。

不论是《中医药发展战略规划纲要（2016～2030年）》提出的医疗、预防保健、教育、科研、产业、文化、对外交流"七位一体"，还是《"十四五"中医药发展规划》统筹考虑的医疗、科研、产业、教育、文化、国际合作"六位一体"重点领域，均将"医疗"列为首位。可以说，推进中医医疗领域关键环节深化改革，有助于进一步提高中医药服务的可及性，促进中医药优质发展，满足人民群众对中医药服务的需求。

因此，我们组织了专业从事中医药管理及相关领域的专家学者团队，聚焦中医医疗服务体系建设主题，在深入调查、具体分工、专题研讨的基础上，集体撰写《中国中医药传承创新发展报告（2022）》，以期在中国中医药传承创新发展过程中，为中医医疗服务板块留下全面和客观的历史轨迹，

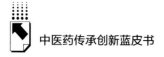

并助力我国中医医疗服务体系高质量发展。

本书是"中医药传承创新蓝皮书"的第三部，旨在通过运用科学合理的评价方法对各省（区、市）中医医疗服务发展进行展示，客观准确地评价不同地区的中医医疗服务发展差异，并通过学习借鉴中医药发展良好地区的优势经验，为各级相关部门及机构进行决策提供重要的建议。全书包括总报告、分报告、专题篇、区域篇和案例篇，着重对中医医疗服务的评价方法及评价维度进行了论述和构建，并以中医医疗服务的供需方为分析视角，从中医医疗资源、中医医疗服务效率、中医医疗费用三个维度共15个指标对各省（区、市）中医医疗服务状况进行评价，从而反映各省（区、市）中医医疗服务发展的相对综合水平。本书力求评价有充足的理论依据，体系构建合理严谨，数据翔实，真实地反映我国中医医疗服务的发展情况、地区差异与动态变化，这有利于大众了解和熟悉我国中医医疗服务发展的基本情况。而对于研究中医医疗服务的学者来说，本书的研究方法和分析框架则能够给予其较好的参考，同时翔实的数据又能提供不可多得的研究素材。

本书还研究分析了中医药文化的影响力，并依据中医药传承创新发展排名，精选了江苏省和四川省中医药传承创新发展的优秀案例，为其他省份中医药传承创新发展提供思路。

最后，需要指出的是，由于作者水平有限，本书难免存在不足，敬请广大读者批评指正。

编　者

2022 年 10 月

摘　要

　　传承创新发展中医药是新时代中国特色社会主义事业的重要内容，客观评价中医药事业的区域竞争力对中医药事业的传承与创新发展具有重要意义。本书是"中医药传承创新蓝皮书"的第三部，主要从中医医疗服务、中医药产业、中医药养生保健、中医药教育、中医药科研、中医药文化传播与对外交流、中医药政策七个维度进行评价，指标体系的设置延用了2020版、2021版蓝皮书专家咨询结果，而与前两本蓝皮书不同的是，本书将"七位一体"的评价报告纳入专题篇。本书的分报告围绕中医医疗资源、中医医疗服务效率和中医医疗费用三个方面撰写，以2018～2020年的中医药行业统计数据为基础，更加细致地研究对比不同区域中医药医疗事业的动态发展变化特征，分析各地区中医药医疗事业发展的综合水平及差异。此外，本书还梳理了中医药文化影响力指数研究，以及中国中医药东部、中部、西部竞争力情况。最后，以四川省、江苏省为例，详细论述了两省中医药传承创新发展状况和思路。

　　关键词：　中医药事业　传承创新　医疗服务

目 录 ↖↗

Ⅰ 总报告

Ⅱ 分报告

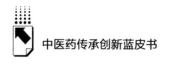

Ⅲ 专题篇

Ⅳ 区域篇

Ⅴ 案例篇

皮书数据库阅读 使用指南

总 报 告

General Report

B.1

2022年中国中医药医疗服务传承创新发展省际竞争力报告[*]

张建华　周尚成　潘华峰　周智华　黎倩欣　梁珊珊[**]

摘　要： 本报告围绕中医药医疗服务传承创新发展的三个指标，即中医医疗资源、中医医疗服务效率和中医医疗费用，采用德尔菲法确立指标权重，使用国家统计行业的数据，利用综合评价分析方法对中国中医药医疗服务传承创新发展省际竞争力进行评价。评价结

---

　* 由于本书侧重于对中医药发展中医疗服务部分进行评价，本报告行文中使用了"中医药医疗服务"这一表述，但也按照惯例，沿用了"中医医疗服务"这一概念。

** 张建华，现任广州中医药大学党委书记，卫生事业管理研究员，博士生导师，主要研究方向为卫生事业管理、高等院校党建与思想政治建设教育、中医药文化自信与传承发展等；周尚成，管理学博士，教授，博士生导师，主要研究方向为中医药管理、卫生管理与医疗保障；潘华峰，中医内科学博士，教授，博士生导师，博士后合作导师，享受国务院政府特殊津贴专家，主要研究方向为中医药文化传播与研究、卫生事业管理、中医药防治消化系统重大疾病的理论与应用；周智华，广州中医药大学公共卫生与管理学院在读硕士研究生，主要研究方向为疾病负担与卫生政策；黎倩欣，广州中医药大学公共卫生与管理学院在读硕士研究生，主要研究方向为卫生经济、卫生事业管理和卫生政策；梁珊珊，广州中医药大学公共卫生与管理学院在读硕士研究生，主要研究方向为社会医学与卫生事业管理。

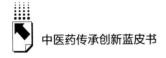

果显示，我国西部地区的中医药医疗服务传承创新发展排名位于三个区域第一，东部地区与中部地区分别位于第二和第三。实施中医药强省建设总体上有利于中医药医疗服务的发展，尤其在中医医疗费用方面。本报告指出，我国各省（区、市）应充分结合自身经济文化、历史发展特点，依托中医特色医疗资源，提高中医药医疗服务传承创新发展能力。

关键词： 中医药　传承创新　省际竞争力

一　中医药医疗服务传承创新概述

（一）概念界定及评价维度构建

1. 概念界定

（1）中医医疗服务

医疗服务是指医疗服务组织的卫生技术人员遵照执业技术规范提供照护生命、诊治疾病的健康促进服务，包括为实现这些服务提供药品、医疗器械、救助运输、病房住宿等资源。从患者角度出发，医疗服务意味着病人在医疗卫生服务机构所接受的与疾病相关的诊断、治疗、康复护理以及与医疗行为相关的其他服务，包括药品供给、医疗设备的使用，医护人员对患者的人文关怀、医院的环境以及医院文化等的体验。

我国现行的医药卫生体系主要由传统医学和现代医学组成，中医医疗是目前我国基本医疗卫生服务体系的重要组成部分。中医医疗服务是指在中医理论指导下为人民群众提供健康维护服务的总称，是一种具有中医特色的医疗服务，它以中医医疗机构为主体，并在中医的整体观以及辨证论治观的思想指导下，通过望、闻、问、切和辅助仪器，综合运用阴阳五行、脏腑经络、病因病机、辨证论治等理论来指导诊断和治疗，并以中医适宜诊疗技术和中医方剂为主要治疗手段和治疗方法，为个体提供中医方面的诊断、检查、治疗、手术、护理、药剂、康复等照护生命、诊治疾病的健康促进服务。区别于现代西方医学，中医药服务特有的治未病管理、中医特色健康管理、中医健康养老、中医康复护理以及中医药参与的公共卫生应急体系等内容已成为中医医疗服务能力和特色优势水平提升的主要形式。

中医药医疗服务的主要对象体现在以下两个方面：以医疗机构和医务人员为代表的供给方和以患者或接受中医药服务的居民为代表的需求方。中医药事业传承、创新和发展的主要场所是各级各类中医医院、中医临床科室、中医诊所、中医门诊等；中医医疗服务是中医医疗机构的主要内容形式，是中医医疗机构建设的重要环节。在本书中，中医医疗服务供给者包括非中医医疗机构（如中医药研究机构、养生保健馆等）以及中医类医疗机构。其中，中医类医疗机构以中医类医院（包含中医医院、中西医结合医院及民族医医院）为主体，以中医类门诊部、中医类诊所为基础。此外，中医医疗服务对象也从病人延展到接受中医健康管理的亚健康人群及健康人群。

（2）中医医疗资源

资源是指一定地域范围内所拥有的人力、财力、物力等各种社会资源的总称。医疗卫生资源是指人类在进行卫生保健活动中所消耗或占用的社会资源。卫生资源合理配置是开展卫生医疗活动的前提和保障。中医医疗资源是指在中医学理论的指导下，进行卫生保健活动所消耗或占用的社会资源，是中医医疗服务生产要素的总称，通常包括人员、医疗机构、医疗床位、医疗设备、知识技能和信息等。本书的中医医疗资源板块主要评价的是中医医疗机构的资源配置情况。

（3）中医医疗服务效率

传统的行政管理将投入与产出之比定义为效率。帕尔墨认为效率包括三个层面：技术效率、生产效率和分配效率。其中，在既定的投入下实现了产出最大化，则实现了技术效率；基于有限的固定成本主体依然能够实现生产结果的最大化，或者在设计出理想结果的前提下实现最小成本，则实现了生产效率；主体通过社会资源的有效分配实现人均福利最大化则实现了分配效率。

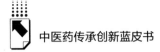

从管理学及经济学的角度看，医疗服务效率是指在单位时间里完成的医务工作量，可以简单概括为医疗服务的投入与产出之间的关系。医疗服务效率不同于传统的生产效率，医疗服务具有时效性和信息高度不对称的特点。因此单纯衡量其总体服务效率的高低并不客观，必须考虑到其总体服务效率内部各指标的配置和利用等方面。医疗服务效率评价指标选择的有效性将直接影响医疗服务的可及性和舒适性。中医医疗服务效率可理解为中医医疗机构医疗服务资源的投入和医疗相关产出的比值，是一项衡量医疗服务机构提供医疗服务能力的指标，即医疗服务机构的最大产出率。中医医疗服务效率是衡量医院医疗资源分配和经营管理的重要指标，对医院运营的总费用及中医医疗卫生资源的分配产生决定性作用。因此，中医医疗效率一项将通过客观的效率评价，最大化地改善中医医疗服务效率，实现中医医疗资源的有效分配。

（4）中医医疗费用

医疗费用是指患者为了治病而发生的各种费用，它不仅包括医生的医疗费用和手术费用，还包括门诊、住院、护理、医院设备等费用。医疗费用问题是社会关注的重点问题，也是我国医药卫生体制改革关注的重点问题。医疗费用影响着医疗体系的构建、医疗保险的发展、医疗健康等产业链的形成。医疗费用过高会加重人民群众的看病负担，费用过低则难以体现医生的价值。从医院经营管理角度来看，中医医疗费用是指在运营过程中中医医疗机构发生的经济利益流出；从就医患者角度来看，中医医疗费用是指病人在中医医疗机构就诊时，为了治病而发生的各种费用。本书的中医医疗费用评价拟取就医患者角度的相关指标，采用患者医疗支出占可支配收入的比例，指标数值越大，说明患者在中医医疗服务上花费的比例越高，在其他方面的花费比例相应减少，可用来反映中医医疗费用对患者生活的影响程度。并且对不同地区中医医疗费用情况进行分析评价，有助于对医疗费用进行精细化管控，避免医疗费用出现不合理的增长，对促进中医药行业的发展、中医医疗健康产业链的发展有着重要意义。

2. 评价维度构建

一直以来，实际的医疗卫生工作都较为复杂，而中医药服务则更加具有其自身的特殊性和复杂性。相较于易量化的西方现代医学，虽然中医药服务的管理和考量更为困难，但中医医疗服务能力的评价亦可基于一般的西医医疗服务能力评价标准来展开。

现有的中医药医疗服务评价的文献研究成果，研究角度基本包含医疗服务资源配置、医疗服务能力、医疗服务效率和医疗费用等。在医疗健康维护过程中，中医医疗服务能力是中医医疗服务的核心，因此本书在中医医疗服务评价过程中会侧重于评价发挥基础作用明显、占中医医疗资源比重较大的中医医疗机构的医疗服务能力。本书基于国内外中医医疗服务的研究现状以及可获得的数据，探讨适应新时代的中医药医疗服务传承创新发展评价指标体系，构建了中医医疗资源、中医医疗服务效率、中医医疗费用三个评价维度。中医医疗资源和中医医疗服务效率是从中医医疗机构服务供给方的角度设计的评价维度，其中，中医医疗资源是对中医服务设施及服务人员的一个衡量，中医医疗服务效率是在医院配置医疗资源的基础上，评价一定范围内中医医疗机构的服务能力。中医医疗费用则是从医疗服务需求者的角度来展现中医医疗服务的费用情况，以进一步反映中医医疗服务"简便验廉"的特色。

（二）中医药医疗服务的研究现状

2016 年 12 月 6 日，国务院新闻办公室发布《中国的中医药》白皮书。该白皮书介绍了中医药的历史发展，对我国发展中医药的政策措施概况进行了梳理，并且高度凝练了中医医疗服务事业在中医药传承与发展过程中的发展成果。目前，我国基本建立起覆盖城乡的中医医疗服务体系，在常见病、多发病、疑难杂症的防治中贡献了重要力量，在重大疫情防治和突发公共卫生事件医疗救治中发挥了重要作用。同时，中医预防保健服务也在加速发展，中医药健康管理被纳入国家基本公共卫生服务项目，在群众治未病和日常医疗保健以及全民健康中逐渐发挥出优势。2015 年，由北京中医药大学国家中医药发展与战略研究院副院长毛嘉陵主编的"中医文化蓝皮书"开始连续出版。该蓝皮书系列梳理和分析了中医药文化以及中医药的发展变化，其中，《中国中医药发展报告（2019）》及《中国中医药文化发展报告（2020）》收集了近年来中医医疗的各项数据，从学术视角研究和分析了中国中医医疗资源的变化趋势，展示了中医医疗服务发展的趋势和短板，并基于数据、事实和实践提出解决措施和应对方案，以更好地促进中医药事业的发展。

对于本报告来说，首先，通过检索中医医疗服务相关主题及关键词的期刊文献，归纳整理内容，发现国内研究多与中医医疗服务相关，且取得了初步成果。通过阅读文献内容发现研究对象多为中医医疗机构，研究方法多数采取定性分析、描述性分析以及定量分析方法，研究主题主要包括中医医疗服务效率评价及中医医疗服务质量两方面。其次，有相当多的研究调查了我国及各省（区、市）的中医医疗服务体系的构建状况，深入分析了中医医疗服务的发展现状和问题，探讨了中医医疗服务的价格政策、中医医疗服务项目的定价情况、中医医疗服务的标准、中医医疗服务的贸易发展、中医医疗服务的法律对策研究、中医医疗服务的能力评价与提升以及中医医疗服务的优化策略等。

综上，虽然当前与中医医疗服务主题相关的研究比较丰富，但是在评价标准方面，学界对具体的指标和影响因素探讨不一，目前还未形成一个科学的、完整的、广泛认可的评价体系。并且在研究范围和研究对象方面，多数研究针对某一层级的中医医疗服务提供机构，如某一家或多家中医医院，或是研究基层中医医疗服务提供机构，鲜有针对某一区域中医医疗服务提供机构整体服务能力的研究，以及与省际或区域间比较评价相关的研究。

二 中国中医药政策发展及热点事件聚焦

（一）中医药传承创新政策发展取得新突破

2020 年是充满挑战和机遇的一年，也是不平凡的一年。面对突发重大公共卫生事件，中医药人在抗疫战场用中医药的经典传承方案书写了创新的治疗策略和生动的实践案例。精诚济世的中医药人与全国中华儿女共克时艰，谱写了中医药的新篇章。新冠肺炎疫情发生后，中西医结合、中西药并用发挥了重要的作用，中医抗疫、中药扶贫等越来越让群众看到中医药蕴藏的巨大价值。随后，国家及各地区推出各项中医药利好政策，大力发展中医药事业，更加顺应群众心声，契合群众和业界期待，这更有利于中医药事业和产业振兴，有利于让中医药成为全面推动"健康中国"建设的焦点和新的突破口。2020~2021年中医药领域重点政策如表1所示。

表1 2020~2021年中医药领域重点政策

时间	部门	文件名称	重点内容
2020年1月	国家卫生健康委、国家中医药管理局	《关于印发诊所改革试点地区中医诊所和中医（综合）诊所基本标准（2019年修订版）的通知》	新版中医诊所标准印发，对中医执业医师条件做出了新要求
2020年8月	国家卫生健康委员会	《关于加强基层医疗卫生机构绩效考核的指导意见（试行）》	该意见表示，由政府举办的乡镇卫生院和社区卫生服务中心等基层卫生机构，要将中医类别医师占比、中医馆设置、中医诊疗人次占比、提供中医医疗技术方法种类、门诊中医非药物疗法诊疗人次占比、中医药健康管理、中医药服务信息管理等7项中医药内容纳入考核指标体系
2020年9月	国务院办公厅	《关于加快医学教育创新发展的指导意见》	明确将中医药课程列入临床医学类专业必修课程，同时，将试点推出九年制中西医教育，支持重编中医药教材等一系列举措
2020年10月	国家中医药管理局、粤港澳大湾区建设领导小组办公室、广东省人民政府	《粤港澳大湾区中医药高地建设方案（2020~2025年）》	该方案明确构建粤港澳中医药共商共建共享体制机制，加快形成中医药高地建设新格局，为深入推进中医药高质量发展、助力粤港澳大湾区建设作出积极贡献
2020年12月	国家药品监督管理局	《关于促进中药传承创新发展的实施意见》	该意见提出，大力促进中药创新发展，推动开展多区域临床试验规范性研究能力与体系建设，促进中药临床研究质量整体提升

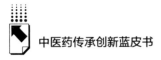
续表

时间	部门	文件名称	重点内容
2021 年 2 月	国务院办公厅	《关于加快中医药特色发展的若干政策措施》	提出 7 个方面 28 条举措,包括夯实中医药人才基础、提高中药产业发展活力、增强中医药发展动力、完善中西医结合制度、实施中医药发展重大工程、提高中医药发展效益、营造中医药发展良好环境等
2021 年 3 月	十三届全国人大四次会议	《中华人民共和国国民经济和社会发展第十四个五年规划和 2035 年远景目标纲要》	该纲要第十三篇第四十四章第四节提出,推动中医药传承创新,坚持中西医并重和优势互补,大力发展中医药事业。健全中医药服务体系,发挥中医药在疾病预防、治疗、康复中的独特优势。加强中西医结合,促进少数民族医药发展。加强古典医籍精华的梳理和挖掘,建设中医药科技支撑平台,改革完善中药审评审批机制,促进中药新药研发保护和产业发展。强化中药质量监管,促进中药质量提升。强化中医药特色人才培养,加强中医药文化传承与创新发展,推动中医药走向世界
2021 年 7 月	国家卫生健康委、国家中医药管理局	《关于进一步加强综合医院中医药工作推动中西医协同发展的意见》	三级综合医院应当全部设置中医临床科室,设立中医门诊和中医病床,有条件的可设立中医病区和中医综合治疗区。鼓励有条件的三级综合医院设置中医二级学科或专业组,诊疗科目设置中医二级科目,支持三级综合医院中医临床科室推动中西医协同有关工作。鼓励和支持二级公立综合医院设置中医临床科室
2021 年 6 月	国家发改委等	《"十四五"优质高效医疗卫生服务体系建设实施方案》	该方案强调,到 2025 年建设 30 个左右的国家中医药传承创新中心,重点提升中医药基础研究、优势病种诊疗、高层次人才培养、中医药装备和中药新药研发、科技成果转化等能力,打造"医产学研用"紧密结合的中医药传承创新高地
2021 年 9 月	中共中央、国务院	《横琴粤澳深度合作区建设总体方案》	提出发展中医药等澳门品牌工业,着眼建设世界一流中医药生产基地和创新高地

续表

时间	部门	文件名称	重点内容
2021 年 9 月	国务院办公厅	《"十四五"全民医疗保障规划》	该规划提出，鼓励商业健康保险发展，支持商业保险机构与中医药机构合作开展健康管理服务，开发中医治未病等保险产品。为持续优化医疗保障支付机制，该规划明确将符合条件的中药、中医医疗服务项目按规定纳入医保支付范围。探索符合中医药特点的医保支付方式，发布中医优势病种，鼓励实行中西医同病同效同价，引导基层医疗机构提供适宜的中医药服务。同时优化提升医疗卫生服务体系。支持中医药传承创新发展，强化中医药在疾病预防治疗中的作用，推广中医治未病干预方案
2021 年 10 月	国家药品监督管理局	《关于启用中药配方颗粒备案模块的公告》	所有符合条件的中药企业只需备案即可生产中药配方颗粒，不再需要申请批准
2021 年 12 月	国家医疗保障局、国家中医药管理局	《关于医保支持中医药传承创新发展的指导意见》	该意见提出，及时将符合条件的中医（含中西医结合、少数民族医）医疗机构、中药零售药店等纳入医保定点协议管理。按规定将符合条件的中药饮片、中成药、医疗机构中药制剂等纳入医保药品目录

（二）中国中医药热点及政策聚焦

1. 中医药在新冠肺炎疫情防控中发挥了重要作用

习近平总书记在 2020 年 9 月 16 日的《求是》杂志上发表了题为《构建起强大的公共卫生体系，为维护人民健康提供有力保障》的重要文章，并在文章中对中医药在抗击新冠肺炎疫情中发挥的作用给予了充分肯定。在武汉的疫情救治中，中医药深度介入诊疗全过程，使用率达到 90% 以上。武汉快速打造社区防控的第一道防线，总结并推广了中医药早期参与传染病防控和临床救治的"武昌模式"。中医药系统在这次疫情防控阻击战中积累了丰富的经验，在抗疫实践中筛选出有效的"三方三药"，实现了五个"首

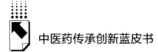

次"，探索形成了以中医药为特色、中西医结合救治患者的系统方案。中西医结合、中西药并用，是这次我国疫情防控的一大特点，也是中医药传承精华、守正创新的生动实践。

2. 多个省（区、市）出台传承创新措施与条例，中医药政策百花齐放

中医药在抗击疫情中的突出贡献有目共睹，为了继续促进中医药的传承与创新，一个完善、健全的中医药法规体系正逐步形成。2020 年以来，多个省（区、市）从政策上发力，纷纷出台了地方版的中医药条例和相关传承创新发展政策。为深入贯彻落实中央意见和全国中医药大会精神，加快推进中医药传承创新发展，吉林等 20 余省（区、市）结合本地实际，制定并发布了促进中医药传承创新发展的实施意见或措施。其中，河北、湖北、四川、江西、陕西、安徽、江苏已完成本省中医药条例的修订并颁布实施。

3. 中药质量走向规范化和标准化

2020 年 1 月 9 日，国家药典委公布了 255 种中成药的配方和制作工艺（除了国家保密药方），如云南白药、片仔癀等。这是自 1993 年《中药品种保护条例》颁布以来，首次公开中成药处方与制法。2020 年 7 月 2 日，国家药监局、国家卫健委正式颁布 2020 年版《中华人民共和国药典》。最新的药典针对中药质量标准存在的问题进行了修订和完善，涉及的内容包括增收部分中药品种和规格、规范中药名称、重点完善和规范中药炮制方法等 7 大内容。《中华人民共和国药典》是国家药品标准的重要组成部分，是国家药品标准体系的核心。中药需要有规范、标准、统一的精确描述，依法公开品种配方，可以推动我国中药产品质量向标准化方向发展，这将有利于中医药走向国际市场。随着社会的不断发展及新药典的实施，在未来几年，中药行业将会迎来一轮重大变革，中药饮片企业将会接受新洗礼，行业规范和秩序将会重塑。

4. 中国非物质文化遗产保护协会中医药委员会成立

2020 年 6 月 20 日，中国非物质文化遗产保护协会中医药委员会在北京成立。它的成立能有效地推动中医药非遗的保护、传承、利用与发展，切实解决中医药非遗在发展中存在的困难与问题，让中医药非遗传承"活起来"，为中医药非遗注入新的活力，并为中医药非遗的保护、传承与发展作出应有的贡献。

5.国家级智库赋能中医药高质量发展

2020年12月19日，中国中医科学院学部成立。这对提升我国中医药学术机构的创新水平和综合研究能力、更好地为"传承精华、守正创新"提供高端智力支持。

6.中医药非遗保护传承迈上新台阶

2021年4月，中国非物质文化遗产保护协会中医药委员会启动"云上中医药非遗影像展"，所有影像通过中医药非物质文化遗产网、微信公众号、视频号等平台展出，全面展示了中医药的非遗保护成果。12月，全球首个中医药非物质文化遗产数据库上线运行，该数据库以中医药非物质文化遗产代表性项目及传承人为主体内容，是目前全球中医药非物质文化遗产领域规模最大、内容最全面、权威性最强的数据库服务系统。

7.中医药疫病防控中心成立

2021年6月18日，中国中医科学院中药科技园青蒿素研究中心封顶暨中医药疫病防控中心揭牌仪式在京举行。未来，青蒿素研究中心拟计划建设成为引领中医药科技创新、促进中医药成果转化、培养中医药创新领军人才的重要阵地。中医药疫病防控中心是中医药行业首个生物安全防护三级实验室，建成后将与中国疾病预防控制中心在疾病监测、感染控制、实验室检测、基于中医疫病理论的疫情预测预警、传染病治疗药物研发等多领域深入合作，形成中医药与疾控优势互补的新体系新模式。

8.中医领域院士再添3人

2021年11月18日，中国工程院2021年院士增选结果公布。共选举产生84位中国工程院院士和20位中国工程院外籍院士。其中，在中国工程院增选的医药卫生学部11人中有3位中医界人士，分别是北京中医药大学田金洲、云南白药集团股份有限公司朱兆云、江苏康缘药业股份有限公司肖伟，三人均在中医领域获得过颇多成就。

9. 第四届国医大师、第二届全国名中医及岐黄学者评选

2021年12月8日，第四届国医大师、第二届全国名中医推荐人选公示结束，各地共推荐国医大师69名、全国名中医137名。其中，中国工程院院士张伯礼入选国医大师候选人，中国工程院院士吴以岭入选全国名中医候选人。最终，第四届国医大师表彰名额为30名，第二届全国名中医100名。12月30日，国家中医药管理局发布"2021年岐黄学者支持项目人选名单"。岐黄学者分为临床型和科研型，由各省级中医药主管部门等按照相应要求申报推荐，主要遴选在中医药临床实践或中医药基础理论研究、应用研究中取得重大成果，所从事的工作取得突出成绩，在国内外具有较大学术影响力的专业技术人员。中国中医科学院广安门医院花宝金、首都医科大学附属北京中医医院张声生等共计50位医生入选。

10. 首个全国范围的中药材生产统计报告发布

2021年12月18日，由中国中医科学院黄璐琦院士、张小波研究员主编的《全国中药材生产统计报告（2020）》正式发布。作为新时代第一个全国范围的中药材生产统计报告，它对全国中药材生产情况、各省域中药材生产情况、不同类型中药材生产情况等进行统计分析，从多个维度展示了全国中药材生产的基本情况。

11. 七省（市）获批国家中医药综合改革示范区

2021年12月31日，上海、浙江、江西、山东、湖南、广东、四川七个省（市）首批获准建设国家中医药综合改革示范区。国家中医药综合改革示范区以省（区、市）为建设主体，旨在鼓励各地在中医药服务模式、产业发展、质量监管等方面先行先试。

三 中医药医疗服务传承创新发展评价指标体系

（一）评价指标体系的确定方法与过程

中医药医疗服务传承创新发展评价指标体系主要通过德尔菲法进行

多轮专家咨询确立。德尔菲法又称专家规定程序调查法，可以应用于多领域的咨询决策技术。它的核心是通过匿名方式进行多轮信函征询专家的意见，实质是利用专家集体的知识和经验，对无法直接进行定量分析且比较复杂的问题，通过多轮调查问卷征询意见，取得测定结论的方法。具体步骤如下。

（1）选择专家组成员，本研究选择的专家主要为医疗管理领域的专家。

（2）依据研究内容，编制专家调查问卷。

（3）分发问卷，实施调查。

（4）回收和整理问卷信息。

（5）统计分析调查结果。

（6）形成调查结论。

2022版蓝皮书的评价指标体系沿袭了2020版、2021版蓝皮书的部分指标体系及其权重。与前两版蓝皮书不同的是，2022版蓝皮书将着重描写中医药医疗服务内容，即从"中医医疗资源""中医医疗服务效率""中医医疗费用"三个方面详细展开对中医医疗服务的评价，最终得出2022版中医药医疗服务传承创新发展评价指标体系。

（二）指标调整

与2021版中医药传承创新发展中医医疗服务评价指标体系相比，2022版中医药医疗服务传承创新发展评价指标体系有如下调整（见表2）。

表2　2022版中医药医疗服务传承创新发展评价指标体系调整情况

2021版指标	2022版指标	调整原因
每千人口中医类医疗机构卫生技术人员数	每千人口中医类医院卫生技术人员数	
中医类医院病床使用率	中医医院病床使用率	统计口径改变
中医类医院平均住院天数	中医医院平均住院天数	

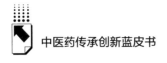

（三）指标体系

在 Excel 2010 上对评价结果进行处理，计算专家评分权重均值，再将专家评分权重均值进行标准化处理，最终得到各指标标准化权重。调整后中医药医疗服务传承创新发展评价指标体系共 3 个二级指标、15 个三级指标，各指标及其权重如表 3 所示。

表 3　2022 版中医药医疗服务传承创新发展评价指标体系各级指标及其标准化权重

二级指标	权重	三级指标	性质	权重
中医医疗资源	0.362	每百万人口中医类医院数	正向	0.176
		每千人口中医类医院卫生技术人员数	正向	0.179
		每千人口中医类医院床位数	正向	0.169
		每千人口中医执业（助理）医师数	正向	0.186
		中医类医院中药师占药师比例	正向	0.152
		中医类医院医护比	正向	0.138
中医医疗服务效率	0.334	人均就诊中医类医疗机构次数	正向	0.184
		每万人中医类医院出院人次数	正向	0.170
		中医医院病床使用率	正向	0.163
		医师人均每日担负诊疗人次	正向	0.167
		医师人均每日担负住院床日	正向	0.153
		中医医院平均住院天数	负向	0.163
中医医疗费用	0.303	住院病人负担占可支配收入比例	负向	0.348
		门诊病人负担占可支配收入比例	负向	0.348
		出院者日均费用占可支配收入比例	负向	0.305

四　省际中医药医疗服务传承创新发展评价结果

（一）省际中医药医疗服务传承创新发展评价总得分及排名情况

2022 版 31 个省（区、市）中医药医疗服务传承创新发展评价指标体系包括中医医疗资源、中医医疗服务效率以及中医医疗费用三个指标，总得分和排名情况如表4所示。从总得分及排名结果来看，排名前5的分别是浙江省、四川省、内蒙古自治区、重庆市和云南省，其中有4个省（区、市）位于西部地区，仅有浙江省位于东部地区；排名后5的省（区、市）分别是山西省、天津市、黑龙江省、西藏自治区和海南省。总体而言，中医药医疗服务传承创新发展评价指标得分情况一般，平均分为69.05分，有17个省（区、市）得分超过平均分，得分最高的为浙江省（80.02分）。

表4　2022版中医药医疗服务传承创新发展评价总得分及排名

单位：分

省（区、市）	中医医疗资源指标得分	中医医疗服务效率指标得分	中医医疗费用指标得分	总得分	排名
北　京	88.91	51.79	73.52	71.83	12
天　津	67.51	50.63	60.52	59.75	28
河　北	64.43	70.09	72.43	68.74	18
山　西	69.69	51.86	64.93	62.28	27
内蒙古	86.63	51.98	88.31	75.54	3
辽　宁	67.97	52.02	71.42	63.68	24
吉　林	73.35	50.75	64.67	63.16	25
黑龙江	70.46	46.83	60.27	59.47	29
上　海	56.38	68.90	91.09	71.07	15
江　苏	61.26	80.20	80.85	73.52	9
浙　江	66.29	78.96	97.65	80.02	1
安　徽	65.22	73.65	82.99	73.41	10
福　建	58.69	64.44	80.51	67.22	21
江　西	60.68	69.33	72.19	67.06	22
山　东	65.78	75.93	72.74	71.28	13
河　南	69.51	83.28	72.13	74.91	6
湖　北	65.89	69.00	73.82	69.33	17
湖　南	71.57	77.00	75.86	74.69	7
广　东	55.81	84.13	66.90	68.64	19
广　西	63.48	73.39	56.09	64.56	23
海　南	56.88	51.13	60.71	56.12	31
重　庆	77.36	73.44	74.55	75.20	4
四　川	70.75	89.15	70.66	76.88	2

续表

省(区、市)	中医医疗资源指标得分	中医医疗服务效率指标得分	中医医疗费用指标得分	总得分	排名
贵　州	65.82	70.61	69.76	68.61	20
云　南	66.10	77.16	83.91	75.19	5
西　藏	73.77	21.03	75.98	56.79	30
陕　西	73.75	64.67	75.46	71.23	14
甘　肃	80.17	68.46	74.54	74.55	8
青　海	79.67	56.82	80.57	72.30	11
宁　夏	66.94	55.71	92.67	70.97	16
新　疆	69.08	60.29	57.67	62.69	26

（二）中医药医疗服务传承创新发展深度分析

1. 区域分析

按照地理区域将 31 个省（区、市）划分为东部、中部和西部三个地区。东部地区包括北京、天津、河北、辽宁、上海、江苏、浙江、福建、山东、广东、海南共 11 个省（市），中部地区包括山西、吉林、黑龙江、安徽、江西、河南、湖北、湖南共 8 个省，西部地区包括内蒙古、广西、重庆、四川、贵州、云南、西藏、陕西、甘肃、青海、宁夏、新疆共 12 个省（区、市）。从总体上看，西部地区中医药医疗服务传承创新发展情况最好，平均排名为 13.5；其次是东部地区，平均排名为 17.4；中部地区平均排名为 17.9，中部地区和东部地区平均排名差距不大。从各个区域内部看，东部地区的内部发展差距最大，排名第 1 的浙江省和排名第 31 的海南省均位于东部地区；其次是西部地区，区域内排名最好的是内蒙古自治区（第 3 名），排名末位的是西藏自治区（第 30 名）；虽然中部地区中医药医疗服务传承创新发展平均排名最低，但是中部地区各省发展最为均衡。

从各个指标来看，在中医医疗资源方面，西部地区该指标的平均排名遥遥领先于中部地区和东部地区，尤其比东部地区高了 10.7 个名次；在中医医疗服务效率方面，三个地区该指标的平均排名较为接近，差距较小，表明该指标在三个地区间发展较为均衡；在中医医疗费用方面，西部和东部地区的平均排名较为接近，分别是14.5和15.5，中部地区平均排名为18.9，较为靠后（见表5）。

表5　2022版三大区域中医药医疗服务传承创新发展评价指标平均排名

地区	中医医疗资源指标排名	中医医疗服务效率指标排名	中医医疗费用指标排名	总排名
东部	21.8	15.6	15.5	17.4
中部	15.4	16.4	18.9	17.9
西部	11.1	16.1	14.5	13.5

2.中医药强省情况分析

截至2020年，我国共有21个省（区、市）提出建设"中医药强省"目标，对比2021版蓝皮书，增加了贵州省和甘肃省；仍有10个省（区、市）未提出建设"中医药强省"目标。从表6可以看出，提出建设"中医药强省"目标地区的中医医疗资源和中医医疗费用两项指标的平均排名均落后于未提出建设"中医药强省"目标地区，平均排名差距较小；在中医医疗服务效率方面，提出建设"中医药强省"目标地区的平均排名领先于未提出建设"中医药强省"目标地区8.6个名次；提出建设"中医药强省"目标地区的平均总排名为15.0，未提出建设"中医药强省"目标地区的平均总排名为18.2。总体来看，提出建设"中医药强省"目标能够推动中医药医疗服务传承创新发展。

表6　是否提出建设"中医药强省"目标的省（区、市）平均排名及对比

是否提出建设"中医药强省"目标	省(区、市)数量(个)	中医医疗资源指标排名	中医医疗服务效率指标排名	中医医疗费用指标排名	总排名
是	21	16.6	13.2	17.2	15.0
否	10	14.7	21.8	13.5	18.2
对比	-11	-1.9	8.6	-3.7	3.2

（三）中医药医疗服务传承创新发展评价两年对比

2019 年和 2020 年 31 个省（区、市）中医药医疗服务传承创新发展评价排名变化如表 7 所示。为确保 2020 年与 2019 年中医医疗服务板块具有可比性，本报告将 2019 年中医医疗资源、中医医疗服务效率以及中医医疗费用 3 个指标采用 2020 年的指标权重重新计算得分和排名。与 2019 年相比，2020 年中医药医疗服务传承创新发展评价指标排名不变的有内蒙古自治区、海南省和西藏自治区。排名上升的共有 16 个省（区、市），其中河南省排名上升幅度最大，从 2019 年的第 15 名上升到 2020 年的第 6 名；其次是山东省、湖南省和四川省的排名上升幅度较大，均上升了 7 个名次，排名上升较大的河南省、山东省和湖南省主要是受到中医医疗服务效率排名提升的影响，而四川省的中医医疗服务效率在 2020 年位于全国第 1 名。排名下降的共有 12 个，其中下降幅度最大的是北京市，从 2019 年的第 1 名下降至 2020 年的第 12 名，但是其中医医疗资源依旧位于全国第 1；其次是宁夏回族自治区，但其中医医疗费用排名靠前，位于全国第 2；北京市和宁夏回族自治区的排名变动也主要是受到中医医疗服务效率指标排名变动的影响。中医医疗服务效率指标对于总得分和排名的影响较大。

表 7 2019 年和 2020 年 31 个省（区、市）中医药医疗服务传承创新发展评价排名变化情况

省（区、市）	中医医疗资源指标排名		中医医疗服务效率指标排名		中医医疗费用指标排名		总排名		排名变动
	2020 年	2019 年	2020 年	2019 年	2020 年	2019 年	2020 年	2019 年	
北　京	1	1	26	13	16	10	12	1	-11
天　津	16	19	29	21	28	23	28	22	-6
河　北	24	24	13	23	18	16	18	21	3
山　西	12	13	25	29	25	30	27	29	2
内蒙古	2	2	24	24	4	4	3	3	0
辽　宁	15	16	23	30	21	11	24	23	-1
吉　林	8	12	28	28	26	24	25	26	1
黑龙江	11	17	30	27	29	25	29	27	-2
上　海	30	31	16	1	3	2	15	7	-8
江　苏	26	25	4	7	7	8	9	12	3

续表

省（区、市）	中医医疗资源指标排名		中医医疗服务效率指标排名		中医医疗费用指标排名		总排名		排名变动
	2020年	2019年	2020年	2019年	2020年	2019年	2020年	2019年	
浙　江	18	11	5	5	1	1	1	2	1
安　徽	23	28	9	18	6	6	10	16	6
福　建	28	26	19	20	9	7	21	17	−4
江　西	27	27	14	19	19	20	22	25	3
山　东	22	18	8	22	17	13	13	20	7
河　南	13	14	3	16	20	19	6	15	9
湖　北	20	21	15	8	15	9	17	11	−6
湖　南	9	9	7	17	11	15	7	14	7
广　东	31	29	2	15	24	21	19	24	5
广　西	25	23	11	12	31	31	23	28	5
海　南	29	30	27	26	27	28	31	31	0
重　庆	5	4	10	4	13	17	4	5	1
四　川	10	8	1	3	22	22	2	9	7
贵　州	21	20	12	10	23	26	20	19	−1
云　南	19	22	6	9	5	5	5	10	5
西　藏	6	7	31	31	10	27	30	30	0
陕　西	7	6	18	11	12	14	14	8	−6
甘　肃	3	3	17	2	14	18	8	4	−4
青　海	4	5	21	25	8	12	11	13	2
宁　夏	17	15	22	14	2	3	16	6	−10
新　疆	14	10	20	6	30	29	26	18	−8

五　省际中医药医疗服务传承创新发展评价结论

（一）中医医疗资源

2020年全国中医医疗资源总量呈上升趋势，中医医疗机构建设、中医人力资源方面都有一定增长。而在中医类人才结构比例上，中医类医院中药师占药师比例较2019年略低，中医类医院医护比则保持稳定增长。2020年全国人均医疗资源配置不断优化，每百万人口中医类医院数、每千人口中医类医院卫生技术人员数、每千人口中医类医院床位数、每千人口中医执业（助理）医师数指标都有不同程度的增长。若按照目前的增速，2025年全国中医医疗机构数、中医医院数、每千人口中医执业（助理）医师数可达到《"十四五"中医药发展规划》对中医医疗资源总量及人均配置的要求。研究还发现，海南省、湖北省的每千人口中医执业（助理）医师数指标发展严重落后于全国水平，需引起关注。

我国目前存在的资源分布不均的问题主要表现在中医医疗资源总得分及每千人口中医类医院床位数的东、西部差异，西部地区资源配置明显优于东部地区。中部与西部、东部与中部之间的中医资源差异已不明显。各省（区、市）之间也同样存在中医医疗资源的差异。表现最好的北京市在多项指标中名列前茅，而河南省、山东省虽拥有最多的中医类医院数，但人均配置的医院数不具有优势。由于人口基数较大，广东省在人均医疗资源指标中表现欠佳。

当前我国中医医疗资源总量不断增加，医疗资源公平性逐步得到改善。《"十四五"中医药发展规划》强调中医医疗资源配置需从注重物质要素转向更加注重人才技术要素，提倡各省（区、市）依托现有医疗资源发展中医特色医疗技术、布局康复中心和治疗室、建设高水平中医药专业群，从而推动全国中医药发展实现质的飞跃。

（二）中医医疗服务效率

2020年大部分省（区、市）中医医疗服务效率有所下降，而四川、河南、广东、江苏、湖南5省的中医医疗服务效率明显提升，31个省（区、市）6大指标均有不同程度的变化。中医医疗服务范围在部分省（区、市）扩大的同时，也在部分省（区、市）有所缩减，大部分指标有所下降。中医医疗总体诊疗人次有所降低，2020年全国中医类医疗机构诊疗人次数量达105764.1万，较2019年下降了10605.9万，下降了9.11%；2020年中医类医院出院人次数为2907万，较2019年下降了11.24%；2020年中医医院病床使用率为 72.3%，较 2019 年的 83.5%下降了 11.2 个百分点；中医类医院医师人均每日担负诊疗人次为 6.21 人次，较 2019 年减少 1.28 人次；医师人均每日担负住院床日为 1.99，较 2019 年减少 0.37；2020 年中医医院平均住院天数为 9.5 天。

在省际比较中，受中医诊疗量减少的影响，中医类医院的出院人次数和日均负担诊疗人次下降明显，各省（区、市）之间各项指标差别较大。东部经济发达城市、中心城市和个别西部城市的指标变化幅度较大，中部城市的指标变化相对较小。从整体来看，各项指标的省际差距有所缩小，但依旧明显，不同的省（区、市）中医医疗服务效率的优势和特点也各不相同。因此，各省（区、市）在积极推动"中医药强省"计划落实的同时，要结合自身经济、文化发展特点因地制宜，提高中医医疗服务能力，提高中医医疗服务效率。

（三）中医医疗费用

2017~2020 年，中医门诊费用、中医住院费用及出院者日均费用均有所上涨，中医门诊费用的年均增长速度为 7.45%，中医住院费用年均增长速度为 5.67%，但上升幅度小于国民经济增长幅度。另外，中医医疗费用占人均可支配收入比例呈下降趋势，说明百姓医疗费用负担有所减轻，全国中医医疗费用的增长整体处于健康、合理、可控的范围内，有利于中医医疗事业的发展。中医医疗费用结构有所改善。药费、检查费、治疗费等各项费用均有所增长，但药费占门诊、住院费用的比例呈下降态势，检查费、治疗费等能体现医务人员劳动价值的费用占比上升，说明国家的药品价格政策取得了一定成效，医务人员劳动价值逐渐提高。

在区域比较中，中医门诊、住院费用均表现为东部>中部>西部，虽然区域间经济发展状况不同，东部地区的经济发展状况更好，东部地区的人均可支配收入更高，但东部地区患者整体医疗费用负担占人均可支配收入的比例反而处于较低的水平。不同省（区、市）间的中医门诊费用、中医住院费用差距偏大，且各省（区、市）的经济状况不同，患者中医医疗费用负

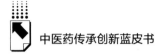
担水平也不同。在中医医疗费用方面，江苏、浙江、上海的中医医疗费用偏高，但由于这些省（市）的经济发展较好，费用负担则占比较小。总体来说，无论是中医整体医疗费用负担还是中医门诊、住院费用负担，各省（区、市）间的差异不大，且绝大部分省（区、市）患者费用负担呈现减少的趋势，说明中医医疗费用变化与经济发展状况相适应。

参考文献

黄素芹：《县级中医院中医药服务能力评价指标体系构建与应用研究》，硕士学位论文，南京中医药大学，2021。

杨晓宇：《山东省某县医疗机构中医医疗服务能力与医护人员培训需求分析》，硕士学位论文，山东大学，2021。

闵晓青：《中医医疗机构服务能力发展研究》，硕士学位论文，南京中医药大学，2017。

周永莲：《三甲中医医院中医医疗服务质量综合评价模型构建研究》，硕士学位论文，湖北中医药大学，2017。

刘晓珊：《我国中医医疗服务区域竞争力评价指标体系构建研究》，硕士学位论文，北京中医药大学，2020。

朱茜：《中医医疗服务质量内涵研究》，硕士学位论文，华中科技大学，2010。

杨懿：《海南省县级公立综合医院医疗服务效率及影响因素研究》，硕士学位论文，海南医学院，2021。

中华人民共和国国务院新闻办公室：《〈中国的中医药〉白皮书（全文）》，2016 年 12 月 16 日，http：//www.scio.gov.cn/ztk/dtzt/34102/35624/35628/Document/1534714/1534714.htm。

吴依林：《江西省中医医疗服务能力评价与提升研究》，硕士学位论文，江西中医药大学，2021。

朱平华：《医联体框架下广西三级综合医院健康管理服务能力评价及模式优化研究》，博士学位论文，广西医科大学，2019。

毛嘉陵主编《北京中医药文化传播发展报告（2015）》，社会科学文献出版社，2015。

毛嘉陵主编《中国中医药发展报告（2019）》，社会科学文献出版社，2019。

毛嘉陵主编《中国中医药文化发展报告（2020）》，社会科学文献出版社，2020。

分 报 告
Sub-reports

B.2
中国中医医疗资源评价报告

张建华　陈慧靖*

摘　要： 本报告主要围绕中国中医医疗资源的6个指标，即每百万人口中医类医院数、每千人口中医类医院卫生技术人员数、每千人口中医类医院床位数、每千人口中医执业（助理）医师数、中医类医院医护比以及中医类医院中药师占药师比例，分析2017~2020年中国中医医疗资源的发展趋势，并通过比较31个省（区、市）之间、三大区域之间以及是否提出建设"中医药强省"目标的省（区、市）之间的中医医疗资源总量及人均分布的情况，评估我国中医医疗资源的整体发展情况。结果显示，当前我国中医医疗资源总量不断增加，医疗资源公平性逐步得到改善。但仍存在东、西部之间中医医疗分配的差距，且西部资源分配情况较东部好。另外，我国中医医疗资源质量有很大提升空间，特别是

---

* 张建华，广州中医药大学党委书记，卫生事业管理研究员，博士研究生导师，主要研究方向为卫生事业管理、高等院校党建与思想政治建设教育、中医药文化自信与传承发展等；陈慧靖，广州中医药大学公共卫生与管理学院在读博士研究生，主要研究方向为中医药管理。

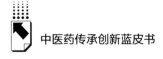
在中医全面参与疫情应急防治、顶尖中医人才培育、标杆中医院、中医科室建设及中医康复保健医疗资源总量等方面提升空间很大。

关键词： 中医医疗资源　三大区域　中医药强省　省际比较

一　当代中国中医医疗资源综述

（一）概念及意义

卫生资源合理配置是开展卫生医疗活动的前提和保障。医疗卫生资源是指人类在进行卫生保健活动中所消耗或占用的社会资源。而中医医疗资源是指在中医学理论的指导下，进行卫生保健活动所消耗或占用的社会资源。

中共中央、国务院在2009年颁布的《关于深化医药卫生体制改革的意见》中将"公平与效率统一"作为深化卫生体制改革的基本原则之一。同年，国务院颁布的《关于扶持和促进中医中药事业发展的若干意见》强调对中医药事业的投入，要求地方政府合理规划、配置区域中医医疗机构。2016年，国务院颁布的《中医药发展战略规划纲要（2016～2030年）》强调统筹和兼顾中医药发展的各个领域，重视城乡、区域、国内外中医药发展。同年，全国人大常委会颁布了《中华人民共和国中医药法》，强调加强中医药服务体系建设的重要性，要求合理规划、配置中医药服务资源。2022年3月，国务院印发了《"十四五"中医药发展规划》。在国家及各级政府的重视和引导下，我国的中医医疗事业正处于高速发展阶段。中医医疗资源的数量、公平性配置、优质资源情况会通过影响当地中医医疗卫生事业的整体发展，影响百姓的健康水平。作为中医药服务体系的重要组成部分，中医医疗资源为我国中医药资源发挥了物质基础和设施保障作用。

（二）中国中医医疗资源发展现状

1.中国中医医疗资源总量日渐充足

截至 2020 年底，中医药服务体系进一步健全，全国中医医院达到 5482 家，每千人口公立中医医院床位数达到 0.68 张，每千人口卫生机构中医执业（助理）医师数达到 0.48 人，99% 的社区卫生服务中心、98% 的乡镇卫生院、90.6% 的社区卫生服务站、74.5% 的村卫生室能够提供中医药服务，设置中医临床科室的二级以上公立综合医院占比达到 86.75%，备案的中医诊所达到 2.6 万家。随着《中医药健康服务发展规划（2015~2020 年）》《中医药发展战略规划纲要（2016~2030 年）》等文件的相继出台和《中华人民共和国中医药法》的颁布施行，中医药发展已成为重要的国家发展战略。人民群众随着经济社会发展和生活水平的提高更加重视生命安全和健康质量，健康需求不断增长，并呈现多样化、差异化特点。有效应对多种健康挑战、更好满足人民群众健康需求，也迫切需要加快推进中医药事业发展，更好发挥其在健康中国建设中的独特优势。

2.中国中医医疗资源分布不均

从本团队既往研究中发现，我国在中医医疗资源分布上存在东、中、西部分布不均的问题。东部地区医疗资源总量虽多，其中医类医院数、床位数、中医执业（助理）医师数、卫生技术人员数、中药师数量均处于领先地位，但东部地区人口基数较大，人均中医医疗资源分布整体落后于西部地区。东、西部地区的中医人均资源差异可能主要体现在每千人口中医类医院床位数及每百万人口中医类医院数这两个指标上。

从 31 个省（区、市）2017~2022 年的排名变化来看，北京市在 2017~2019 年中医医疗资源的排名稳居第一。中医医疗资源省际分布存在一定差距。部分省（区、市）的排名有较大波动，天津市、河北省、西藏自治区和新疆维吾尔自治区的排名有明显下降，而河南省、湖南省、重庆市、陕西省和宁夏回族自治区排名有大幅上升。由于我国人口基数大，中医医疗资源略显不足，对中医医疗资源配置状况进行评价有利于推动中医医疗卫生事业的进一步发展。

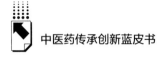

3.中医医疗资源质量不高

通过对国家及各省（区、市）中医医疗资源相关政策的梳理，我们发现政策主要指向中医医疗资源质量不高问题。

《"十四五"中医药发展规划》提出，建立体现中医医院特点的现代医院管理制度，资源配置从注重物质要素转向更加注重人才技术要素，促进优质中医医疗资源扩容和均衡布局。依托现有医疗资源挖掘整理并推广应用安全有效的中医医疗技术，布局中医康复中心及康复治疗室，支持建设一批中医药高水平高等职业学校和专业（群），建设一批国家级中医药研究平台，推进国家和省级中医药数据中心建设。

《浙江省省级医疗资源配置"十四五"规划》明确提出健全中医药系统分级分层疫病防治机制。在疫病应急防治方面建立健全中医药系统分级分层疫病防治、应急响应和应急指挥机制，完善中医药"关口前移、深度介入、全程参与"的救治制度。要求省级中医医院引领推进浙江全省中医药传承创新工作，推广中医药优势病种诊疗方案，指导市、县级中医医院开展中医药传承振兴等工作。强调加大中医药高层次人才引育力度，提高中西医结合诊治能力，释放中医药康复保健潜能，鼓励中医融入"一带一路"建设，扩大浙江省级中医院影响力，推广浙江医学文化。此外，该规划还拟定了明确的目标，到2025年打造3~5个省级中医临床教学培训示范中心，争取入围1~2个国家级中医临床教学培训示范中心。推广50个优势病种中医诊疗方案，探索形成50项重大疑难疾病中西医结合诊治技术。

《江苏省"十四五"中医药发展规划》特别强调加快推进中医药优质资源扩容布局。加快打造具有全国影响力的中医"名院、名科、名医"，推进中医药传承创新中医院、经典病房建设，创立中西医协同"旗舰"医院。要求三级中医医院全部设立老年医学科，支持二级以上中医医院与养老机构合作发展中医药健康养老服务。积极推动中医药开放发展，助力长三角中医药一体化发展，加强中医药惠侨工作，促进中医药对外交流与合作发展中医药服务贸易，培育建设省级中医药服务贸易基地和重点企业不少于2个。

综上所述，我国中医医疗资源质量有很大上升空间，特别是在中医全面参与疫情应急防治、顶尖中医人才培育、标杆中医院及中医科室建设、中医康复保健医疗资源建设、促进中西医协同发展方面，可打造一批医疗技术顶尖、医疗质量过硬、医疗服务高效、医院管理精细、满意度较高的中医医疗机构和医疗团队。

二 中医医疗资源指标评价结果

（一）数据来源和指标调整

本报告的研究数据来源于《全国中医药统计摘编》，选取了 2017～2020 年的数据进行分析。

中医医疗资源评价指标包括中医医疗机构建设、中医卫生人员配置、中医卫生人员结构三方面。其中，中医医疗机构建设指标包含每百万人口中医类医院数和每千人口中医类医院床位数两个指标，中医卫生人员配置包含每千人口中医类医院卫生技术人员数与每千人口中医执业（助理）医师数两个指标，中医卫生人员结构包括中医类医院医护比和中医类医院中药师占药师比例两个指标。每百万人口中医类医院数、每千人口中医类医院床位数、每千人口中医类医院卫生技术人员数、每千人口中医执业（助理）医师数反映了中医资源人均配比情况。

由于缺乏 2020 年"每千人口中医类医疗机构卫生技术人员数"数据，本报告采用"每千人口中医类医院卫生技术人员数"代替。本报告采用 2018～2019 年"每千人口中医类医疗机构卫生技术人员数"与"每千人口中医类医院卫生技术人员数"进行 Spearman 检验，检验结果如下。2018 年"每千人口中医类医疗机构卫生技术人员数"与"每千人口中医类医院卫生技术人员数"的相关系数 $r=0.965$，双侧 Spearman 检验 $P=0.00$，具有统计学意义。2019 年"每千人口中医类医疗机构卫生技术人员数"与"每千人口中医类医院卫生技术人员数"的相关系数 $r=0.966$，双侧 Spearman 检验 $P=0.00$，是有统计学意义。可见，"每千人口中医类医疗机构卫生技术人员数"与"每千人口中医类医院卫生技术人员数"高度相关。

中医医疗资源6个三级指标及权重详见表1。

表1　2020年中医医疗资源评价指标及权重

指标名	指标方向	权重
每百万人口中医类医院数	正向	0.176
每千人口中医类医院卫生技术人员数	正向	0.179
每千人口中医类医院床位数	正向	0.169
每千人口中医执业（助理）医师数	正向	0.186
中医类医院医护比	正向	0.152
中医类医院中药师占药师比例	正向	0.138

本部分采集了2017~2020年全国31个省（区、市）中医医疗资源的相关数据，并对数据进行标准化处理，结合权重计算出各省（区、市）中医医疗资源指数，按照从高到低的顺序给各省（区、市）进行排序。同时，对东、中、西部三大区域及是否提出建设"中医药强省"目标的省（区、市）进行中医医疗资源总体评分并对6个中医医疗资源指标进行显著性分析。

（二）中医医疗资源整体情况

2017~2020年全国各类中医医疗卫生资源较之前有不同程度的增加。首先是中医医疗机构建设取得一定的成果，2020年中医类医疗机构总数为72312家，其中中医类医院数量为5482家，较上一年增加了250家，占全国医院的比例为15.49%，2017~2020年年均增长率为6.28%；中医类医院床位数为115万张，占全国医院床位数的比例为16.1%，2017~2020年年均增长率为9.86%。中医类人力资源也有一定程度的增长，2020年中医类医院卫生技术人员总数为112万人，中医类执业（助理）医师数为68万人，较上一年增加了6万人，2017~2020年年均增速为9.01%。人均中医医疗卫生资源配置也较往年有所增加，每百万人口中医类医院数为3.89家，2017~2020年年均增速为8.23%，每千人口中医类医院床位数为0.81张，

2017~2020 年年均增速为 5.93%，每千人口中医执业（助理）医师数为0.48 人，2017~2020 年年均增速为 8.46%。

在 31 个省（区、市）的中医医疗资源指数评价上，2020 年各省（区、市）得分从 55.81 分至 88.91 分不等，得分差距较大，且西部地区省（区、市）得分相对较高。

2017~2020 年中医医疗资源指标排名前 5 的省（区、市）分别为北京市（88.91 分）、内蒙古自治区（86.63 分）、甘肃省（80.17 分）、青海省（79.67 分）和重庆市（77.36 分），排名靠后的 5 个省（区、市）分别为江西省（60.68 分）、福建省（58.69 分）、海南省（56.88 分）、上海市（56.38 分）和广东省（55.81 分）（见表 2）。

表 2　2017~2020 年 31 个省（区、市）中医医疗资源指数得分及排名

单位：分

省（区、市）	得分	排名	省（区、市）	得分	排名
北　京	88.91	1	湖　北	65.89	20
天　津	67.51	16	湖　南	71.57	9
河　北	64.43	24	广　东	55.81	31
山　西	69.69	12	广　西	63.48	25
内蒙古	86.63	2	海　南	56.88	29
辽　宁	67.97	15	重　庆	77.36	5
吉　林	73.35	8	四　川	70.75	10
黑龙江	70.46	11	贵　州	65.82	21
上　海	56.38	30	云　南	66.10	19
江　苏	61.26	26	西　藏	73.77	6
浙　江	66.29	18	陕　西	73.75	7
安　徽	65.22	23	甘　肃	80.17	3
福　建	58.69	28	青　海	79.67	4
江　西	60.68	27	宁　夏	66.94	17
山　东	65.78	22	新　疆	69.08	14
河　南	69.51	13			

从 31 个省（区、市）2017~2020 年排名的变化来看，北京市排名稳居第一，内蒙古自治区、重庆市、甘肃省、青海省名次稳定保持前列位置。部

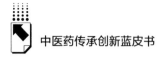

分省（区、市）的排名有较大波动，天津市、河北省、浙江省、新疆维吾尔自治区的排名有明显下降，而吉林省、安徽省、河南省、云南省排名有大幅上升（见表3）。

表3　2017~2020年31个省（区、市）中医医疗资源排名

省（区、市）	2017 年	2018 年	2019 年	2020 年
北　京	1	1	1	1
天　津	7	7	19	16
河　北	18	16	24	24
山　西	12	13	13	12
内蒙古	3	2	2	2
辽　宁	14	17	16	15
吉　林	13	12	12	8
黑龙江	16	15	17	11
上　海	28	28	31	30
江　苏	22	22	25	26
浙　江	8	9	11	18
安　徽	30	30	28	23
福　建	25	25	26	28
江　西	27	27	27	27
山　东	20	20	18	22
河　南	17	18	14	13
湖　北	21	21	21	20
湖　南	15	14	9	9
广　东	29	29	29	31
广　西	24	24	23	25
海　南	31	31	30	29
重　庆	9	8	4	5
四　川	10	11	8	10
贵　州	23	23	20	21
云　南	26	26	22	19
西　藏	2	4	7	6
陕　西	11	10	6	7
甘　肃	6	5	3	3
青　海	4	3	5	4
宁　夏	19	19	15	17
新　疆	5	6	10	14

按照东、中、西部的地理区域划分后比较三大区域的中医药医疗资源平均得分和平均排名，可以发现西部地区在 2017~2020 年的平均得分和平均排名均优于东部地区和中部地区（见表4）。

表4 2017~2020 年各区域中医医疗资源平均得分及排名

单位：分

区域	2017 年平均得分	平均排名	2018 年平均得分	平均排名	2019 年平均得分	平均排名	2020 年平均得分	平均排名
东部	56.47	18.45	57.87	18.64	65.46	20.91	64.54	21.82
中部	53.44	18.88	55.73	18.75	66.26	17.63	68.30	15.38
西部	62.25	11.83	64.00	11.75	72.90	10.42	72.79	11.08

对 2020 年三大区域平均得分做秩和检验发现，P = 0.018<0.05，表明东、中、西部地区的中医医疗资源配置差异有显著性意义。进一步对东、中、西部地区中医医疗资源均分进行两两对比，调整检验水准为 $\alpha' = 0.017$ [$\alpha' = \alpha/N$，其中 N = n（n-1）/2 为所需检验的次数，n 为参加检验的组数]。结果发现，东、中部中医医疗资源均分对比，$\chi^2 = 3.607$，P = 0.058>0.017，表明东、中部整体中医医疗资源对比差异不明显；中、西部中医医疗资源均分对比，$\chi^2 = 1.929$，P = 0.165>0.017，表明中、西部整体中医医疗资源对比差异不明显；东、西部中医医疗资源均分对比，$\chi^2 = 6.367$，P = 0.012<0.017，表明东、西部整体中医医疗资源差异明显。

按照各省（区、市）是否提出建设"中医药强省"目标进行对比分析，结果如表5所示，可以看出，未提出建设"中医药强省"目标的省（区、市）4 年的平均得分和平均排名均优于提出建设"中医药强省"目标的省（区、市），这表明未提出建设"中医药强省"目标的省（区、市）中医医疗资源配置情况可能要优于提出建设"中医药强省"目标的省（区、市）。但对 2020 年数据作两独立样本 t 检验发现，t = 0.968，P = 0.349>0.05，因此，是否提出建设"中医药强省"目标的省（区、市）中医医疗资源配置情况差异不明显。

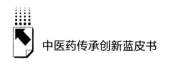

表5 2017~2020年是否提出建设"中医药强省"目标的省（区、市）的平均得分及排名情况

单位：分

项目	2017年平均得分	平均排名	2018年平均得分	平均排名	2019年平均得分	平均排名	2020年平均得分	平均排名
提出建设"中医药强省"目标	55.05	17.47	57.33	17.41	66.80	17.42	67.43	17.11
未提出建设"中医药强省"目标	61.41	14.21	62.55	14.29	71.30	13.75	70.72	14.25

（三）中医类医疗机构建设情况

中医类医疗机构建设主要包括中医类医院数和中医类医院床位数两个方面。2020年全国中医类医院数量较往年有所增加，且整体呈逐年增加趋势。2020年全国共有5482家中医类医院，较2019年增加了250家，年均增长率为6.28%，占全国医院数量的比例从15.23%上升至15.49%。按照区域划分，东部地区的中医类医院数量多，东部、中部、西部地区中医类医院数量年均增长率分别为5.35%、7.99%、5.74%。按是否提出建设"中医药强省"目标进行对比，提出建设"中医药强省"目标的省（区、市）总体中医类医院数量年增长率（8.23%）明显大于未提出建设"中医药强省"目标的省（区、市）（1.80%）。

从各省（区、市）中医类医院数量上看，2020年中医类医院数量最多的5个省分别为河南省、山东省、四川省、河北省和山西省、全国共有10个省（区、市）中医类医院数量超过200家，各省（区、市）间差异较大。西藏自治区、重庆市、安徽省、河南省、海南省中医类医院数量年增长速度最快，分别是17.77%、15.49%、14.95%、14.17%、11.20%。而新疆维吾尔自治区中医类医院数在2018年减少至121家后，一直没有上涨的趋势，年增长率是-0.81%（见表6）。

表6 2017～2020年中医类医院数量及年均增长率

单位：家，%

项目	2017年	2018年	2019年	2020年	年均增长率
全国	4566	4939	5232	5482	6.28
东部	1655	1774	1869	1935	5.35
中部	1364	1483	1580	1718	7.99
西部	1547	1682	1783	1829	5.74
提出"中医药强省"目标	3125	3354	3749	3962	8.23
未提出"中医药强省"目标	1441	1585	1483	1520	1.80
北京	205	201	206	210	0.81
天津	54	58	58	56	1.22
河北	258	284	290	309	6.20
山西	239	242	253	252	1.78
内蒙古	202	228	230	235	5.17
辽宁	167	202	211	210	7.94
吉林	99	121	127	135	10.89
黑龙江	167	177	185	181	2.72
上海	28	29	31	32	4.55
江苏	153	175	191	197	8.79
浙江	196	204	217	224	4.55
安徽	131	137	153	199	14.95
福建	91	92	94	98	2.50
江西	115	117	121	131	4.44
山东	300	323	357	374	7.63
河南	293	327	363	436	14.17
湖北	144	148	152	149	1.14
湖南	176	214	226	235	10.12
广东	179	184	184	192	2.36
广西	117	119	128	132	4.10
海南	24	22	30	33	11.20
重庆	124	163	187	191	15.49
四川	283	300	317	328	5.04
贵州	124	126	128	142	4.62
云南	170	169	185	193	4.32

续表

项目	2017 年	2018 年	2019 年	2020 年	年均增长率
西藏	30	39	40	49	17.77
陕西	170	177	184	182	2.30
甘肃	122	152	172	164	10.36
青海	52	55	58	57	3.11
宁夏	29	33	33	35	6.47
新疆	124	121	121	121	-0.81

在每百万人口中医类医院数指标上，2020 年全国平均水平为每百万人口中医类医院 3.89 家，2017~2020 年年平均增速为 5.74%。

分区域比较中，2020 年东部地区每百万人口中医类医院数达到 3.19 家，4 年年均增速为 3.64%；中部地区每百万人口中医类医院数达到 4.08 家，4 年年均增速最快，为 9.13%；西部地区每百万人口中医类医院数为 4.78 家，数量最多，4 年年均增速为 5.20%。对东部、西部、中部每百万人口中医类医院数进行单因素方差分析发现，F = 2.820，P = 0.077>0.05，表示东部、西部、中部每百万人口中医类医院数之间的差距不具有显著意义。提出建设"中医药"强省目标的省（区、市）平均每百万人口中医类医院数为 3.56 家，而未提出建设"中医药"强省目标的省（区、市）平均每百万人口中医类医院数为 5.11 家，经两独立样本比较的秩和检验，Z = -1.521，P = 0.13>0.05，表示是否提出建设"中医药强省"目标的省（区、市）之间每百万人口中医类医院数无显著差异。

2020 年 31 个省（区、市）每百万人口中医类医院数排名前 5 的是西藏自治区（13.42 家）、内蒙古自治区（9.77 家）、青海省（9.63 家）、北京市（9.59 家）、山西省（7.22 家）；而排名后 5 的省（市）分别为湖北省（2.58 家）、福建省（2.36 家）、江苏省（2.32 家）、广东省（1.52 家）、上海市（1.29 家），基本为东部沿海地区，排名前 5 和后 5 的省（区、市）之间每百万人口中医类医院数差距较大（见表7）。

表7 2017~2020年每百万人口中医类医院数指标得分及排名

单位：分

项目	2017年得分	排名	2018年得分	排名	2019年得分	排名	2020年得分	排名
全国	3.29	—	3.54	—	3.73	—	3.89	—
东部	2.87	—	3.05	—	3.19	—	3.19	—
中部	3.14	—	3.40	—	3.62	—	4.08	—
西部	4.10	—	4.43	—	4.67	—	4.78	—
提出建设"中医药强省"目标	3.02	—	3.23	—	3.38	—	3.56	—
未提出建设"中医药强省"目标	4.06	—	4.44	—	5.05	—	5.11	
北京	9.44	1	9.33	2	9.56	2	9.59	4
天津	3.47	15	3.72	15	3.71	18	4.04	17
河北	3.43	18	3.76	14	3.82	14	4.14	15
山西	6.46	5	6.51	5	6.78	5	7.22	5
内蒙古	7.99	4	9.00	4	9.06	4	9.77	2
辽宁	3.82	12	4.63	11	4.85	9	4.93	10
吉林	3.64	13	4.47	13	4.72	13	5.61	9
黑龙江	4.41	9	4.69	10	4.93	8	5.68	8
上海	1.16	31	1.20	31	1.28	31	1.29	31
江苏	1.91	29	2.17	28	2.37	28	2.32	29
浙江	3.46	16	3.56	17	3.71	19	3.47	22
安徽	2.09	28	2.17	29	2.40	27	3.26	24
福建	2.33	27	2.33	27	2.37	29	2.36	28
江西	2.49	24	2.52	23	2.59	24	2.9	25
山东	3.00	21	3.21	21	3.55	20	3.68	19
河南	3.07	20	3.40	20	3.77	17	4.39	14
湖北	2.44	25	2.50	24	2.56	26	2.58	27
湖南	2.57	23	3.10	22	3.27	22	3.54	21
广东	1.60	30	1.62	30	1.60	30	1.52	30
广西	2.40	26	2.42	25	2.58	25	2.63	26
海南	2.59	22	2.36	26	3.17	23	3.27	23
重庆	4.03	11	5.25	7	5.99	7	5.96	7
四川	3.41	19	3.60	16	3.79	16	3.92	18
贵州	3.46	17	3.50	18	3.53	21	3.68	19
云南	3.54	14	3.50	19	3.81	15	4.09	16

项目	2017年得分	排名	2018年得分	排名	2019年得分	排名	2020年得分	排名
西藏	8.90	2	11.34	1	11.40	1	13.42	1
陕西	4.43	8	4.58	12	4.75	12	4.6	13
甘肃	4.65	7	5.76	6	6.50	6	6.55	6
青海	8.70	3	9.12	3	9.54	3	9.63	3
宁夏	4.25	10	4.80	9	4.75	11	4.86	11
新疆	5.07	6	4.87	8	4.80	10	4.68	12

在中医类医院床位数方面，2020年全国共有床位数1148135张，较2017年增加了196779张，2017~2020年年均增长率为6.47%。从地区分布上看，东部地区的床位数最多，中部地区和西部地区的床位数相当，东部、西部、中部地区床位数年均增长率分别是5.17%、7.41%、7.08%。具体到31个省（区、市）上，2020年中医类医院床位数排名前5的省分别为河南省、四川省、山东省、湖南省、广东省。不同省（区、市）的床位数有明显差异，但各省（区、市）床位数在3年间均有不同程度的增加，多数省（区、市）保持较高的增速，如西藏自治区（16.57%）、安徽省（13.53%）、海南省（10.51%）、重庆市（10.05%）、河南省（9.48%）（见表8）。

表8　2017~2020年中医类医院床位数及其增长情况

单位：张，%

项目	2017年	2018年	2019年	2020年	年均增长率
全国	951356	1021548	1091630	1148135	6.47
东部	360940	381434	402570	419885	5.17
中部	295735	320438	340804	366482	7.41
西部	294681	319676	348256	361768	7.08
提出建设"中医药强省"目标	690176	740213	835783	884192	8.61
未提出建设"中医药强省"目标	261180	281335	255847	263943	0.35

项目	2017 年	2018 年	2019 年	2020 年	年均增长率
北京	24746	24867	25519	25600	1. 14
天津	9296	9645	9783	9443	0. 52
河北	46573	51351	54567	60589	9. 17
山西	19881	21044	23327	24204	6. 78
内蒙古	26013	29953	31572	32138	7. 30
辽宁	29739	32103	32931	34136	4. 70
吉林	17625	19782	20957	21477	6. 81
黑龙江	26306	28486	30417	30680	5. 26
上海	10095	10790	11007	11314	3. 87
江苏	52466	54907	59050	59610	4. 35
浙江	44448	47924	50671	53050	6. 07
安徽	34950	37568	41214	51142	13. 53
福建	21442	22117	22696	23939	3. 74
江西	29448	31389	33289	35378	6. 31
山东	64803	66994	72096	73730	4. 40
河南	66015	74080	80709	86622	9. 48
湖北	45500	47696	48033	49913	3. 13
湖南	56010	60393	62858	67066	6. 19
广东	53009	56377	59124	62639	5. 72
广西	30576	33418	35861	37821	7. 35
海南	4323	4359	5126	5835	10. 51
重庆	27140	31880	35491	36169	10. 05
四川	66128	70312	76514	79036	6. 12
贵州	24331	25431	27973	30252	7. 53
云南	30062	31847	35849	37752	7. 89
西藏	1916	2327	2568	3035	16. 57
陕西	30815	33895	35199	37246	6. 52
甘肃	25683	28906	31885	32201	7. 83
青海	6137	6168	6265	6794	3. 45
宁夏	5019	4966	5688	5758	4. 69
新疆	20861	20573	23391	23566	4. 15

2020 年全国每千人口中医类医院床位数为 0. 81 张，也呈现逐年增加的趋势，年均增长率为 5. 93%，三大区域均呈现逐年增长的态势。西部地区

每千人口中医类医院床位数较高，为0.94张，东部地区较为落后，为0.69张，中部地区为0.87张。对东部、中部、西部每千人口中医类医院床位数做单因素方差分析发现，F=6.037，P=0.007<0.05，表示三大区域之间每千人口中医类医院床位数有显著差异。进一步对三大区域每千人口中医类医院床位数作两两对比分析，发现东部、西部之间有显著差异（P=0.002<0.017）。未提出建设"中医药强省"目标的省（区、市）每千人口中医类医院床位数略高，为0.89张，且年均增长率也较高，为6.47%。对是否提出建设"中医药强省"目标的省（区、市）每千人口中医类医院床位数做两独立样本t检验，t=0.968，P=0.349>0.05，发现是否提出建设"中医药强省"目标的省（区、市）之间每千人口中医类医院床位数的差异不明显。

在分省（区、市）排名上，2020年排名最高的5个省（区、市）分别为内蒙古自治区、甘肃省、北京市、青海省和重庆市，其每千人口中医类医院床位数分别是1.34张、1.29张、1.17张、1.15张、1.13张，排名较低的5个省（市）分别为天津市、福建省、海南省、广东省和上海市，每千人口中医类医院床位数分别是0.68张、0.58张、0.58张、0.50张、0.46张，2020年有17个省（区、市）的每千人口中医类医院床位数达到全国平均水平。各省（区、市）的每千人口中医类医院床位数存在差异，但4年间的排名变化较小，北京市、江苏省、浙江省、广东省、重庆省、宁夏回族自治区、新疆维吾尔自治区每千人口中医类医院床位数较2019有所下降，其他省（区、市）每千人口中医类医院床位数较2019年有所增加（见表9）。

表9　2017~2020年每千人口中医类医院床位数及排名

单位：张

项目	2017年	排名	2018年	排名	2019年	排名	2020年	排名
全国	0.69	—	0.73	—	0.78	—	0.81	—
东部	0.63	—	0.66	—	0.69	—	0.69	—
中部	0.68	—	0.74	—	0.78	—	0.87	—
西部	0.78	—	0.84	—	0.91	—	0.94	—

续表

项目	2017 年	排名	2018 年	排名	2019 年	排名	2020 年	排名
提出建设"中医药强省"目标	0.67	—	0.71	—	0.75	—	0.79	—
未提出建设"中医药强省"目标	0.74	—	0.79	—	0.87	—	0.89	—
北京	1.14	1	1.15	2	1.18	3	1.17	3
天津	0.60	24	0.62	25	0.63	26	0.68	27
河北	0.62	23	0.68	19	0.72	22	0.81	17
山西	0.54	28	0.57	27	0.63	27	0.69	26
内蒙古	1.03	2	1.18	1	1.24	1	1.34	1
辽宁	0.68	15	0.74	14	0.76	17	0.80	18
吉林	0.65	18	0.73	15	0.78	15	0.89	11
黑龙江	0.69	13	0.76	13	0.81	13	0.96	7
上海	0.42	31	0.45	31	0.45	31	0.46	31
江苏	0.65	17	0.68	18	0.73	19	0.70	25
浙江	0.79	10	0.84	9	0.87	10	0.82	16
安徽	0.56	26	0.59	26	0.65	25	0.84	14
福建	0.55	27	0.56	28	0.57	28	0.58	28
江西	0.64	20	0.68	22	0.71	24	0.78	22
山东	0.65	19	0.67	23	0.72	23	0.73	24
河南	0.69	14	0.77	12	0.84	11	0.87	12
湖北	0.77	11	0.81	11	0.81	14	0.86	13
湖南	0.82	7	0.88	7	0.91	8	1.01	6
广东	0.48	29	0.50	29	0.51	30	0.50	30
广西	0.63	21	0.68	20	0.72	21	0.75	23
海南	0.47	30	0.47	30	0.54	29	0.58	28
重庆	0.88	5	1.03	4	1.14	4	1.13	5
四川	0.80	9	0.84	8	0.91	7	0.95	8
贵州	0.68	16	0.71	17	0.77	16	0.79	21
云南	0.63	21	0.66	24	0.74	18	0.80	18
西藏	0.57	25	0.68	21	0.73	20	0.83	15
陕西	0.80	8	0.88	6	0.91	9	0.94	9

项目	2017 年	排名	2018 年	排名	2019 年	排名	2020 年	排名
甘肃	0.98	4	1.10	3	1.20	2	1.29	2
青海	1.03	3	1.02	5	1.03	5	1.15	4
宁夏	0.74	12	0.72	16	0.82	12	0.80	18
新疆	0.85	6	0.83	10	0.93	6	0.91	10

（四）中医药人力资源状况

中医药人力资源是中医医疗卫生资源的核心部分，中医药人力资源的评价指标包括每千人口中医类医院卫生技术人员数、每千人口中医执业（助理）医师数、中医类医院中药师占药师比例及中医类医院医护比。

1. 中医类医院卫生技术人员状况

2017~2020 年，全国中医类医院卫生技术人员数呈逐年增长的态势，年均增长率为 6.74%。2020 年中医类医院卫生技术人员数为 1121116 万人，较 2017 年增加 199364 人。东、中、西部地区的中医类医院卫生技术人员数也表现出同样的增长趋势，东部地区的卫生技术人员数较多，为 466163 人，而 2017~2020 年西部地区年均增速较快，为 8.37%。提出建设"中医药强省"目标的省（区、市）中医类医院技术人员数为 867897 人，明显高于未提出建设"中医药强省"目标的省（区、市），且提出建设"中医药强省"目标的省（区、市）中医类医院技术人员数 4 年增速为 9.06%，而未提出建设"中医药强省"目标的省（区、市）年均增长速度非常低，为 0.08%。

全国 31 个省（区、市）的中医类医院卫生技术人员数均有不同程度的增加，但不同省（区、市）间的年均增长速度差异较大，西藏自治区年均增速为 20.49%，黑龙江省年均增速仅 2.09%。2020 年中医类医院卫生技术人员数排名前 5 的省有河南省、山东省、广东省、四川省和江苏省，其卫生技术人员数分别是 82202 人、79914 人、75769 人、68795 人及 66182 人。排名靠后的 5 个省（区、市）分别为天津市、海南省、宁夏回族自治区、青海省和西藏自治区，其卫生技术人员数分别是 12812 人、5897 人、5772 人、

5723 人和 2262 人,可见省际差距明显。从数据可以看出,海南省的中医类医院卫生技术人员数和年均增长率都相对较低(见表 10)。

表 10 2017~2020 年中医类医院卫生技术人员数及其增长情况

单位:人,%

项目	2017 年	2018 年	2019 年	2020 年	年均增长率
全国	921752	988203	1058983	1121116	6.74
东部	391280	416693	441672	466163	6.01
中部	271001	288390	307464	324717	6.21
西部	259471	283120	309847	330236	8.37
提出建设"中医药强省"目标	669122	715639	818498	867897	9.06
未提出建设"中医药强省"目标	252630	272564	240485	253219	0.08
北京	34594	36381	38050	38722	3.83
天津	11788	12157	12481	12812	2.82
河北	42975	47109	50069	55868	9.14
山西	18642	19679	20982	21791	5.34
内蒙古	24621	27002	28549	29723	6.48
辽宁	23812	25472	26687	27978	5.52
吉林	18096	19640	20692	21896	6.56
黑龙江	23359	23714	25038	24854	2.09
上海	13642	14370	14800	15331	3.97
江苏	57063	60068	64387	66182	5.07
浙江	50970	53522	58503	62022	6.76
安徽	31536	33801	35948	40346	8.56
福建	22621	23686	24466	25668	4.30
江西	26914	28484	30325	32992	7.02
山东	66589	72354	76447	79914	6.27
河南	63215	69069	74761	82202	9.15
湖北	39721	41440	41385	43188	2.83
湖南	49518	52563	58333	57448	5.08
广东	62249	66470	70155	75769	6.77
广西	35068	37547	40173	43184	7.19
海南	4977	5104	5627	5897	5.82

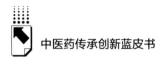

续表

项目	2017 年	2018 年	2019 年	2020 年	年均增长率
重庆	22796	25986	27827	28804	8.11
四川	56499	60353	64527	68795	6.78
贵州	20685	23036	25355	28695	11.53
云南	25294	27425	31934	34070	10.44
西藏	1293	1844	2136	2262	20.49
陕西	32541	35373	37280	38841	6.08
甘肃	15914	18210	23378	25513	17.04
青海	3941	4575	5078	5723	13.24
宁夏	4485	4977	5386	5772	8.77
新疆	16334	16792	18224	18854	4.90

2017～2020 年，全国每千人口中医类医院卫生技术人员数有所增长，从 2017 年的 0.66 人增加到 2020 年的 0.80 人。从东、中、西部每千人口中医类医院卫生技术人员数的数据可以看出，三大区域都有增长的态势，其中中部、西部的年均增长速度明显高于东部且只有西部的每千人口中医类医院卫生技术人员数达到全国水平。而对三大区域间每千人口中医类医院卫生技术人员数做多组独立样本秩和检验发现，P = 0.265>0.05，因此三大区域每千人口中医类医院卫生技术人员数的差异不具有显著意义。对是否提出建设"中医药强省"目标的省（区、市）之间每千人口中医类医院卫生技术人员数做两独立样本 t 检验，得出 t = 0.527，P = 0.608>0.05，表示是否提出建设"中医药强省"目标的省（区、市）之间每千人口中医类医院卫生技术人员数不具有显著差异。

在省际比较中，各省（区、市）4 年间的排名较稳定，变化较小。2020 年，大部分省（区、市）每千人口中医类医院卫生技术人员数较往年有不同程度的提高，而广东省、海南省的数据则较 2019 年有所下降。2020 年每千人口中医类医院卫生技术人员数排名前 5 的省（区、市）是北京市、内蒙古自治区、甘肃省、陕西省、青海省，其每千人口中医类医院卫生技术人员数分别为 1.77 人、1.24 人、1.02 人、0.98 人和 0.97 人。排名第一的北京市 2020 年每千人口中医类医院卫生技术人员数达 1.77 人，而最后一名海南省每千人口中医类医院卫生技术人员数仅为 0.59 人，说明各省（区、市）差异较大。中医类医院卫生技术人员数最多的 5 个省（区、市）河南省、山东省、广东省、四川省、江苏省在每千人口中医类医院卫生技术人员数指标上分别为 0.83 人、0.79 人、0.60 人、0.82 人和 0.78 人。中医类医院卫生技术人员数排名第四的广东省，每千人口中医类医院卫生技术人员数排名倒数第二，反映了广东省人均医疗资源严重不足的问题（见表 11）。

表 11　2017～2020 年每千人口中医类医院卫生技术人员数及排名

单位：人

项目	2017 年	排名	2018 年	排名	2019 年	排名	2020 年	排名
全国	0.66	—	0.71	—	0.75	—	0.80	—
东部	0.68	—	0.72	—	0.75	—	0.77	—
中部	0.62	—	0.66	—	0.70	—	0.77	—
西部	0.69	—	0.75	—	0.81	—	0.86	—
提出建设"中医药强省"目标	0.65	—	0.69	—	0.74	—	0.78	
未提出建设"中医药强省"目标	0.71	—	0.76	—	0.82	—	0.85	
北京	1.59	1	1.69	1	1.77	1	1.77	1
天津	0.76	5	0.78	6	0.80	10	0.92	7
河北	0.57	23	0.62	21	0.66	21	0.75	18
山西	0.50	30	0.53	31	0.56	31	0.62	26
内蒙古	0.97	2	1.07	2	1.12	2	1.24	2
辽宁	0.55	26	0.58	26	0.61	25	0.66	24
吉林	0.67	13	0.73	11	0.77	15	0.91	8
黑龙江	0.62	18	0.63	20	0.67	20	0.78	16
上海	0.56	24	0.59	24	0.61	26	0.62	26
江苏	0.71	9	0.75	10	0.80	11	0.78	16
浙江	0.90	3	0.93	3	1.00	3	0.96	6
安徽	0.50	29	0.53	30	0.56	30	0.66	24
福建	0.58	21	0.60	23	0.62	24	0.62	26
江西	0.58	20	0.61	22	0.65	23	0.73	21
山东	0.67	14	0.72	14	0.76	16	0.79	15

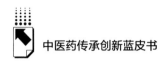

续表

项目	2017 年	排名	2018 年	排名	2019 年	排名	2020 年	排名
河南	0.66	15	0.72	15	0.78	12	0.83	12
湖北	0.67	11	0.70	16	0.70	19	0.75	18
湖南	0.72	7	0.76	8	0.84	7	0.86	10
广东	0.56	25	0.59	25	0.61	27	0.60	30
广西	0.72	8	0.76	7	0.81	9	0.86	10
海南	0.54	27	0.55	28	0.60	29	0.59	31
重庆	0.74	6	0.84	5	0.89	5	0.90	9
四川	0.68	10	0.72	12	0.77	14	0.82	13
贵州	0.58	22	0.64	19	0.70	18	0.74	20
云南	0.53	28	0.57	27	0.66	22	0.72	23
西藏	0.38	31	0.54	29	0.61	28	0.62	26
陕西	0.85	4	0.92	4	0.96	4	0.98	4
甘肃	0.61	19	0.69	17	0.88	6	1.02	3
青海	0.66	16	0.76	9	0.84	8	0.97	5
宁夏	0.66	17	0.72	13	0.77	13	0.80	14
新疆	0.67	12	0.68	18	0.72	17	0.73	21

2. 中医执业（助理）医师状况

2020 年全国共有中医执业（助理）医师 682770 人，较 2017 年增加了 155733 人，2017～2020 年年均增长率为 9.01%。三大区域中，东部地区的中医执业（助理）医师数明显高于中部和西部地区，达到 294414 人，年均增长速度也达到 9.09%。而中部的中医执业（助理）医师数最少，为 184314 人，但 2017～2020 年的年均增长速度较东部、西部高，为 9.38%。提出建设"中医药强省"目标的省（区、市）总体中医执业（助理）医师数及其年均增长速度均明显高于未提出建设"中医药强省"目标的省（区、市）（见表 12）。

2020 年中医执业（助理）医师数排名前 5 的省分别为四川省、山东省、广东省、河南省与河北省，其中医执业（助理）医师数分别有 5.93 万人、5.25 万人、4.96 万人、4.59 万人以及 4.09 万人。2020 年中医执业（助理）

医师数排名后 5 的省（区）分别为新疆维吾尔自治区、青海省、海南省、宁夏回族自治区以及西藏自治区，其中医执业（助理）医师数分别为 1.01 万人、0.37 万人、0.32 万人、0.31 万人以及 0.27 万人。各省（区、市）的中医执业（助理）医师数量差距虽然很大，但 4 年间均保持不同程度的增长，且河北省、江苏省、安徽省等 12 个省（区、市）保持 10% 以上的年均增长速度。

表 12　2017~2020 年中医执业（助理）医师数及年均增长率

单位：人，%

项目	2017 年	2018 年	2019 年	2020 年	年均增长率
全国	527037	575454	624783	682770	9.01
东部	226760	250209	272838	294414	9.09
中部	140828	152502	162879	184314	9.38
西部	159449	172743	189066	204042	8.57
提出建设"中医药强省"目标	379672	414101	478672	526915	11.54
未提出建设"中医药强省"目标	147365	161353	146111	155855	1.88
北京	18289	19670	21077	21665	5.81
天津	8394	8975	9660	10644	8.24
河北	29926	34088	36525	40850	10.93
山西	15639	16587	17730	18806	6.34
内蒙古	14593	15554	16564	17578	6.40
辽宁	14669	15998	17001	17754	6.57
吉林	10320	12090	12379	13412	9.13
黑龙江	11311	11803	12686	13505	6.09
上海	8038	8952	9645	10345	8.77
江苏	26099	29070	32304	34795	10.06
浙江	27189	28858	32340	34185	7.93
安徽	13743	15199	16961	26316	24.18
福建	14739	16100	17633	18848	8.54
江西	12201	13066	14487	16500	10.58
山东	37701	42924	47264	52516	11.68
河南	35220	37872	40917	45853	9.19

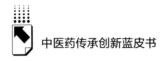

续表

项目	2017 年	2018 年	2019 年	2020 年	年均增长率
湖北	17848	18586	19259	20164	4.15
湖南	24546	27299	28460	29758	6.63
广东	39557	43240	46665	49574	7.81
广西	15528	17042	19250	21784	11.95
海南	2159	2334	2724	3238	14.47
重庆	14672	16578	18018	19796	10.50
四川	49277	51816	56168	59255	6.34
贵州	10777	12086	13980	15169	12.07
云南	12325	13654	16344	18202	13.88
西藏	1580	2168	2158	2703	19.60
陕西	14016	14872	15897	17052	6.75
甘肃	13149	14267	14458	15480	5.59
青海	2754	3077	3376	3744	10.78
宁夏	2496	2771	2932	3147	8.03
新疆	8282	8858	9921	10132	6.95

全国每千人口中医执业（助理）医师数从 2019 年的 0.45 人增长至 2020 年的 0.48 人，2017~2020 年年均增长率为 8.10%。三大区域每千人口中医执业（助理）医师数在这 4 年间均呈上升趋势，增速最快的是中部地区，但其每千人口中医执业（助理）医师数低于全国平均水平。三大区域中，西部地区每千人口中医执业（助理）医师数最高，为 0.53 人，而东部、中部地区这一数据则分别为 0.49 人和 0.44 人。通过对三大区域每千人口中医执业（助理）医师数进行多组独立样本秩和检验发现，$P = 0.502 > 0.05$，表示三大区域之间每千人口中医执业（助理）医师数无显著差异。

从表 13 可以看出，2020 年提出建设"中医药强省"目标的省（区、市）每千人口中医执业（助理）医师数低于未提出建设"中医药强省"目标的省（区、市），其每千人口中医执业（助理）医师数分别为 0.47 人、0.52 人。对是否提出建设"中医药强省"目标的省（区、市）之间每千人口中医执业（助理）医师数做两独立样本秩和检验，发现 $Z = -0.325$，$P = 0.765 > 0.05$，表示二者之间数据无显著差异。

2017~2020 年各省（区、市）每千人口中医执业（助理）医师数大多有逐步提高，2020 年每千人口中医执业（助理）医师数排名前 5 的省（区、市）分别为北京市、天津市、西藏自治区、内蒙古自治区、四川省，其每千人口中医执业（助理）医师数分别为 0.99 人、0.77 人、0.74 人、0.73 人、0.71 人，其中内蒙古自治区、四川省、西藏自治区均属于西部地区。2020 年，四川省每千人口中医执业（助理）医师数与北京市相差 0.28 人，相较于 2019 年，二者数据差距有所缩小。第一名（北京市）与最后一名（海南省）每千人口中医执业（助理）医师数仍具有显著差异。中医执业（助理）医师数排名前 5 的省份中，仅有广东省在每千人口中医执业（助理）医师数指标上排名在倒数 5 名之内，说明广东省的人均医疗服务资源缺乏。

表 13　2017~2020 年每千人口中医执业（助理）医师数及排名

单位：人

项目	2017 年	排名	2018 年	排名	2019 年	排名	2020 年	排名
全国	0.38	—	0.41	—	0.45	—	0.48	—
东部	0.39	—	0.43	—	0.47	—	0.49	—
中部	0.32	—	0.35	—	0.37	—	0.44	—
西部	0.42	—	0.46	—	0.50	—	0.53	—
提出建设"中医药强省"目标	0.37	—	0.40	—	0.43	—	0.47	—
未提出建设"中医药强省"目标	0.41	—	0.45	—	0.50	—	0.52	—
北京	0.84	1	0.91	1	0.98	1	0.99	1
天津	0.54	4	0.58	5	0.62	4	0.77	2
河北	0.40	11	0.45	10	0.48	10	0.55	10
山西	0.42	10	0.45	10	0.48	11	0.54	11
内蒙古	0.58	3	0.61	4	0.65	3	0.73	4
辽宁	0.34	21	0.37	20	0.39	23	0.42	21
吉林	0.38	12	0.45	10	0.46	13	0.56	9
黑龙江	0.30	27	0.31	26	0.34	26	0.42	21
上海	0.33	22	0.37	20	0.40	21	0.42	21
江苏	0.33	23	0.36	22	0.40	20	0.41	24

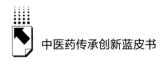

续表

项目	2017 年	排名	2018 年	排名	2019 年	排名	2020 年	排名
浙江	0.48	6	0.50	9	0.55	8	0.53	12
安徽	0.22	31	0.24	31	0.27	31	0.43	19
福建	0.38	13	0.41	14	0.44	14	0.45	15
江西	0.26	28	0.28	28	0.31	29	0.37	29
山东	0.38	13	0.43	13	0.47	12	0.52	13
河南	0.37	15	0.39	17	0.42	15	0.46	14
湖北	0.30	25	0.31	26	0.32	28	0.35	30
湖南	0.36	18	0.40	15	0.41	17	0.45	15
广东	0.35	19	0.38	19	0.41	19	0.39	25
广西	0.32	24	0.35	24	0.39	24	0.44	17
海南	0.23	30	0.25	30	0.29	30	0.32	31
重庆	0.48	7	0.53	7	0.58	6	0.62	7
四川	0.59	2	0.62	3	0.67	2	0.71	5
贵州	0.30	26	0.34	25	0.39	25	0.39	25
云南	0.26	29	0.28	28	0.34	27	0.39	25
西藏	0.47	8	0.63	2	0.61	5	0.74	3
陕西	0.37	17	0.39	17	0.41	18	0.43	19
甘肃	0.50	5	0.54	6	0.55	9	0.62	7
青海	0.46	9	0.51	8	0.56	7	0.63	6
宁夏	0.37	16	0.40	15	0.42	16	0.44	17
新疆	0.34	20	0.36	22	0.39	22	0.39	25

3. 中医类医院医护比和中药师占药师比例状况

表 14 展示了 2017~2020 年全国和东部、中部、西部三大区域及省际中医类医院中药师数量变化情况。2020 年全国中医类医院中药师数为 38196人，较 2017 年增加了 3350 人，东部地区的中药师数量最多，为 16665 人，中部次之，为 11461 人，三大区域中医类医院中药师数均保持正增长。虽然 2020 年西部中医类医院中药师数最少，为 10070 人，但 4 年间西部的年均增长水平最高，为 3.73%。东部、西部的中医类医院中药师数年均增长率均高于全国水平。

提出建设"中医药强省"目标的省（区、市）中医类医院中药师数较未提出建设"中医药强省"目标的省（区、市）低，两者相差 9877 人，不过提出建设"中医药强省"目标的省（区、市）中医类医院中药师数在 2017~2020 年的年均增长率（5.26%）明显高于未提出建设"中医药强省"目标的省（区、市）（3.11%）。

2020 年全国 31 个省（区、市）中，中医类医院的中药师数量最多的 5 个省份分别是河南省、广东省、山东省、江苏省和浙江省，且它们均是提出建设"中医药强省"目标的省份，其中医类医院中药师数分别为 2786 人、2685 人、2572 人、2171 人以及 2119 人。除黑龙江省、江西省、湖南省外，其他省（区、市）的中医类医院中药师数量在 4 年间均有所增加，其中西藏自治区、宁夏回族自治区、吉林省、青海省和贵州省的年均增长速度最快，分别为 18.86%、12.07%、9.89%、7.57%、6.71%。

表 14　2017~2020 年中医类医院中药师数及年均增长率

单位：人，%

项目	2017 年	2018 年	2019 年	2020 年	年均增长率
全国	34846	36338	37172	38196	3.11
东部	15143	15642	16248	16665	3.24
中部	10682	11186	11068	11461	2.37
西部	9021	9510	9856	10070	3.73
提出建设"中医药强省"目标	24300	25509	27483	28338	5.26
未提出建设"中医药强省"目标	34863	36355	37191	38215	3.11
北京	1880	1877	1978	2045	2.84
天津	573	596	641	625	2.94
河北	1184	1268	1238	1341	4.24
山西	876	894	907	927	1.90
内蒙古	1219	1264	1354	1341	3.23
辽宁	1280	1219	1354	1356	1.94
吉林	682	801	835	905	9.89
黑龙江	1145	1216	1123	1060	-2.54
上海	682	714	708	715	1.59

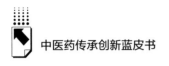

续表

项目	2017 年	2018 年	2019 年	2020 年	年均增长率
江苏	1898	2009	2107	2171	4.58
浙江	1910	1991	2032	2119	3.52
安徽	1058	1090	1078	1247	5.63
福建	835	814	864	879	1.73
江西	912	941	899	897	−0.55
山东	2311	2471	2535	2572	3.63
河南	2486	2585	2595	2786	3.87
湖北	1588	1665	1642	1751	3.31
湖南	1935	1994	1989	1888	−0.82
广东	2443	2542	2631	2685	3.20
广西	1031	1076	1066	1067	1.15
海南	147	141	160	157	2.22
重庆	674	727	769	774	4.72
四川	1717	1763	1769	1798	1.55
贵州	521	558	576	633	6.71
云南	759	777	835	898	5.77
西藏	81	101	129	136	18.86
陕西	1159	1232	1285	1306	4.06
甘肃	562	626	701	680	6.56
青海	237	270	276	295	7.57
宁夏	184	254	244	259	12.07
新疆	877	862	852	883	0.23

2017~2020 年全国中医类医院中药师占药师比例变动不大，但整体呈下降趋势（年均变化率为−0.83%）。2020 年全国中医类医院中药师占药师比例为 50.96%，三大区域中，中部地区的中医类医院中药师占药师比例最高，为 53.36%，而东部和西部地区的中医类医院中药师占药师比例分别为 50.71%、48.84%。对三大区域中医类医院中药师占药师比例做单因素方差分析，$F=0.238$，$P=0.790>0.05$，表示三大区域之间中医类医院中药师占药师比例的差异不明显。

2020 年，提出建设"中医药强省"目标的省（区、市）中医类医院中药师占药师比例的平均值为49.42%，未提出建设"中医药强省"目标的省（区、市）平均值为50.97%。对是否提出建设"中医药强省"目标的省（区、市）之间中医类医院中药师占药师比例做两独立样本 t 检验，t＝0.085，P＝0.287＞0.05，表示对是否提出建设"中医药强省"目标的省（区、市）之间中医类医院中药师占药师比例不具有显著差异。

在省际比较中，2020年共有16个省（区、市）的中医类医院中药师占药师比例高于全国平均水平，排名前5的省（区、市）有西藏自治区、北京市、辽宁省、山西省和吉林省。其中，西藏自治区的中医类医院中药师占药师比例最高，达到80.95%，比第二名的北京市高15.58个百分点，这可能与西藏地区拥有其独特的民族医学有关。排名后5的省（区）为河北省、四川省、江西省、广西壮族自治区、海南省，其中医类医院中药师占药师比例在34.43%～44.46%，与前5名的省（区、市）存在较大差距。2020年吉林省、宁夏回族自治区的中医类医院中药师占药师比例排名较2017年有明显的提升，其中吉林省上升了10名、宁夏回族自治区上升了12名。但是，江西省、甘肃省的中医类医院中药师占药师比例在4年间有一定的下降趋势（见表15）。

表15　2017～2020年中医类医院中药师占药师比例及排名

单位：%

项目	2017 年	排名	2018 年	排名	2019 年	排名	2020 年	排名
全国	52.25	—	52.23	—	51.42	—	50.96	—
东部	51.41	—	51.27	—	51.03	—	50.71	—
中部	54.56	—	54.88	—	53.76	—	53.36	—
西部	51.08	—	50.90	—	49.62	—	48.84	—
提出建设"中医药强省"目标	51.14	—	51.37	—	49.89	—	49.42	—
未提出建设"中医药强省"目标	52.26	—	52.24	—	51.44	—	50.97	—
北京	65.39	2	64.02	2	64.56	2	65.38	2
天津	59.56	8	59.78	8	60.76	6	58.91	10
河北	46.47	25	47.44	23	45.25	24	44.46	27

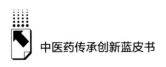

续表

项目	2017 年	排名	2018 年	排名	2019 年	排名	2020 年	排名
山西	63.29	4	63.18	3	62.25	5	61.47	4
内蒙古	62.64	5	62.24	5	62.98	4	61.07	6
辽宁	63.71	3	62.04	7	64.26	3	63.87	3
吉林	55.09	15	58.68	11	59.35	8	61.19	5
黑龙江	58.78	10	62.55	4	59.29	9	58.86	12
上海	59.56	9	59.50	10	59.95	7	59.04	8
江苏	47.43	22	47.61	22	47.49	20	48.51	20
浙江	45.88	27	46.15	27	45.45	23	45.41	25
安徽	51.38	18	49.70	19	47.28	21	50.75	17
福建	45.98	26	44.51	28	45.09	25	45.50	24
江西	41.87	28	42.24	29	39.34	29	37.80	29
山东	52.79	17	54.08	17	52.59	16	52.17	15
河南	55.75	13	55.29	14	55.43	14	52.92	14
湖北	54.82	16	55.13	16	55.47	13	58.88	11
湖南	56.63	11	56.31	12	54.93	15	52.14	16
广东	47.33	23	47.06	25	46.93	22	45.80	22
广西	40.90	29	40.48	30	39.03	30	37.65	30
海南	37.12	31	34.64	31	36.04	31	34.43	31
重庆	48.56	20	47.61	21	47.70	19	48.44	21
四川	46.52	24	46.39	26	44.32	28	42.99	28
贵州	47.54	21	47.61	20	44.62	27	45.15	26
云南	48.90	19	47.12	24	44.94	26	45.75	23
西藏	83.51	1	88.60	1	89.58	1	80.95	1
陕西	56.26	12	55.60	13	55.53	12	55.08	13
甘肃	55.10	14	55.20	15	52.24	17	48.82	19
青海	62.20	6	62.07	6	57.38	11	59.00	9
宁夏	40.17	30	50.60	18	49.00	18	49.05	18
新疆	60.52	7	59.61	9	58.76	10	59.46	7

　　2017～2020 年，全国中医类医院注册护士数呈上升趋势，年均增长率为 7.77%。三大区域中，东部地区的中医类医院注册护士数最多，为 204673 人。中部、西部地区的中医类医院注册护士数相当，均约为 15 万人。三大

区域中，西部地区年均增长速度最快，为 9.62%。东部、中部地区的年均增长速度未达到全国水平，分别为 6.59%、7.60%。

2020 年提出建设"中医药强省"目标的省（区、市）中医类医院注册护士数为 394648 人，较未提出建设"中医药强省"目标的省（区、市）少，但年均增长率高于未提出建设"中医药强省"目标的省（区、市）。

全国 31 个省（区、市）中，2020 年中医类医院注册护士数排名前 5 的有河南省、山东省、广东省、四川省和江苏省，其他省（区、市）的中医类医院注册护士数均有不同程度的增长，其中年均增长速度最快的是甘肃省，为 25.29%（见表 16）。

表 16　2017~2020 年中医类医院注册护士数及年均增长率

单位：人，%

项目	2017 年	2018 年	2019 年	2020 年	年均增长率
全国	404613	438590	477430	506394	7.77
东部	169021	182204	194106	204673	6.59
中部	120596	129838	142198	150233	7.60
西部	114996	126548	141126	151488	9.62
提出建设"中医药强省"目标	296278	320560	372407	394648	10.03
未提出建设"中医药强省"目标	404630	438607	477449	506413	7.77
北京	13935	14701	15491	15764	4.20
天津	4369	4505	4727	4751	2.83
河北	16974	18783	20352	23166	10.92
山西	7725	8238	8904	9445	6.93
内蒙古	9697	11129	11961	12608	9.14
辽宁	9875	10790	11279	12196	7.29
吉林	7507	8315	9007	9776	9.20
黑龙江	9206	9490	10238	10456	4.34
上海	6076	6377	6486	6699	3.31
江苏	26079	27894	30047	30669	5.55
浙江	22315	23617	26005	27621	7.37
安徽	14874	16221	17308	19046	8.59

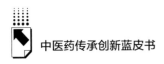

续表

项目	2017 年	2018 年	2019 年	2020 年	年均增长率
福建	10386	10817	11135	11510	3.48
江西	12287	12996	13901	15242	7.45
山东	29100	32747	34563	35661	7.01
河南	27142	30412	33377	36926	10.81
湖北	18564	19500	19420	20273	2.98
湖南	23291	24666	30043	29069	7.67
广东	27596	29559	31380	33813	7.01
广西	16654	17887	19455	20817	7.72
海南	2316	2414	2641	2823	6.82
重庆	11074	12856	13777	14310	8.92
四川	26327	28405	30525	32542	7.32
贵州	9480	10535	11936	13442	12.34
云南	11679	12530	14841	15950	10.95
西藏	266	368	467	482	21.91
陕西	14252	15713	16582	17426	6.93
甘肃	6012	7011	10421	11824	25.29
青海	1360	1474	1732	1999	13.70
宁夏	1907	2145	2363	2517	9.69
新疆	6288	6495	7066	7571	6.38

2017~2020 年，中国中医类医院注册医师数呈上升趋势，从 2017 年的 304592 人上升至 2020 年的 374823 人，年均增长率达 7.16%。2020 年三大区域中，东部地区的中医类医院注册医师数最多，为 166927 人，中部与西部地区的注册医师数相当，均约为 10 万人。但 2017~2020 年西部地区的年均增长率最高，为 8.59%，超过了全国的年均增长率。提出建设"中医药强省"目标的省（区、市）2020 年中医类医院注册医师数为 289580 人，较未提出建设"中医药强省"目标的省（区、市）少 85262 万人，但其年均增长速度为 9.68%，较未提出建设"中医药强省"目标的省（区、市）高 2.52 个百分点。在全国 31 个省（区、市）中，中医类医院注册医师数排名前 5 的有山东省、河南省、广东省、江苏省、四川省，4 年间年均增长速度最快的是西藏自治区，为 16.26%（见表 17）。

表 17　2017~2020 年中医类医院注册医师数及年均增长率

单位：人，%

项目	2017 年	2018 年	2019 年	2020 年	年均增长率
全国	304592	327024	351994	374823	7.16
东部	137271	146870	157240	166927	6.74
中部	88103	93744	99719	106449	6.51
西部	79218	86410	95035	101447	8.59
提出建设 "中医药强省"目标	219472	235018	270255	289580	9.68
未提出建设 "中医药强省"目标	304609	327041	352013	374842	7.16
北京	13461	14431	15161	15421	4.64
天津	4936	5160	5284	5657	4.65
河北	15704	17557	18666	20707	9.66
山西	6579	6991	7310	7557	4.73
内蒙古	8238	9130	9801	10099	7.03
辽宁	8743	9219	9798	9958	4.43
吉林	6696	7259	7624	7703	4.78
黑龙江	7917	8045	8488	8711	3.24
上海	4945	5374	5713	5851	5.77
江苏	20656	21731	23143	24085	5.25
浙江	17621	18299	20412	22044	7.75
安徽	10015	10674	11598	13639	10.84
福建	7347	7821	8225	8681	5.72
江西	8861	9290	9988	10944	7.29
山东	22982	24830	26486	28147	6.99
河南	19676	21292	23146	25585	9.15
湖北	12627	13334	13481	14381	4.43
湖南	15732	16859	18084	17929	4.45
广东	19313	20895	22603	24523	8.29
广西	10375	11041	12020	13204	8.37
海南	1563	1553	1749	1853	5.84
重庆	6882	7847	8497	8844	8.72
四川	18310	19651	21257	22591	7.25
贵州	5891	6553	7458	8203	11.67

项目	2017 年	2018 年	2019 年	2020 年	年均增长率
云南	7205	7924	9482	10038	11.69
西藏	658	816	1018	1034	16.26
陕西	8175	8906	9539	10341	8.15
甘肃	5876	6613	7121	7787	9.84
青海	1403	1481	1644	1794	8.54
宁夏	1430	1540	1747	1878	9.51
新疆	4775	4908	5451	5634	5.67

2017~2020 年，全国中医类医院医护比呈上升趋势，从 2017 年的 0.82 上升至 2020 年的 1.35。三大区域中，西部地区的中医类医院医护比最高，为 1.49，超过全国水平；东部与中部地区的中医类医院医护比分别为 1.23、1.41。对三大区域的中医类医院医护比做秩和检验发现，P = 0.081 > 0.05，三大区域的中医类医院医护比差异不明显。

对提出建设"中医药强省"目标与未提出建设"中医药强省"目标的省（区、市）中医类医院医护比做秩和检验，发现 P = 0.001 < 0.05，表示是否提出建设"中医药强省"目标的省（区、市）之间中医类医院医护比有显著差异，未提出建设"中医药强省"目标的省（区、市）中医类医院医护比较高。

全国 31 个省（区、市）中，中医类医院医护比排名前 5 的是陕西省、贵州省、重庆市、湖南省和云南省，医护比在 1.59~1.69，差距不明显。但中医类医院医护比排名后 5 的省（区、市）分别为河北省、青海省、北京市、天津市和西藏自治区，其医护比在 0.47~1.12，可见中医类医院医护比仍存在较明显的省际差异（见表 18）。

表 18　2017~2020 年中医类医院医护比及排名

项目	2017 年	排名	2018 年	排名	2019 年	排名	2020 年	排名
全国	0.82	—	0.81	—	1.23	—	1.35	—
东部	0.88	—	1.16	—	1.43	—	1.23	—
中部	0.83	—	1.25	—	1.48	—	1.41	—
西部	1.00	—	1.34	—		—	1.49	—

项目	2017 年	排名	2018 年	排名	2019 年	排名	2020 年	排名
提出建设"中医药强省"目标	0.84	—	1.25	—	1.38	—	1.36	—
未提出建设"中医药强省"目标	1.01	—	1.24	—	1.36	—	1.35	—
北京	1.01	6	1.03	6	1.02	29	1.02	29
天津	1.16	3	1.18	2	0.89	30	0.84	30
河北	1.06	5	1.07	4	1.09	27	1.12	27
山西	0.93	11	0.93	9	1.22	22	1.25	21
内蒙古	0.93	10	0.90	11	1.22	21	1.25	21
辽宁	0.95	8	0.92	10	1.15	25	1.22	24
吉林	0.95	7	0.94	7	1.18	24	1.27	18
黑龙江	0.95	9	0.93	8	1.21	23	1.20	25
上海	0.82	16	0.85	13	1.14	26	1.14	26
江苏	0.81	17	0.80	17	1.30	18	1.27	18
浙江	0.82	15	0.81	16	1.27	20	1.25	21
安徽	0.72	26	0.70	25	1.49	8	1.40	12
福建	0.74	22	0.76	21	1.35	15	1.33	17
江西	0.77	19	0.77	20	1.39	13	1.39	13
山东	0.86	13	0.83	14	1.30	17	1.27	18
河南	0.85	14	0.81	15	1.44	10	1.44	9
湖北	0.74	23	0.74	23	1.44	11	1.41	11
湖南	0.76	20	0.77	18	1.66	2	1.62	3
广东	0.75	21	0.75	22	1.39	14	1.38	14
广西	0.66	30	0.65	30	1.62	4	1.58	6
海南	0.72	25	0.69	27	1.51	7	1.52	7
重庆	0.68	29	0.67	29	1.62	3	1.62	3
四川	0.73	24	0.73	24	1.44	12	1.44	9
贵州	0.68	27	0.67	28	1.60	5	1.64	2
云南	0.68	28	0.69	26	1.57	6	1.59	5
西藏	3.05	1	3.06	1	0.46	31	0.47	31
陕西	0.63	31	0.62	31	1.74	1	1.69	1
甘肃	1.09	4	1.06	5	1.46	9	1.52	7
青海	1.18	2	1.15	3	1.05	28	1.11	28
宁夏	0.81	18	0.77	19	1.35	16	1.34	15
新疆	0.89	12	0.87	12	1.30	19	1.34	15

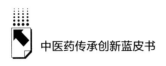

三　小结

（一）中国中医医疗资源总量及人均拥有量呈增加趋势

从上述分析结果可以看出，直至 2020 年，全国中医医疗资源总量呈增加趋势。在中医医疗机构建设方面，相较于 2019 年，2020 年中医医疗机构总数增加了 6546 个，其中中医类医院增加了 250 家；中医类医院床位数增加了 196779 张。中医类人力资源方面，相较于 2019 年，2020 年中医类医院卫生技术人员数增加了 62133 人，中医执业（助理）医师数增加了 57987人，中药师数增加了 1024 人。从中医类人才结构比例来看，2017～2020 年中医类医院中药师占药师比例降低了 1.29 个百分点，中医类医院医护比增加了 0.53。

《"十四五"中医药发展规划》对中医医疗资源总量指标有具体要求：2025 年全国中医医疗机构预计达 9.5 万个，中医医院数预计达 6300 家。根据《全国中医药统计摘编》的定义，中医机构是指各级中医、中西医结合、民族医医院，中医、中西医结合、民族医门诊部（所），中医、中西医结合、民族医科研机构。"中医医院"是指中医（综合）医院和中医专科医院，不包括中西医结合医院和民族医医院。从本研究结果中可以看出，2020年全国中医医疗机构有 7.23 万个，2017～2020 年年均增速为 10.08%，若按此增速，2025 年全国中医医疗机构将达 10.62 万个，可达到预期目标（9.50 万个）。2020 年全国中医类医院数有 5482 家，2017～2020 年年均增速为 6.28%，若按此增速，2025 年全国中医类医院数将达 7434 家，可达到预期目标（6300 家）。

在人均医疗资源总量配置方面，本研究使用的指标有每百万人口中医类医院数、每千人口中医类医院卫生技术人员数、每千人口中医类医院床位数、每千人口中医执业（助理）医师数。从本研究的结果可以看出，2017～2020 年中医医疗资源人均配置情况有逐步优化的趋势，4 年间全国每百万人口中医类医院数年均增长速度为 5.74%，每千人口中医类医院卫生技术人员数年均增长速度为 2.01%，每千人口中医类医院床位数年均增长速度为 5.93%，每千人口中医执业（助理）医师数年均增长速度为 8.10%。《"十四五"中医药发展规划》对中国医疗资源人均配置指标有具体要求，如 2025 年每千人口中医类执业（助理）医师数达 0.62 人。2022 年全国每千人口中医类执业（助理）医师数为 0.48 人，按照 2017~2020 年年均增速（8.0%），2025 年全国每千人口中医类执业（助理）医师数将达 0.71 人，可达到预期目标（0.62 人）。2020 年每千人口中医类执业（助理）医师数达到 0.62 人的省（区、市）有 8 个，分别是北京市（0.99 人）、天津市（0.77 人）、内蒙古自治区（0.73 人）、重庆市（0.62 人）、四川省（0.71 人）、西藏自治区（0.74 人）、甘肃省（0.62 人）、青海省（0.63 人）。而按照 2017~2020 年年均增长速度发展，只有部分省（区、市）（如海南省、湖北省等）未能达到全国预期水平。

（二）中医医疗资源分配布局不均

本研究对中国东、中、西部地区医疗资源分配布局进行对比，发现西部地区每百万人口中医类医院数、每千人口中医类医院卫生技术人员数、每千人口中医类医院床位数、每千人口中医执业（助理）医师数、中医类医院医护比指标表现较好，中部地区中医类医院中药师占药师比例指标表现较好。

进而对中国三大区域中医医疗资源总分做显著性检验，发现东、中、西部地区之间医疗资源配置确实存在显著性差异，西部地区的中医医疗资源配置整体好于东部地区。对三大区域中医资源的三级指标数据做亚组显著性检验，比较发现东、中、西部地区在每百万人口中医类医院数、每千人口中医类医院卫生技术人员数、每千人口中医执业（助理）医师数、中医类医院中药师占药师比例的指标上差距不明显，而在每千人口中医类医院床位数指标对比上，西部地区相对东部地区具有显著优势。

基于三大区域及各省（区、市）之间的中医资源总量、人均分配指标存在的差异，考虑其差异可能与各省（区、市）的中医药发展规划相关。

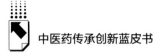

比如广东省政府历来重视中医药推进发展，2006年率先提出建设"中医药强省"目标，提出到2020年达成中医医疗卫生服务体系完善、医疗水平全国一流的目标。因此本研究进一步对是否提出建设"中医药强省"目标的省（区、市）做中医资源指标对比。从中医资源总体得分上看，虽然未提出建设"中医药强省"目标的省（区、市）得分较高（70.72），但两者的中医资源总分差异不明显（P＝0.35＞0.05）。在中医资源三级指标的对比上，两者的每百万人口中医类医院数、每千人口中医类医院卫生技术人员数、每千人口中医类医院床位数、每千人口中医执业（助理）医师数、中医类医院中药师占药师比例均没有显著差异。但提出建设"中医药强省"目标的省（区、市）的中医类医院医护比指标比未提出建设"中医药强省"目标的省（区、市）高（P＝0.001＜0.05）。

部分省（区、市）的中医医疗资源总量排名前列，但由于人口基数相对较大，人均资源不足。比如中医类医院数排名前三的河南省、山东省、四川省，其中医类医院数分别为436家、374家、328家，但每百万人口中医类医院数排名不高，分别为第14名、第19名及第18名。2020年广东省拥有12601万人口，是全国第一人口大省，其中医类医院数排名及中医类医院卫生技术人数排名分别为第14名及第8名，而每百万人口中医类医院数及每千人口中医类医院卫生技术人员数排名均跌至第30名。2016年公布的《广东省中医药发展"十三五"规划》也指出，广东省仍存在中医医疗资源地域分布不均衡、中医药服务体系不健全、中医药服务能力有待提升的问题。

B.3

中国中医医疗服务效率评价报告

周尚成　李成程*

摘　要： 为了进一步分析和对比，本报告在 2020 年中医医疗服务效率评价报告部分的 6 大指标基础之上，优化了中医医院病床使用率和中医医院住院天数两个指标。以我国 31 个省（区、市）为研究对象，对中医药医疗服务效率进行了综合评价。结果显示，四川省、广东省、河南省的医疗服务效率排在前三位。北京市、上海市等地区的排名有所降低。2020 年中医药医疗服务效率总体得分较 2019 年有所降低。中部、西部地区平均排名有所提高，东部地区平均排名有所降低。本报告指出，受中医诊疗量减少的影响，每万人中医类医院出院人次数和医师人均每日担负诊疗人次下降明显，不同省（区、市）之间的各项指标差别较大。东部地区经济发达城市、中心城市和个别西部地区城市的指标变化程度较大，中部地区城市的指标变化相对较为稳定。从整体来看，各省（区、市）各项指标省际差距有所缩小，但差距依旧明显，不同的省（区、市）中医医疗服务效率的优势和特点也各不相同。各省（区、市）在积极推动"中医药强省"计划建设的同时，要结合自身经济、文化发展特点因地制宜，提高中医医疗服务能力，提升中医医疗服务效率。

关键词： 中医医疗　医疗服务　效率评价　省际比较

---

* 周尚成，管理学博士，广州中医药大学公共卫生与管理学院教授，博士生导师，主要研究方向为中医药管理、卫生管理与医疗保障；李成程，广州中医药大学公共卫生与管理学院在读博士研究生，主要研究方向为中医管理。

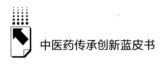

一 中医医疗服务效率概述

（一）中医医疗服务效率的定义

传统的行政管理将投入与产出之比定义为效率。帕尔墨认为效率包括三个层面：技术效率、生产效率和分配效率。其中，在既定的投入下实现了产出最大化，则实现了技术效率；基于有限的固定成本主体依然能够实现生产效率的最大化，或者在设计出理想结果的前提下实现最小成本，则实现了生产效率；而当主体通过社会资源的有效分配实现人均福利最大化则实现了分配效率。

医疗服务效率可以简单概括为医疗服务的投入与产出之间的关系。不同于传统的生产效率，医疗服务具有时效性和信息高度不对称的特点。因此单纯通过衡量其总体服务效率并不客观，必须考虑到其总体服务效率内部各指标的配置和利用等方面。其指标选择的有效性将直接影响医疗服务的可及性和舒适性。因此中医药医疗服务效率评价旨在进一步明确中医药领域的医疗服务投入和产出之比，通过客观的效率评价最大化地提高中医诊疗的服务效能，实现中医医疗资源的有效分配。

（二）中医医疗服务效率在中医药发展中的定位

医疗服务效率是评价医疗服务质量的主要指标，是构建优质医疗服务体系的重要支撑和有力保障。提高医疗服务效率是实现我国中医医疗服务可及性、改善医疗服务均等化、实现中医药产业高水平跨越的重要方式，对于进一步加强我国基层中医医疗服务力量，实现不同地区、不同层面的中医优质医疗资源的有效整合和下沉至关重要。

（三）中医医疗服务效率现状

1.中医医疗服务发展现状

2019年10月中共中央、国务院发布《关于促进中医药传承创新发展的意见》，指出要健全中医药服务体系，加强中医药服务机构建设，发挥中医药整体医学和健康医学优势，建立健全高质量的中医医疗服务体系。规范相关科室设置，修订中医医院设置和建设标准，健全评价和绩效考核制度，强化以中医药服务为主的办院模式和服务功能，建立健全体现中医药特点的现代医院管理制度。依托现有资源建设国家和省级中医药数据中心，加快建立国家中医药综合统计制度。健全中医药综合监管信息系统，扩大与提升中医药医疗服务范围、能力和水平。2020年5月国家中医药管理局发布《中医病案质量控制中心建设与管理指南（试行）》，对各省（区、市）的中医药病案质量管理提出了具体要求。针对病案作为中医质控工作的核心内容，逐步建立中医病案质控网络，实现中医病案质控管理全覆盖，提升病案管理质量。同年7月，国家中医药管理局发布《中医药服务监督工作指南（试行）》，对开展中医药服务的医疗机构、技术行为、监督职责等作出明确的规定，进一步规范了中医医疗服务诊疗过程。

为了深化医疗改革重点工作任务，进一步提高基层医疗卫生机构服务质量和效率，国家中医药管理局出台《关于加强基层医疗卫生机构绩效考核的指导意见（试行）》，通过建立健全基层医疗卫生机构绩效考核机制，推动基层医疗卫生机构提高服务质量和服务能力建设。进一步发挥绩效考核的政策传导功能，引导医疗卫生资源下沉基层，推进中医药分级诊疗建设。与此同时，充分发挥信息化技术在绩效评价中的关键支撑作用，关键数据从卫生健康统计年报、中医医疗管理统计年报等权威数据库中提取，保证数据信息自动生成，真实可靠。鼓励各级中医类卫生机构运用大数据、人工智能、云计算等新兴技术同中医药产业创新融合，探索在疫情监测分析、资源分配、效率综合评定等方面发挥更好支撑作用。2021年7月国家中医药管理局出台《关于进一步加强综合医院中医药工作推动中西医协同发展的意见》，要求进一步完善中西医协同相关制度，强化综合医院对中医药服务的信息化支持，建立覆盖中西医诊疗全过程的医疗质量管理制度，完善中医医疗服务质量评价体系。

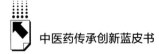

2022 年 3 月国务院发布《"十四五"中医药发展规划》，提出优化中医医疗服务模式，推进智慧医疗、智慧服务、智慧管理"三位一体"的智慧中医医院建设，通过"互联网+中医"的便捷服务来提高中医药复诊的效率；坚持中西医并重的防治策略来提高病床使用效率，拉动中医药产业进阶；坚持"师承"模式的中医医师的人才培养来提高中医医师的比例；以中药材原产地为核心向周边地区辐射，扩大中医医疗服务覆盖面，形成独具特色的"医药健养"一体化产业链条。

2. 中医药医疗服务效率研究现状

（1）中医药医疗服务效率相关文献分析

一个学科的发展离不开众多学者的积极参与，而学科研究成果的数量一定程度上能够反映学科的发展潜力、未来的研究热点和发展趋势。21 世纪以来中医医疗服务相关的文献数量逐年增加，年发文量逐年增加，2020 年发文量是 2000 年发文量的 5 倍。从研究内容来看，目前中医药医疗服务研究主要聚焦中医医院的服务质量，对于不同地区之间的中医药服务力量的对比和中医药产业多维度的研究还较为缺乏。从文献来源来看，大量相关研究具有一定的学术价值，核心文章占据了大多数，其中以多所中医药大学为主要的发文机构。

而对于中医药医疗服务效率的研究基本趋于稳定，但研究数量较少，其原因可能在于目前的效率研究依旧遵循较为成熟的西方研究方法和理论体系，尚未真正实现中医医疗服务效率理论构建和研究指标本土化科学评价，目前随着青蒿素、连花清瘟等中医药在疾病防治中发挥积极作用，中医药服务效率的研究日趋活跃，正逐渐重新成为研究热点。

科研成果的质量代表着一个领域的研究深度和广度。对于中医药服务而言，除了在国内核心期刊上发表研究成果，中医医疗服务走出国门同样至关重要。目前在国际主流的顶级学术期刊中中医医疗服务相关的研究成果还较为缺少，国内学者更加倾向于基于西方现有的理论框架进行实证研究，对于中医效率基础理论的构建和中医效率基础性研究严重不足。因此中医医疗服务效率研究的质量和关注度还需要加强。

（2）医疗服务效率研究成果

国外对医疗机构服务效率的研究起步较早，众多学者对不同类型的医疗机构做了大量而丰富的研究，Yasar、Ozcan 等人基于美国 124 家医院 1988~1990 年的投入产出数据，进行了效率分析和评价，并以私立社区医院为对照，对它们的技术效率做了比较分析，探讨了医院技术效率的发展和建议。美国医院协会结合 1990 年的众多数据对营利性医院和非营利性医院技术效率分别进行了测量和评价，并比较了两类医院在运行效率上的差异。Ismet Sahin 等人分析了土耳其省级公立医院的投入产出数据，测量和评价了其技术效率，对不同省级医疗服务市场的医院的技术效率进行了比较，并在此基础上给出了政策建议。Miika Linna 等人对北欧四个国家的 184 家公立医院的成本效率进行了系统研究，同时对不同国家医院的成本效率做了横断面的比较分析。除此之外，Rui Cunha Marques 等人对葡萄牙的 40 多家医院的运行效率进行了测算和研究，而 Joses M. Kiriia 等人在 2013 年对公立社区医院也进行了探索性研究，利用 20 家医院的投入产出数据分别测算了各医院的技术效率和规模效率。

国内对医疗机构医疗服务效率的研究起步较晚，但随着新医改的不断深入，目前也有相关学者对公立医院的运行效率进行了探究，宋承毅等人通过调查广东省 35 家公立医院，探索了药品零加成对公立医院运行效率的影响；曾雁冰等人基于 DEA 模型分析了我国 2011~2015 年 31 个省（区、市）公立医院的运行效率，并提出了相关政策建议和意见。目前医院效率测量中最广泛使用的指标主要包括人力指标和财力指标。此外，随机生产前沿分析（SFA）、综合评价法等在医院效率测量方面也较为常见。相比于公立医院的医疗服务效率，中医医疗服务效率的研究还相对较少。

（3）中医医疗服务效率政策实施成果

四川省印发《四川省医疗保障支持中医药发展若干政策》，及时将符合条件的中医医疗机构纳入异地就医直接结算范围，扩大中医药服务范围，提升中医药医疗机构的区域辐射力和影响力；积极研究改革职工基本医疗保险个人账户，建立职工医保普通门诊费用统筹保障机制，将符合基本医疗保障

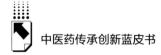
政策规定的中医诊疗项目、中药饮片和民族药品纳入门诊统筹支付范围，提高基本医疗保险门诊保障水平；积极推进长期护理保险制度试点，支持具有中医药健康养老特色的医养结合机构发展，符合条件的及时纳入长期护理保险定点范围，促进中医药与医养结合产业融合发展；将参保人员在定点医疗机构发生的应由个人负担的中医药医疗费用纳入职工基本医疗保险个人账户支付范围，进一步减轻参保人员门诊负担；建立医疗服务价格动态调整机制，对中医医疗服务项目及时开展调价评估，达到启动条件的，稳妥有序进行价格调整，并重点提高体现中医技术劳务价值的中医医疗服务项目价格，激发医务人员提供中医诊疗服务的积极性。

浙江省医保局印发《关于支持中医药传承创新发展的实施意见》，不断扩大中医药的医保支付范围，加快中医医疗服务项目的调整，不断提高中医医疗机构的服务收入；优化中医诊疗服务价格体系，以临床价值为导向，落实医疗服务价格动态调整机制，重点将功能疗效明显、患者广泛接受、具有特色优势、突出体现劳务价值、应用历史悠久的中医药的价格项目纳入调价范围；医保部门将监制医疗机构，采取中医医疗机构对就医群众让利越多、医保部门对中医医疗机构激励越大的原则，从门诊、住院两个方面考虑，进一步完善对中医医疗机构的激励政策。除此之外，结合国家中医药管理局对公立中医院的绩效考核，浙江省设置了6个维度，包括中药饮片、中医治疗等。这6个维度既与国家中医药管理局对中医院的考核一致，又可以鼓励中医院多应用中医的技术，应用中医技术比例越高，医保部门对中医的激励越多。

广东省委、省政府2020年印发《关于促进中医药传承创新发展的若干措施》，在服务模式、产业发展、质量监管方面先行先试、探索创新；2020年10月22日，由国家中医药管理局、粤港澳大湾区建设领导小组办公室、广东省人民政府制定的《粤港澳大湾区中医药高地建设方案（2020~2025年）》在广州发布，提出构建粤港澳中医药共商共建共享体制机制，加快形成中医药高地建设新格局；2021年10月开始实施《广东省中医药条例》，广东省已经率先探索建立全省统一的中医优势住院病种分值库，正式发文在全省落地实施按病种付费制度，进一步巩固"以临床价值为导向"的支付端改革思路，明确要推进中医医院示范性智慧化建设。推动新一代信息技术在中医药健康服务中的试点应用研究。实施"互联网+中医药""人工智能+中医服务"建设，推广移动医疗、智慧医疗、智慧中药房等新型服务模式。智慧中药房作为一种新型服务模式，已成为智慧中医院建设的重要项目；此外，疫情防控中进一步发挥中医药独特作用，完善中医药参与新发突发传染病防治和公共卫生事件应急处置的机制。通过提出多个国内首创、全国领先的突破性政策，集聚全球高端中医药资源，促进中医药传承创新。以上举措对提高中医医疗服务效率起到了积极示范作用。

北京市2021年印发《关于促进中医药传承创新发展的实施方案》，加强非中医医疗机构中医药服务功能。优化提升政府举办的二级以上综合医院、妇幼保健院中医科室建设，具备条件的专科医院和社区卫生服务中心要设置中医科室并提供中药饮片服务。通过扩大中医医疗机构老年病科服务规模，改善服务条件，鼓励中医医疗机构提供安宁疗护、临终关怀、养老护理等服务，以补齐中医药服务短板。建设中医药健康养老联合体，更好地发挥中医药在养老机构中的作用，并在养老护理员分级培训和照护工作中增加中医内容。健全中医药管理体制。健全完善市、区两级中医药工作跨部门协调机制，各区党委和政府要建立本区中医药事业组织领导机制，明确承担中医药管理职能的机构。强化首都医药卫生协调委员会推进中医药发展的相关职责，切实依法履行保护、支持、发展中医药事业的责任。市、区要分别将履行中医药发展责任纳入对党委和政府及相关部门的绩效考核，探索建立持续稳定的中医药发展多元投入机制。在切实保障公立中医医院政府投入责任落实的基础上，对其提供的中药饮片、中药制剂、中医非药物疗法等特色服务继续执行中医药特色绩效考核补偿。吸引社会资本投资中医药健康产业，引导商业保险机构、社会基金支持中医药产业发展。

目前我国各省（区、市）的中医药服务能力、服务效率较之前均有了明显提升，并形成了中医药较强的省（区、市）。中医医疗服务效率是评价

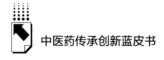
医疗服务能力的关键指标之一，但是目前对中医医疗服务效率的突破性研究和综合性分析还稍显不足。各省（区、市）应当充分发挥本省特色优势，提高中医医疗服务效率并发挥相关政策传导功能。下一步要积极建立合理有效的综合性中医医疗服务效率评价体系，为各省（区、市）中医医疗服务的发展提供参考和依据。

二 中医药医疗服务效率指标体系构建

（一）指标选择理论依据

基于亚当·斯密的经典效率理论，在自由竞争的市场环境下通过政府的市场调控实现资本积累和劳动分工的密切协作来实现经济的增长，并由此奠定了效率研究的基础。公立医院作为我国提供医疗服务的最主要载体，其组织结构复杂、服务对象特殊等性质决定了其医疗服务效率无法单纯通过医疗服务价格等单一指标来评价。特别的，中医作为我国传统医学，具有和西医截然不同的天然特性，因此采用多种指标的综合评价是必要的。

索洛的新古典增长模型指出，边际资本效益的下降将会导致不同要素的趋同性，即随着规模效应的固定，资源投入对产出的边际影响为正且逐步递减，形成初步收敛。这种收敛通常分为绝对收敛和条件收敛。条件收敛假设每个主体都具有一个未知的均衡发展水平，其发展速度由现实水平和均衡发展水平的差距来决定，这种均衡发展水平受制于与发展有关的各种变量。具体而言，中医医疗服务效率的比较本质上是不同中医医院的收敛水平差异的比较，医疗服务效率的变化是低效率的中医医疗机构对高效率的中医医疗机构的效率追赶，这种收敛过程会随着各自变量的差距缩小而逐渐缩小。中医医院作为组织，受到外界环境的广泛制约，这种变化可能对不同地域、不同规模、不同级别的中医医院产生不同的影响。这种组织之间的异质性会深刻影响中医医院的竞争力和生存发展空间，同样多维度、多指标评价会促进医疗服务效率较低的医疗机构实现服务效率的增长，进而推动中医药产业全要素生产率的收敛。收敛性的有关理论为中医医疗服务效率的测量提供了理论支撑。

权变理论由早期管理学相关理论演变而来，卢桑斯认为，通过建立环境与管理两个变量之间的数学关系，能够无限逼近组织管理活动的最大效益和收益，并由此提出了完整的权变理论框架。其核心观点是任何组织必须不断适应内外部环境的变化，这种数学关系由组织内部各个系统和外部环境之间的相互作用来决定。外部环境包括社会条件、经济、技术、法律、供给方、需求方、竞争者等，内部环境则包括组织系统内部的人力、财力、物力、信息等各个变量。基于权变理论，中医医疗机构内部的管理各有其特点，其所处的外部环境也大相径庭。因此内外部要素是中医医疗服务效率评价过程中必须考虑的变量。

（二）指标体系构建

本部分基于以上理论支撑，经过两轮专家咨询后，指标选择方面意见逐渐趋同，综合选取以下 6 个指标进行中医医疗服务效率评价和比较。

1. 人均就诊中医类医疗机构次数

人均就诊中医类医疗机构次数是指中医类医疗卫生机构进行治疗的人均次数，一般包括病人到医疗机构就诊的门诊、急诊人次和出诊、下地段、赴家庭病床，到工厂、农村、工地、会议、集体活动等场合外出诊疗的人次数。人均就诊中医类医疗机构次数是衡量中医医疗服务工作效率的重要指标。

2. 每万人中医类医院出院人次数

每万人中医类医院出院人次数是指报告期内每万人在所有中医类医院住院后出院的次数，包括医嘱离院、医嘱转其他医疗机构、非医嘱离院、死亡及其他人数，不含家庭病床撤床人数。

3. 中医医院病床使用率

中医医院病床使用率是反映每天使用床位与实有床位的比率，即实际占用的总床日数与实际开放的总床日数之比。现行标准医院的床位使用率尚未

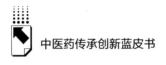
形成统一的评价标准。

4. 医师人均每日担负诊疗人次

医师人均每日担负治疗人次是衡量中医医师日常工作负荷的重要指标之一，是对诊疗人次的进一步细化和分解。

5. 医师人均每日担负住院床日

医院人均每日担负住院床日是衡量中医医师日常工作负荷的另一重要指标，反映了每位中医医师负担的患者实际占用床日。

6. 中医医院平均住院天数

中医医院平均住院天数是指一定时期内每一出院患者平均住院时间，是评价医疗效益和效率、医疗质量和技术水平的一个比较硬性的综合指标。

本报告采集了 2020 年全国 31 个省（区、市）的数据，在对数据进行标准化处理后，结合权重计算出中医医疗服务效率指数。其中中医医院平均住院天数为负向指标，其余指标均为正向指标。2020 年中医医疗服务效率指标及权重如表 1 所示。

表 1　2020 年中医医疗服务效率指标及权重

指标名称	指标方向	权重
人均就诊中医类医疗机构次数	正向	0.184
每万人中医类医院出院人次数	正向	0.170
中医医院病床使用率	正向	0.163
医师人均每日担负诊疗人次	正向	0.167
医师人均每日担负住院床日	正向	0.153
中医医院平均住院天数	负向	0.163

（三）数据来源

本报告以 31 个省（区、市）为研究对象，所使用的数据均为网上公开发布的数据，数据主要来源于 2021 年《中国卫生健康年鉴》以及《全国中医药统计摘编》。

（四）数据说明

第一，除行政区划外，书中所涉及的全国性统计数据均未包括香港特别行政区、澳门特别行政区和台湾地区数据。

第二，为了保证数据的连续性和可获得性，本报告适当调整了中医医疗服务效率相关指标的统计口径，导致 2020 年中医类医疗机构诊疗人次和中医类医院出院人次变动较大。

第三，对部分指标进行了调整以便更加客观地评价中医医疗服务效率。从 2020 年起，"中医类医院病床使用率"变更为"中医医院病床使用率"，"中医类医院平均住院天数"变为"中医医院平均住院天数"。

第四，对替换的两个指标分别进行了相关性分析，数据分析结果表明 2017~2019 年中医类医院病床使用率和中医医院病床使用率指标具有显著强相关性，2017 年相关系数为 93.1（$p < 0.001$），2018 年相关系数为 89.3（$p < 0.001$），2019 年相关系数为 88.4（$p < 0.001$）；2017~2019 年中医类医院平均住院天数和中医医院平均住院天数指标具有显著强相关性，2017 年相关系数为 95.0（$p < 0.001$），2018 年相关系数为 95.0（$p < 0.001$），2019 年相关系数为 97.7（$p < 0.001$）。

三 中医医疗服务效率评价结果

（一）中医医疗服务效率总体得分状况

2020 年全国中医医疗服务效率各方面指标均有不同程度的变化。中医医疗服务范围在部分省（区、市）扩大的同时，在部分省（区、市）却有所缩减，大部分指标有所下降。2020 年全国中医类医疗机构诊疗人次为 105764.1 万，较 2019 年下降了 10605.9 万，下降了 9.11%；2020 年中医类医院出院人次为 2907 万，较 2019 年下降了 368 万，下降了 11.24%；2020 年中医医院病床使用率为 72.3%，较 2019 年的 83.5%下降了 11.2 个百分点；医师人均每日

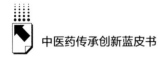

担负诊疗人次为6.21，较2019年减少1.28；医师人均每日担负住院床日为1.99，较2019年减少0.37；2020年中医医院平均住院天数为9.5天。

在各省（区、市）中医药医疗服务效率指数评价上，2020年排名前5的省份分别为四川省（89.15分）、广东省（84.13分）、河南省（83.28分）、江苏省（80.2分）和浙江省（78.96分），第二名和第一名相差5.02分；排名后5的省（区、市）为海南省（51.13分）、吉林省（50.75分）、天津市（50.63分）、黑龙江省（46.83分）和西藏自治区（21.03分），其中西藏自治区由于部分数据缺失排名末位。得分接近平均水平的是陕西省（64.47分），共有14个省（区、市）得分低于平均得分64.92分，占所有省（区、市）个数的45.16%。省（区、市）相邻排名间差距较小，部分省（区、市）医疗服务效率有所降低。四川省、广东省、河南省、山东省、湖南省中医医疗服务效率得分增长最为明显，北京市、上海市、甘肃省、宁夏回族自治区、新疆维吾尔自治区中医医疗服务效率得分下降较为明显。广东省医疗服务效率排名由第15名上升至第2名，得分增加12.33分，增长最为迅猛。浙江省总体效率得分排在第5名，排名得分变化最小。云南省总体效率得分由第9名上升为第6名，比2019年增加3.27分。湖南省总体效率得分排名由2019年的第17名上升至第7名，得分增加6.24分，变化较为明显。山东省总体效率得分排名由2019年的第22名上升至第8名，得分增加10.82分，增长较为迅速。安徽省总体效率得分排名由第18名上升至第9名。与此相对的是，重庆市医疗服务效率得分由2019年的第4名下降至第10名，得分有所减少。湖北省医疗服务效率得分由第8名下降到第15名。上海市医疗服务效率得分由2019年的第1名下降至第16名，得分减少12.08分，在东部地区中下降最为迅速。新疆维吾尔自治区得分由第6名下降至第20名，得分减少15.57分，在西部省（区、市）中下降最为明显。北京市由2019年的第13名下降至第26名，得分减少20.42分，在全国范围内下降最为明显。其他各省（区、市）变化相对较小，同之前年份相比较为稳定。总体而言，2020年度中医医疗服务效率得分不太理想，全国半数以上省（区、市）的中医医疗服务效率得分同2019年相比均有所降低（见图1）。

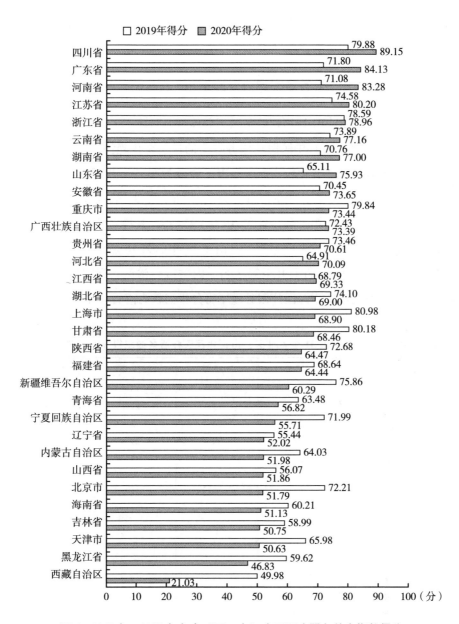

图1 2019年、2020年各省（区、市）中医医疗服务效率指数得分

本报告按照我国地理位置与统计习惯将我国31个省（区、市）划分为东部、中部、西部三个地区。其中，东部地区省（区、市）的平均得分为

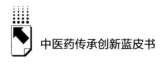

67.62分,中部地区省(区、市)的平均得分为69.41分,西部地区省(区、市)的平均得分为57.27分。

(二)中医医疗服务效率得分深度解析

1. 2017~2020年中医医疗服务效率总体得分对比

观察各省(区、市)中医医疗服务效率的排名变化趋势,可以发现2020年的排名情况较前几年变化较大。上海市下降最为明显,由2017年的第1名下降至2020年的第16名;北京市由第13名下降至第26名。2020年四川省的中医医疗服务效率排在第1名,且在2017~2020年,其排名较为稳定且较高;安徽省的中医医疗服务效率明显提升,由2019年的第18名上升至2020年的第9名;河南省由第16名上升至第3名。内蒙古自治区、辽宁省、吉林省、黑龙江省等东北地区的中医医疗服务效率得分排名较为落后(见表2)。

表2 2017~2020年中国31个省(区、市)中医医疗服务效率得分的排名情况对比

省(区、市)	2017年	2018年	2019年	2020年
北　京	13	15	13	26
天　津	21	23	21	29
河　北	23	24	23	13
山　西	31	30	29	25
内蒙古	25	21	24	24
辽　宁	26	28	30	23
吉　林	29	29	28	28
黑龙江	28	27	27	30
上　海	1	1	1	16
江　苏	10	11	7	4
浙　江	5	5	5	5
安　徽	15	16	18	9
福　建	20	20	20	19
江　西	18	19	19	14
山　东	22	22	22	8
河　南	19	17	16	3
湖　北	7	9	8	15
湖　南	17	18	17	7
广　东	14	14	15	2

省(区、市)	2017 年	2018 年	2019 年	2020 年
广　西	16	13	12	11
海　南	27	26	26	27
重　庆	3	4	4	10
四　川	2	3	3	1
贵　州	11	6	10	12
云　南	8	7	9	6
西　藏	30	31	31	31
陕　西	9	10	11	18
甘　肃	4	2	2	17
青　海	24	25	25	21
宁　夏	12	12	14	22
新　疆	6	8	6	20

2. 人均就诊中医类医疗机构次数

全国 31 个省（区、市）中医诊疗情况主要通过人均就诊中医类医疗机构次数进行分析。在中医类医疗机构总体诊疗人次上，2020 年诊疗人次较 2019 年度有所下降，首次由逐年增长趋势转为下降趋势。其中中医类医院贡献了近 60% 的诊疗人次，其他机构包括中医类临床科室贡献了总诊疗人次的 25.73%，部分省（区、市）的人均就诊次数变化显著。具体而言，2020 年广东省人均就诊中医类医疗机构次数为 1.09 次，排名第 1，较 2019 年上升 4 位。浙江省人均就诊中医类医疗机构次数为 1 次，排名第 2，较 2019 年上升 1 位。四川省人均就诊中医类医疗机构次数为 0.88 次，排名由 2019 年的第 6 名上升到第 3 名。江苏省排名由 2019 年的第 7 名上升到第 4 名。河南省排名上升较为明显，由 2019 年的全国第 16 名上升到全国第 6 名，人均就诊中医类医疗机构次数相对稳定。北京市排名有所下降，由 2019 年的全国第 1 名下降至全国第 7 名。上海市由 2019 年的全国第 2 名下降到第 9 名。其他省（区、市）变化较为平缓，变动趋势同之前年份一致。排名前 3 的省（区、市）为广东省（1.09 次）、浙江省（1.00 次）、四川省（0.88 次），排名后 3 的省（区、市）为海南省（0.05 次）、青海省（0.04 次）和西藏自治区（0.03 次）（见表 3）。

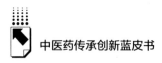

表3 2017~2020年全国31个省（区、市）人均就诊中医类医疗机构次数

单位：次

省(区、市)	2017 年	2018 年	2019 年	2020 年
北　京	2.66	2.77	2.86	0.46
天　津	1.46	1.42	1.48	0.19
河　北	0.50	0.55	0.61	0.45
山　西	0.43	0.44	0.45	0.16
内蒙古	0.78	0.81	0.85	0.19
辽　宁	0.42	0.42	0.43	0.17
吉　林	0.49	0.53	0.54	0.13
黑龙江	0.39	0.37	0.38	0.11
上　海	1.89	1.92	1.96	0.41
江　苏	0.91	0.94	1.01	0.70
浙　江	1.66	1.75	1.88	1.00
安　徽	0.39	0.42	0.49	0.40
福　建	0.81	0.85	0.89	0.34
江　西	0.44	0.45	0.52	0.24
山　东	0.56	0.60	0.66	0.62
河　南	0.54	0.58	0.63	0.60
湖　北	0.59	0.60	0.61	0.30
湖　南	0.40	0.42	0.43	0.29
广　东	1.02	1.01	1.16	1.09
广　西	0.63	0.64	0.67	0.31
海　南	0.42	0.45	0.48	0.05
重　庆	0.81	0.87	0.99	0.32
四　川	0.94	1.02	1.12	0.88
贵　州	0.41	0.47	0.52	0.19
云　南	0.57	0.60	0.67	0.31
西　藏	0.74	0.74	0.67	0.03
陕　西	0.60	0.63	0.69	0.23
甘　肃	0.79	0.85	0.85	0.21
青　海	0.58	0.64	0.66	0.04
宁　夏	0.81	0.85	0.87	0.06
新　疆	0.49	0.47	0.51	0.10

整体来说，东部经济发达地区、中心城市和个别西部欠发达省（区、市）变化较为显著，中部地区的城市下降较为缓慢。具体而言，北京市由2019年的2.86次减少到2020年0.46次，天津市由2019年的1.48次减少到0.19次，上海市由1.96次减少为0.41次，海南省由0.48次减少为0.05次，西藏自治区由0.67次减少为0.03次，青海省由0.66次减少为0.04次。

进一步观察各省（区、市）人均就诊中医类医疗机构次数，2020年排名前7的省（区、市）超过全国中医诊疗量的50%，与2019年相比变化较大。其原因可能在于新冠肺炎疫情的持续流行对我国中医医疗服务产生了较大的影响。同2019年相比，2020年中医类医疗机构诊疗优势省（区、市）空间集聚效应有所凸显（见图2、图3）。

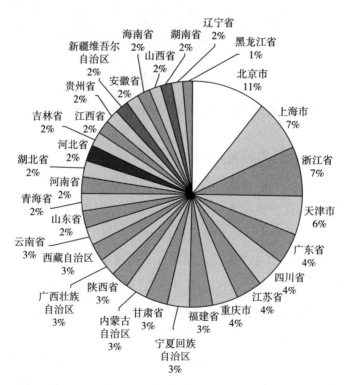

图2　2019年各省（区、市）中医类医疗机构总诊疗人次占比情况

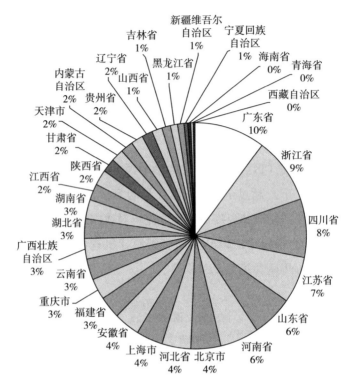

图 3　2020 年各省（区、市）中医类医疗机构总诊疗人次占比情况

3. 每万人中医类医院出院人次数

2020 年我国 31 个省（区、市）每万人中医类医院出院人次数排名如表 4 所示。在中医类医疗机构诊疗人次下降的同时，中医类医院出院人次数下降也较为明显。2020 年中医类医疗机构出院人数为 3504 万人次，较 2019 年减少 355 万人次。其中中医类医院减少 367 万人次，其他机构中医类临床科室出院人数增加 12 万余人次。2020 年在全国 31 个省（区、市）中每万人口中医类医院出院人次数排名前 3 的省（区、市）是河南省、四川省和山东省，其中河南省出院人次数最多，四川省和山东省次之。排名后 3 的省（区、市）是宁夏回族自治区、海南省和西藏自治区。2020 年新疆维吾尔自治区的每万人口中医类医院出院人次数较 2019 年增加明显，同时省际排名提升 10 名。安徽省、福建省、江西省等中部、东部地区省（区、市）的出

院人次数排名略微有所提升。其他大部分省（区、市）的中医类医院出院人次数均有所减少，排名顺序较2019年变化不大。

进一步比较31个省（区、市）指标的历年变化趋势可以发现，2017~2019年大部分省（区、市）的每万人口中医类医院出院人次数有不同程度的增加，而在2020年大部分省（区、市）每万人口中医类医院出院人次数有所下降。其中北京市下降幅度较大，较2019年下降36.78%；黑龙江省年均增长由7.2%转为下降40.59%；其他省（区、市）的历年名次变化幅度较小，但是不同省（区、市）间的差距依旧较大。

表4 2017~2020年31个省（区、市）每万人中医类医院出院人次数排名

省（区、市）	2017年排名	2018年排名	2019年排名	2020年排名
北　京	23	23	23	26
天　津	27	27	26	27
河　北	8	7	7	7
山　西	24	24	22	23
内蒙古	22	19	20	20
辽　宁	18	18	21	21
吉　林	25	25	24	24
黑龙江	20	22	18	22
上　海	26	26	25	25
江　苏	5	6	6	6
浙　江	9	9	8	8
安　徽	10	10	10	9
福　建	21	20	19	18
江　西	14	14	14	13
山　东	2	3	3	3
河　南	3	2	2	1
湖　北	7	8	9	12
湖　南	4	4	4	4
广　东	6	5	5	5
广　西	11	11	11	10
海　南	30	29	28	30
重　庆	15	15	15	14
四　川	1	1	1	2

省（区、市）	2017 年排名	2018 年排名	2019 年排名	2020 年排名
贵　州	16	16	16	15
云　南	13	12	12	11
西　藏	31	31	31	31
陕　西	12	13	13	16
甘　肃	17	17	17	17
青　海	29	30	30	28
宁　夏	28	28	27	29
新　疆	19	21	29	19

4. 中医类医院、中医医院病床使用率

2017～2019 年中医类医院、2020 年中医医院病床使用率如表 5 所示。2020 年全国中医医院病床使用率为 72.3%，同 2019 年的 83.5%相比下降了 11.2 个百分点。中医医院作为中医类医院的主要组成部分，2020 年度对这一指标进行了调整。其中公立医院（75.2%）和民营医院（52.7%）的病床使用率差距明显，说明中医公立医院在公众可信度和医疗实力上具有明显优势。中医综合医院（73.0%）和中医专科医院（62.0%）的病床使用率相差 11 个百分点。其中青海省（83.6%）、云南省（82.7%）、四川省（82.5%）中医医院病床使用率排在前 3。北京市（47%）、内蒙古自治区（46.6%）和黑龙江省（43.1%）中医医院病床使用率最低，排在后 3 位，同前 3 位相差巨大。全国大部分省（区、市）病床使用率在 60%～80%。其中处于平均排名位次的省（区、市）是湖北省，病床使用率为 73.2%。病床使用率的全国平均值为 69.2%，有 12 个省（区、市）的病床使用率低于全国平均值。这一方面说明大部分省（区、市）的中医医院建设效果良好，另一方面说明在病床使用率这一指标上省（区、市）之间的差异巨大，特别是以北京为中心的京津冀地区和东北地区的病床使用率明显低于全国其他地区。

进一步分析不同省（区、市）中医医院病床使用率不同的原因，可能是北京特殊的地理位置和政治代表性，导致北京地区的医疗卫生机构更加偏

重以西医为主的危重疾病的诊疗和救治，全国各地的危重病患者也会优先向北京等中心城市聚集。而传统中医药诊疗在一定程度上对重症患者治疗效果并不如西医那样受到认可和重视，这在客观上造成了北京中医医院病床使用率较低。另外，北京市的医疗资源高度集中，对以北京市为中心的其他地区形成了优质资源的虹吸效应，间接加剧了北京市周边省（区、市）患者资源的流失。此外，由于疫情持续流行，北京市采取了非常严格的准入政策，大量的异地患者选择就近治疗或者原地治疗，从而减少了进入北京的患者人数，一方面减少了北京市等中心城市的中医医院病床使用率，另一方面也增加了其他中部城市的中医医院病床使用率，这也是导致中医医院病床使用率差异的直接原因之一。

表5 31个省（区、市）2017~2019年中医类医院、2020年中医医院病床使用率及排名

单位：%

省(区、市)	中医类医院						中医医院	
	2017年	排名	2018年	排名	2019年	排名	2020年	排名
北　京	75.10	24	74.91	23	73.66	23	47.0	28
天　津	75.72	22	75.13	22	77.11	22	59.8	23
河　北	81.71	19	81.65	19	78.41	20	66.6	22
山　西	68.21	29	71.99	24	69.72	26	57.4	25
内蒙古	67.67	30	68.86	29	62.07	30	46.6	29
辽　宁	75.33	23	70.03	27	61.77	31	50.6	27
吉　林	71.75	26	71.87	25	71.76	24	58.7	24
黑龙江	71.77	25	69.61	28	70.83	25	43.1	30
上　海	96.77	1	95.59	1	97.06	1	73.6	13
江　苏	87.87	6	87.08	7	86.97	6	77.1	9
浙　江	87.20	7	86.62	9	86.55	7	74.3	12
安　徽	92.30	3	88.72	6	85.20	11	73.3	15
福　建	77.36	21	80.38	20	80.42	16	66.7	21
江　西	84.23	15	84.90	14	84.19	13	78.1	8
山　东	83.05	16	83.69	17	80.27	17	73.2	16
河　南	85.65	11	86.47	10	86.04	8	79.1	6
湖　北	89.47	4	89.85	5	90.35	4	73.2	16
湖　南	85.83	9	85.75	12	85.88	9	79.8	5

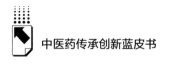

续表

省（区、市）	中医类医院						中医医院	
	2017 年	排名	2018 年	排名	2019 年	排名	2020 年	排名
广 东	85.50	13	85.58	13	85.77	10	73.5	14
广 西	85.87	8	86.13	11	87.16	5	82.2	4
海 南	70.88	27	70.67	26	67.68	27	57.3	26
重 庆	85.62	12	80.33	21	78.32	21	76.7	10
四 川	96.29	2	93.28	2	93.53	2	82.5	3
贵 州	84.95	14	89.98	3	84.22	12	78.7	7
云 南	82.91	17	86.79	8	83.82	14	82.7	2
西 藏	70.09	28	65.87	30	65.84	29	—	—
陕 西	85.76	10	84.68	15	80.16	19	67.1	20
甘 肃	82.37	18	82.88	18	81.01	15	74.4	11
青 海	61.09	31	64.34	31	67.66	28	83.6	1
宁 夏	80.84	20	83.72	16	80.21	18	67.5	19
新 疆	88.18	5	89.92	4	92.23	3	72.9	18

进一步分析不同省（区、市）的中医医院病床使用率的构成比，除西藏自治区没有数据外，其他省（区、市）的病床使用率都较为均衡（见图4）。其中，中医医疗服务效率得分最高、排名第一的四川省在中医医院病床使用率上的排名为第三位，而中医医疗服务效率得分和排名第二的广东省这一指标排名较为落后，仅在第14位。总体得分排名第三的河南省，这一指标排在第6位。这一指标排在第一位的青海省（83.6%）总体得分排在第21位。其原因可能在于，不同省（区、市）的中医医院数量和中医医院床位数有较大差距，在东部沿海的广东省虽然在病床使用数等绝对值上遥遥领先，但由于广东省的人口基数较大，病床使用率相对来说较低；而青海省和其他部分省（区、市）由于人口一直处于净流出状态，同时由于基础医疗资源的相对匮乏，在中医医院病床使用率这一指标上反而表现较好。这也在一定程度上反映了目前我国的中医医院资源还存在一定的地域局限性和空间不均衡性，应特别针对经济较为落后的部分中、西部地区继续加强中医医院建设，特别是基层中医力量建设，包括硬件设施的投入和人才的培养。

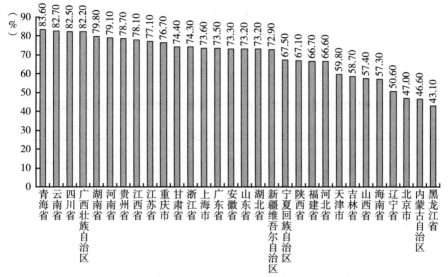

图4 2020年31个省（区、市）中医医院病床使用率

5. 医师人均每日担负诊疗人次

在医师人均每日担负诊疗人次方面，2017~2020年全国平均水平呈现逐年下降的趋势，特别是2020年下降趋势最为明显，2020年医师人均每日担负诊疗人次的变化趋势同前几年相一致，全国平均水平由2019年的7.3人次下降为2020年的6.11人次。从表6来看，上海市医师人均每日担负诊疗人次（14.59人次）依旧排名第一，其后依次是浙江省（10.07人次）、广东省（8.62人次）、江苏省（8.06人次）、北京市（7.96人次）等经济发达省市。新疆维吾尔自治区、湖南省和黑龙江省排在末三位，分别为3.91人次、3.75人次和3.46人次。全国有19个省（区、市）的医师人均每日担负诊疗人次低于全国平均水平，约占全部省（区、市）的61.29%，表明在医师人均每日担负诊疗人次中有个别省（区、市）远远大于其他省（区、市），上海市的医师人均每日担负诊疗人次数是全国平均值的2.39倍，并且远远高于其他各省（区、市）；浙江省的医师人均每日担负诊疗人次数是全国平均值的1.65倍，广东省为全国平均水平的1.41倍，其结果反映出我国经济较为发达的地区其医疗水平较高，医疗资

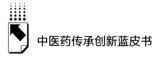

源丰富,因此吸引了全国各地大量患者前来就诊,这在一定程度上导致了优质卫生人力资源的区域聚集,也增加了部分经济发达省(区、市)医师的工作量。

表6 2017~2020年31个省(区、市)医师人均每日担负诊疗人次及排名

单位:人次

省(区、市)	2017年	排名	2018年	排名	2019年	排名	2020年	排名
北 京	12.98	2	12.15	3	11.99	3	7.96	5
天 津	10.53	5	10.17	5	10.45	5	7.70	7
河 北	5.28	25	5.19	22	5.88	19	4.98	21
山 西	4.84	30	4.90	27	4.96	27	4.55	23
内蒙古	4.92	29	4.88	28	4.92	28	4.02	28
辽 宁	5.24	26	4.93	26	5.02	26	4.54	24
吉 林	5.39	23	5.19	23	5.31	22	4.44	25
黑龙江	5.06	28	4.68	30	4.43	29	3.46	31
上 海	19.16	1	18.45	1	17.82	1	14.59	1
江 苏	9.82	6	9.77	6	10.09	6	8.06	4
浙 江	12.39	3	12.46	2	12.17	2	10.07	2
安 徽	6.64	16	6.63	16	6.83	15	5.83	13
福 建	9.68	7	9.22	8	9.26	7	7.72	6
江 西	5.86	20	5.63	21	5.60	21	5.04	20
山 东	5.31	24	5.08	25	5.12	25	4.41	26
河 南	6.44	18	6.62	17	6.80	16	5.66	15
湖 北	6.95	13	6.75	14	6.87	14	5.55	16
湖 南	4.16	31	4.12	31	4.05	31	3.75	30
广 东	11.30	4	10.90	4	10.61	4	8.62	3
广 西	7.23	12	7.04	13	6.91	13	5.74	14
海 南	6.85	14	7.24	12	7.32	12	6.46	12
重 庆	7.88	10	7.37	11	7.75	11	7.13	8
四 川	7.58	11	7.56	10	7.87	9	6.75	11
贵 州	5.77	21	6.01	20	5.72	20	5.16	18
云 南	8.99	9	8.49	9	7.86	10	6.90	10
西 藏	6.72	15	4.70	29	4.13	30	4.77	22
陕 西	6.31	19	6.04	18	6.06	18	5.07	19
甘 肃	6.53	17	6.75	15	6.53	17	5.54	17
青 海	5.58	22	6.02	19	5.22	24	4.08	27
宁 夏	9.07	8	9.26	7	8.43	8	6.95	9
新 疆	5.13	27	5.09	24	5.29	23	3.91	29

从历年变动趋势来看，不同省（区、市）的指标变动情况基本一致，上海市连续多年排在第一位，浙江省、广东省等东部经济发达省（区、市）紧随其后，发展情况较为稳定；部分省（区、市）的医师人均每日担负诊疗人次有所变化，北京市由 2017 年的第 2 名下降至 2020 年第 5 名；河北省的排名有所上升，西藏自治区的排名由 2017 年的第 15 名下降至 2020 年的第 22 名，青海省的排名由 2017 年的第 22 名下降到 2020 年第 27 名，下降幅度较为明显。其他中部省（区、市）的名次变化不太明显。总体而言，所有省（区、市）医师人均每日担负诊疗人次的绝对值有所下降，一方面可能由于中医医师数量的持续增加有效地降低了医师的治疗负担，另一方面可能由于中医诊疗总人次的减少也降低了医师的诊疗负担。

综合比较不同省（区、市）间的相对水平可以发现，上海市医师负担明显高于其他各省（区、市）。与此同时，东部经济发达省（区、市）的医师人均每日担负诊疗人次明显降低并由东部经济发达地区逐步向中部、西部地区呈阶梯式下降，在整体降低的趋势下空间集聚效应有所缓解但依旧显著，特别是北京地区的医师人均每日担负诊疗人次下降明显，其原因可能在于出台的相关政策推动了优质医疗卫生资源特别是人才资源向基层和经济欠发达地区下沉，并且开发重心由东部沿海地区向中西部经济欠发达地区辐射，并形成区域医疗服务中心。

进一步比较不同省（区、市）医师人均每日担负诊疗人次，分析结果发现，此项指标排名靠前的省（区、市）均为经济较为发达的省（区、市），特别以上海市、浙江省、广东省为代表（见图5）。

在指标排名方面，此项指标排名第一的上海市 2020 年综合排名仅为第 16 位，说明虽然上海市的患者数量和诊疗人次遥遥领先，但是在中医药医疗服务效率的其他建设方面还有明显不足；四川省综合排名为第一名，但是此项指标仅略高于全国平均水平，排名仅为第 11 名，说明其患者的数量还略有不足。综合而言，此项指标反映了在全国范围内中医诊疗人次方面各省（区、市）间还存在一定程度的不均衡现象，患者依旧倾向于向东部沿海经

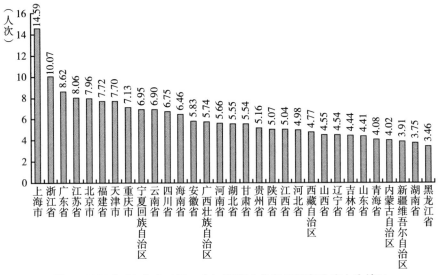

图5　2020年31个省（区、市）医师人均每日担负诊疗人次情况

济发达省（区、市）寻求诊疗，这同中医药文化在本省（区、市）的发展和宣传也密切相关。未来应当进一步均衡不同省（区、市）间的医疗服务力量，弱化这种不均衡程度和差异。

6. 医师人均每日担负住院床日

2017~2020年医师人均每日担负住院床日具体情况如表7所示。总体来看，医师人均每日担负住院床日呈现突然下降趋势并由2019年的平均值2.3下降为1.9，整体下降幅度明显。其原因可能在于总体诊疗人次的下降导致了医师人均每日担负住院床日的减少，而随着中医医师人数的不断增加，医师人均每日担负住院床日也进一步降低，与此同时部分省（区、市）医师人均每日工作负担变化幅度不明显。对全国31个省（区、市）进行分别讨论发现，2020年医师人均每日担负住院床日最高的省（区、市）为云南省（2.77），虽然较2019年有所降低，但是同其他省（区、市）相比下降幅度较小，因此，排名上升至第一位。重庆市（2.74）排在第2位，与2019年相比下降幅度不明显，同时排名上升1位。四川省（2.61）排在第3位，较2019年下降1位。2020年全国医师人均每日担负住院床日全国平均值为 1.94，排名处于中间位置的省（区、市）是河北省，排在第 16 位，医师人均每日担负住院床日为 1.78，低于全国平均水平。全国有 17 个省（区、市）的医师人均每日担负住院床日低于全国平均水平，约占全国所有省（区、市）的 54.84%。其中河南省（2.38）和湖南省（2.58）排名上升较为明显。黑龙江省（1.41）下降最为明显，由 2019 年的第 14 位下降到第 28 位，医师人均每日担负床位数变化速度高于全国平均水平。北京市（0.91）、天津市（1.16）依旧凭借优质的卫生资源排在末尾。

比较我国 31 个省（区、市）这一指标的变化趋势可以发现，2017～2019 年各省（区、市）的年均变化趋势基本趋于稳定，2020 年个别省（区、市）的变化幅度较为明显，2020 年北京市的医师人均每日担负住院床日由 2019 年的 1.40 下降到 0.91，下降 35.00%。北京市、天津市的此项指标排名连续 4 年均排在末尾。四川省中医医疗服务效率得分排在第一位，此项指标排在第三位，整体实力较强；而广东省中医医疗服务效率得分排在第 2 位，此项排名排在第 19 位，低于全国平均水平。从指标水平来看，广东省应当加强中医相关力量的建设，特别是从患者角度出发积极推动中医治疗的普及。另外，由于中医治疗受到环境和不同地区饮食等多源性因素的影响，不同地区的患者所患疾病的种类和严重程度也有所不同，因此可能会造成医师人均每日担负住院床日省际差异，此项指标能够一定程度上反映中医医疗服务效率。

表 7　2017～2020 年 31 个省（区、市）医师人均每日担负住院床日及排名

省（区、市）	2017 年	排名	2018 年	排名	2019 年	排名	2020 年	排名
北　京	1.43	31	1.39	30	1.40	30	0.91	31
天　津	1.54	30	1.56	29	1.56	29	1.16	30
河　北	2.03	21	2.06	20	2.02	21	1.78	16
山　西	1.76	26	1.87	25	1.91	24	1.57	23
内蒙古	1.75	27	1.84	26	1.71	28	1.39	29
辽　宁	2.29	15	2.20	17	2.04	18	1.66	21

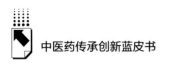
续表

省（区、市）	2017 年	排名	2018 年	排名	2019 年	排名	2020 年	排名
吉 林	1.70	28	1.75	28	1.78	26	1.47	26
黑龙江	2.15	17	2.28	15	2.37	14	1.41	28
上 海	2.00	23	1.90	24	1.81	25	1.47	27
江 苏	2.11	19	2.11	18	2.13	16	1.74	18
浙 江	1.97	24	2.02	23	1.92	23	1.58	22
安 徽	2.89	9	2.89	8	2.78	8	2.30	10
福 建	2.01	22	2.03	22	2.04	19	1.68	20
江 西	2.58	11	2.67	10	2.61	12	2.32	9
山 东	2.12	18	2.05	21	2.00	22	1.74	17
河 南	2.50	12	2.67	11	2.69	11	2.38	7
湖 北	2.93	7	2.96	7	3.02	4	2.26	11
湖 南	2.60	10	2.62	12	2.71	10	2.58	5
广 东	2.11	20	2.09	19	2.03	20	1.72	19
广 西	2.33	14	2.38	14	2.44	13	2.20	12
海 南	1.79	25	1.84	27	1.77	27	1.53	24
重 庆	3.11	5	2.97	6	3.07	3	2.74	2
四 川	3.21	2	3.07	4	3.09	2	2.61	3
贵 州	3.15	3	3.15	3	2.82	7	2.59	4
云 南	3.13	4	3.16	2	2.90	6	2.77	1
西 藏	1.56	29	1.27	31	1.29	31	1.49	25
陕 西	2.92	8	2.84	9	2.73	9	2.18	13
甘 肃	3.06	6	3.01	5	2.99	5	2.54	6
青 海	2.21	16	2.22	16	2.05	17	1.97	14
宁 夏	2.48	13	2.45	13	2.32	15	1.90	15
新 疆	3.26	1	3.25	1	3.42	1	2.36	8

　　进一步分析不同省（区、市）医师人均每日担负住院床日可以发现，不同省（区、市）之间的差异较为平均。其中医师人均每日担负住院床日

排名较前的省（区、市）集中在云南省、重庆市、四川省、贵州省等我国西南地区的省（区、市）。原因可能在于传统中医药的发展在我国西南地区更容易被当地百姓接受，此外这一指标的领先可能也由于西南地区的卫生人力资源特别是中医人才短缺。北京市、上海市等经济发达东部城市聚集了大量的中医卫生人才，因此在客观上造成了我国西南部分省（区、市）这一指标排名较为靠前。云南省这一指标排在第一位，但是中医医疗服务效率得分排名排在第6位。

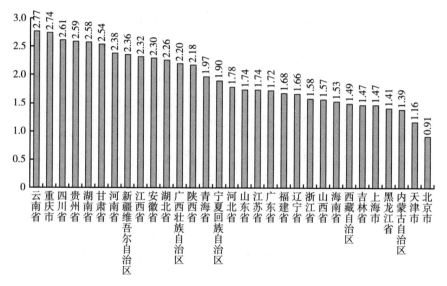

图6 2020年31个省（区、市）医师人均每日担负住院床日

7. 中医类医院、中医医院平均住院天数

2017~2019年全国中医类医院、2020年中医医院平均住院天数如表8所示。2020年全国中医医院平均住院天数为9.5天，较2019年（9.3天）有所增加。其中三甲医院平均住院日（10.4天）要高于二级医院和一级医院。此外，中医综合医院平均住院天数（9.4天）要低于中医专科医院平均住院天数（11.6天）。其原因一方面可能是中医医疗服务效率方面中医综合医院的实力要强于中医专科医院，另一方面是去中医专科医院治疗的患者所患的疾病可能要比综合医院治疗的疾病严重和复杂。

表8 2017~2019年中医类医院、2020年中医医院平均住院天数及排名

单位：天

省（区、市）	中医类医院						中医医院	
	2017年	排名	2018年	排名	2019年	排名	2020年	排名
北 京	13.97	31	14.80	31	12.66	30	12.2	30
天 津	10.98	28	11.00	27	10.79	29	11.9	29
河 北	8.89	3	9.20	10	9.24	14	9.3	15
山 西	11.23	29	11.00	27	10.57	26	11.0	27
内 蒙 古	10.02	21	9.40	17	9.33	18	9.4	16
辽 宁	10.90	27	11.00	27	10.68	28	11.0	27
吉 林	10.65	26	10.80	26	10.41	25	10.9	26
黑 龙 江	10.46	24	10.60	25	10.67	27	10.3	24
上 海	9.22	10	8.90	4	8.43	3	8.6	3
江 苏	9.22	10	9.20	10	8.98	9	9.0	9
浙 江	10.49	25	10.20	22	9.78	21	9.9	21
安 徽	9.02	6	9.00	6	8.63	5	8.9	6
福 建	9.31	13	9.20	10	8.99	10	9.1	12
江 西	9.38	15	9.30	15	9.29	17	9.1	12
山 东	9.40	16	9.30	15	9.25	15	9.5	18
河 南	10.34	22	10.30	23	10.06	23	10.2	23
湖 北	9.87	20	9.90	21	9.83	22	10.3	25
湖 南	9.08	9	9.20	10	9.05	13	9.2	14
广 东	9.31	13	9.10	8	8.83	7	8.9	6
广 西	9.01	5	8.90	4	8.78	6	8.6	3
海 南	8.65	2	8.60	3	8.52	4	8.7	5
重 庆	9.23	12	9.20	10	9.03	11	9.6	19
四 川	10.41	23	10.30	23	10.09	24	10.0	22
贵 州	8.36	1	8.40	1	8.21	1	8.2	1
云 南	9.05	7	9.00	6	8.83	7	8.9	6
西 藏	13.37	30	12.00	30	12.73	31	—	—
陕 西	9.58	18	9.60	20	9.25	15	9.7	20
甘 肃	9.05	7	8.50	2	8.41	2	9.0	9
青 海	8.97	4	9.50	18	9.44	19	8.2	1
宁 夏	9.52	17	9.10	8	9.03	11	9.0	9
新 疆	9.71	19	9.50	18	9.71	20	9.4	16

2020 年，在全国 30 个省（区、市）（西藏自治区数据缺失）中，北京市（12.2 天）位居全国末位，天津市（11.9 天）排在倒数第二位。而青海省（8.2 天）、贵州省（8.2 天）的平均住院天数为全国最低，并列第 1。2020 年中医医院平均住院天数为 9.5 天，其中内蒙古自治区排在中间位置（9.4 天），名次为第 16 名。有 13 个省（区、市）的平均住院天数高于全国平均水平，约占我国所有省（区、市）的 43.33%。其原因可能在于北京市等经济发达地区拥有最为先进和优质的医疗资源，收治危重患者的比例会高于其他省（区、市），导致其平均住院天数也多于其他省（区、市）。辽宁省和山西省的平均住院天数也较多，上海市的平均住院天数较低，仅为 8.6 天。而贵州省和青海省属于我国经济欠发达省份，因此当地治疗重症的中医医疗能力还有所不足，收治患者更多以轻症患者为主。另外，比较我国中部省（区、市）中医医院平均住院天数可以发现，中部地区省份间的平均住院天数均有不同程度的差异，表明不同省（区、市）的中医医疗服务能力存在一定差别。

进一步比较不同省（区、市）的指标排名情况可以发现，中医医疗服务效率得分排在第一名的四川省此项指标排名为第 22 名，中医医疗服务效率得分排在第二名的广东省此项指标排在第 6 位。而此项指标排在第一位的青海省，中医医疗服务效率得分排名为第 21 名，排名较为靠后。其原因可能在于四川省和广东省的常住人口基数较大，增加了这两个省中医医疗资源效率压力。同时，由于新冠肺炎的发生，经济发达的沿海省（区、市）和省会城市等拥有丰富的海外贸易和物流资源，庞大的海外流动人口的自由流动在一定程度上增加了中医诊断和治疗的压力，也在客观上增加了这些地区中医医院的平均住院天数。

进一步比较我国 2020 年 31 个省（区、市）中医医院平均住院天数，分析结果发现，不同省（区、市）之间的中医医院平均住院天数差异都较为平均。这一方面表明随着相关中医人才政策的推广和实施，不同省（区、市）之间的中医诊疗技术的差异有所缩小；另一方面，不同省（区、市）之间还是存在差异，说明在中医资源的省级分布中还存在一定程度的不均衡现象（见图 7）。

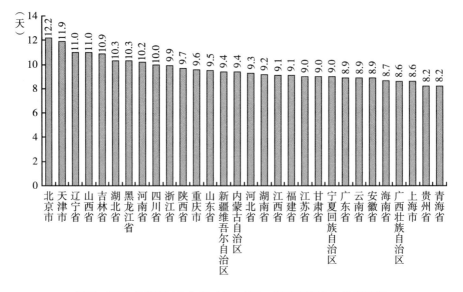

图7　2020年我国30个省（区、市）中医医院平均住院天数

四　小结

2020 年全国大部分省（区、市）中医医疗服务效率有所下降，四川、河南、广东、江苏、湖南 5 省的中医医疗服务效率明显提高，全国各省（区、市）中医医疗服务效率 6 大指标均有不同程度的变化。中医医疗服务范围在部分省（区、市）扩大的同时，却在部分省（区、市）有所缩减，大部分指标有所下降。中医医疗总体诊疗人次有所降低，2020 年全国中医类医疗机构诊疗人次 105764.1 万，较 2019 年下降了 10605.9 万，下降了 9.11%；2020 年中医类医院出院人次数为 2907 万，较 2019 年下降了 368 万，下降了 11.24%；2020 年中医医院病床使用率为 72.3%，较 2019 年的 83.5%下降了 11.2 个百分点；中医医师人均日担负诊疗人次为 6.21，较 2019 年减少 1.28；医师人均每日担负住院床日为 1.99，较 2019 年减少 0.37；2020 年中医医院平均住院天数为 9.5 天。

在省际比较中，受中医诊疗量减少的影响，中医类医院的出院人数和医师人均每日负担诊疗人次下降明显，不同省（区、市）之间的各项指标差别较大。东部经济发达城市、中心城市和个别西部城市的指标变化程度较大，中部城市的指标变化相对较为稳定。这从一定程度上说明，同一省（区、市）的中医药事业发展还存在不同程度的不协调、不一致。部分指标有了明显的增长和改善，部分指标的变化并不明显。因此各省（区、市）在发展中医药事业的过程中，要从中医药服务效率的全局出发，从多个维度来改善，全方位提高本省（区、市）的中医药服务效率。特别需要强调的是，随着新冠肺炎疫情的持续流行，全国各省（区、市）的多个指标均有不同程度的降低，在这种情况下，个别省（区、市）的单项、多项指标下降幅度过大。因此需要在原有政策的基础上出台更加具有针对性的政策，强优势、补短板，全方位提高本省（区、市）的中医药服务效率和能力。

从整体看来，各省（区、市）各项指标省际差距有所缩小，说明随着一系列中医药相关政策的实施和落地，中医药医疗服务的可及性有了明显改善，但同时我们也要注意到部分省（区、市）间的部分指标依旧存在较为明显的差距。不同的省（区、市）中医药医疗服务效率的优势和特点也各不相同。各省（区、市）在积极推动"中医药强省"目标的同时，要结合自身经济、文化发展特点因地制宜，提高中医医疗服务能力，提升中医医疗服务效率。

B.4
中国中医医疗费用评价报告

潘华峰　周静静*

摘　要： 本报告从中医医疗费用出发，选取中医医疗费用 3 个相关指标（中医门诊病人负担占可支配收入比例、中医住院病人负担占可支配收入比例、中医出院者日均费用占可支配收入比例），对全国各省（区、市）2017～2020 年中医医疗服务能力进行评价。评价结果显示，中医门诊费用、中医住院费用及出院者日均费用均有所上涨。中医医疗费用占可支配收入比例呈下降趋势，说明百姓医疗费用负担有所下降，全国中医医疗费用的增长整体处于健康、合理、可控的范围内，有利于中医医疗事业的发展。

关键词： 中医　医疗费用　医疗服务

一　中国中医医疗费用评价的背景

医疗费用是指病人为了治病而发生的各种费用，它不仅包括医生的医疗费和手术费用，还包括住院、护理、医院设备使用等的费用。医疗费用问题是社会关注的重点问题，也是我国医药卫生体制改革关注的重点问题。医疗费用影响着医疗体系的构建、医疗保险的发展、医疗健康等产业链的形成。

---

* 潘华峰，中医内科学博士，教授，博士生导师，博士后合作导师，享受国务院政府特殊津贴专家，主要研究方向为中医药文化传播与研究、卫生事业管理、中医药防治消化系统重大疾病的理论与应用研究；周静静，广州中医药大学公共卫生与管理学院在读博士研究生，主要研究方向为疾病负担、卫生政策、慢病管理。

医疗费用过高会加重人民群众的看病负担，费用过低则难以体现医生的价值。中医医疗费用的评价采用病人在中医医疗方面的花费占可支配收入的比例这一指标，指标数值越大，说明病人在中医医疗服务上的花费占可支配收入比例越高，则在其他需求上的花费占可支配收入比例相应减少，可用来反映中医医疗费用对病人日常生活的经济影响程度。

对不同地区中医医疗费用情况进行分析评价，有助于对医疗费用进行精细化管控，避免医疗费用的不合理增长，对促进中医药行业的发展、中医医疗健康产业链的发展有着重要意义。

二　中国中医医疗费用评价指标体系构建

基于数据可及性和持续性，本研究使用的数据为网上公开发布的数据。数据来源主要为国家中医药管理局发布的《全国中医药统计摘编》和国家统计局公开的统计数据。其中，中医医疗费用数据为政府办中医类医院医疗费用数据。

中医医疗费用评价采用病人在政府办中医类医院就诊或住院所产生的直接医疗费用占可支配收入比例，包括中医门诊病人负担占可支配收入比例、中医住院病人负担占可支配收入比例、中医出院者日均费用占可支配收入比例3个指标，这3个指标均为负向指标，即指标数值越大，该省（区、市）中医医疗费用占居民可支配收入比例越高，居民医疗经济负担越重，则该省在这一指标相应的排名和得分越低。本报告采集了2017~2020年全国31个省（区、市）的中医医疗费用数据，对数据进行标准化处理后计算中医医疗费用指数。2020年中医医疗费用评价指标体系和各指标权重如表1所示。

表1　2020年中医医疗费用评价指标及权重

指标名	指标方向	权重
中医门诊病人负担占可支配收入比例	负向	0.348
中医住院病人负担占可支配收入比例	负向	0.348
中医出院者日均费用占可支配收入比例	负向	0.305

三 中国中医医疗费用评价结果

（一）中医医疗费用评价总体情况

1.各省（区、市）中医医疗费用指数得分情况

从表2来看，2020年中医医疗费用指数得分排名前5的省（区、市）分别为浙江省（97.65分）、宁夏回族自治区（92.67分）、上海市（91.09分）、内蒙古自治区（88.31分）和云南省（83.91分），排名前5位的省（区、市）评分差距较小。排名后5位的省（区、市）分别为海南省（60.71分）、天津市（60.52分）、黑龙江省（60.27分）、新疆维吾尔自治区（57.67分）和广西壮族自治区（56.09分）。排名前5和后5的省（区、市）得分差距较大，大多数省（区、市）的得分集中在60~90分。共14个省（区、市）得分高于全国平均水平。

表2 2020年31个省（区、市）中医医疗费用指数得分及排名

单位：分

省（区、市）	得分	排名	省（区、市）	得分	排名
北 京	73.52	16	湖 北	73.82	15
天 津	60.52	28	湖 南	75.86	11
河 北	72.43	18	广 东	66.90	24
山 西	64.93	25	广 西	56.09	31
内 蒙古	88.31	4	海 南	60.71	27
辽 宁	71.42	21	重 庆	74.55	13
吉 林	64.67	26	四 川	70.66	22
黑龙江	60.27	29	贵 州	69.76	23
上 海	91.09	3	云 南	83.91	5
江 苏	80.85	7	西 藏	75.98	10
浙 江	97.65	1	陕 西	75.46	12
安 徽	82.99	6	甘 肃	74.54	14
福 建	80.51	9	青 海	80.57	8
江 西	72.19	19	宁 夏	92.67	2
山 东	72.74	17	新 疆	57.67	30
河 南	72.13	20	全 国	74.04	—

　　比较 2017~2020 年各省（区、市）中医医疗费用指数得分的排名变化情况，其中，北京市、辽宁省、河南省、湖北省、湖南省、重庆市、贵州省、西藏自治区和青海省的排名变化幅度较大。北京市从 2017 年的第 8 位降到 2020 年的第 16 位，辽宁省的下降幅度最大（下降 12 名），从 2017 年的第 9 位降到 2020 年的第 21 位，河南省从 2017 年的第 13 位降到 2020 年的第 20 位，湖北省从 2017 年的第 6 位降到 2020 年的第 15 位；而湖南省从 2017 年的第 18 位升到 2020 年的第 11 位，重庆市从 2017 年的第 22 位升至 2020 年的第 13 位，贵州省从 2017 年的第 31 位升至 2020 年的第 23 位，西藏自治区的提升幅度最大（提升 14 名），从 2017 年的第 24 位跃升至第 10 位，青海省从 2017 年的第 20 位跃升至第 8 位（见表 3）。

表 3　2017~2020 年 31 个省（区、市）中医医疗费用指数得分的排名变化

省（区、市）	2017 年排名	2018 年排名	2019 年排名	2020 年排名	排名变化
北　京	8	8	10	16	−8
天　津	23	23	23	28	−5
河　北	17	18	16	18	−1
山　西	27	27	30	25	2
内蒙古	3	3	4	4	−1
辽　宁	9	11	11	21	−12
吉　林	21	22	24	26	−5
黑龙江	25	24	25	29	−4
上　海	1	1	2	3	−2
江　苏	7	5	8	7	0
浙　江	2	2	1	1	1
安　徽	11	10	6	6	5
福　建	5	6	7	9	−4
江　西	16	19	20	19	−3
山　东	15	13	13	17	−2
河　南	13	17	19	20	−7
湖　北	6	7	9	15	−9
湖　南	18	16	15	11	7
广　东	19	21	21	24	−5
广　西	29	31	31	31	−2
海　南	28	28	28	27	1

续表

省(区、市)	2017 年排名	2018 年排名	2019 年排名	2020 年排名	排名变化
重　庆	22	20	17	13	9
四　川	26	25	22	22	4
贵　州	31	26	26	23	8
云　南	10	9	5	5	5
西　藏	24	29	27	10	14
陕　西	12	15	14	12	0
甘　肃	14	12	18	14	0
青　海	20	14	12	8	12
宁　夏	4	4	3	2	2
新　疆	30	30	29	30	0

2. 中国中医医疗费用指数得分的区域比较

将 31 个省（区、市）按照东部、中部、西部的地理区域划分，比较三大区域 2017~2020 年的平均得分和平均排名变化情况。东部地区的 11 个省（区、市）中，有 4 个省（区、市）此项指标评分超过全国平均水平（得分在 74.04 分以上），东部地区的海南省（第 27 名）和天津市（第 28 名）此项指标评分全国排名较后，中医医疗费用负担占可支配收入的比例相对较高，病人经济负担相对较重。西部地区的 12 个省（区、市）中，有 8 个省（区、市）此项指标评分超过全国平均水平，中部地区的 8 个省（区、市）中，有 2 个省（区、市）此项指标评分超过全国平均水平。

2020 年东部地区的平均得分为 75.30 分，平均排名为 15.55 名，较前 3 年有明显下降，可以认为 2020 年东部地区的居民中医医疗费用占居民可支配收入的比例有所升高。但是，东部地区 4 年间的平均得分和平均排名均优于西部地区和中部地区，可以认为虽然东部地区居民的中医医疗费用占居民可支配收入比例逐年升高，但东部地区居民的中医医疗负担仍然最低，整体水平处于全国上游。尽管东部地区的中医门诊病人次均诊疗费用高于中部和西部地区，这可能与东部地区经济发展状况和消费水平较高有关，但由于人均可支配收入的增加，门诊病人负担占可支配收入比例整体变化不大，并且有略微下降，说明门诊费用的增长在合理的范围内。2020 年中部地区平均得分为 70.86 分，较前 3 年有明显下降，可以认为 2020 年中部地区居民中医医疗费用占居民可支配收入的比例提高。2020 年西部地区平均得分与前 3 年相比差别不大，但排名有较大提升（见表 4）。

表 4　2018~2020 年分区域中医医疗费用指数得分的平均排名

单位：分

区域	2017 年平均得分	平均排名	2018 年平均得分	平均排名	2019 年平均得分	平均排名	2020 年平均得分	平均排名
东部	81.31	12.18	80.01	12.36	80.07	12.73	75.30	15.55
中部	75.53	17.13	73.81	17.75	74.13	18.50	70.86	18.88
西部	74.41	18.75	73.80	18.17	75.08	17.33	75.01	14.50

3. 提出与未提出建设"中医药强省"目标的省（区、市）比较

将 31 个省（区、市）按照是否提出建设"中医药强省"目标进行对比分析，观察 2018~2020 年平均得分和平均排名的变化情况。其中，未提出建设"中医药强省"目标的省（区、市）中医医疗费用指数的平均得分均在 75 分以上，平均排名 3 年来有所波动，但变化不大；提出建设"中医药强省"目标的省（区、市）平均得分呈下降趋势，但平均排名无明显变化。另外，未提出建设"中医药强省"目标的省（区、市）3 年的平均得分和平均排名均优于提出建设"中医药强省"目标的省（区、市），这表明未提出建设"中医药强省"目标的省（区、市）中医医疗费用占可支配收入的比例均要低于提出建设"中医药强省"目标的省（区、市）（见表 5）。

表 5　2018~2020 年提出与未提出建设"中医药强省"目标的省（区、市）中医医疗费用指数的平均得分及排名情况

单位：分

项目	2018 年平均得分	平均排名	2019 年平均得分	平均排名	2020 年平均得分	平均排名
提出建设"中医药强省"目标	76.19	17.19	75.65	16.53	72.81	17.19
未提出建设"中医药强省"目标	75.79	13.50	78.11	15.17	76.64	13.50

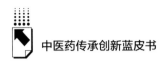

（二）中医门诊病人诊疗费用负担情况

1. 中医门诊费用结构及变化趋势

2017~2020 年全国门诊病人次均中医门诊费用有小幅上涨，2020 年全国门诊病人次均中医门诊费用为 286.91 元，年均增长率为 7.45%。在次均门诊费用上涨的同时费用结构也有所改善，2020 年药费为 150.38 元，年均增长率为 5.62%，但药费占门诊费用的比例从 2017 年的 55.18% 下降为 2020 年的 52.41%；检查费为 42.63 元，年均增长率为 8.76%；治疗费为 32.75 元，年均增长率为 9.65%。检查费和治疗费占比 4 年间有所波动，但总体变化不大，检查费占比从 2017 年的 14.33% 上升为 2020 年的 14.86%；治疗费占比从 2017 年的 10.74% 上升为 2020 年的 11.41%（见表 6、图 1）。

表 6　2017~2020 年全国门诊病人次均中医门诊费用及年均增长率

单位：元，%

项目	2017 年	2018 年	2019 年	2020 年	年均增长率
门诊费用	231.29	244.64	258.27	286.91	7.45
挂号费	1.89	1.77	1.71	1.66	−4.23
药费	127.62	132.14	139.17	150.38	5.62
检查费	33.14	34.80	36.35	42.63	8.76
治疗费	24.84	27.38	29.34	32.75	9.65

从总体上看，中医门诊费用有所上涨，增速高于国内生产总值、国民总收入及人均可支配收入的增长速度（2020 年人均 GDP 增长率为 2.2%）。但是，考虑到 2020 年上半年国内经济受新冠肺炎疫情影响，GDP 一度呈现负增长的情况，中医门诊费用的增长仍处于合理、可控的范围内，且费用结构有所改善，有利于中医医疗事业的发展。

2. 各省（区、市）中医门诊费用比较

对各省（区、市）中医门诊病人次均诊疗费用进行对比分析，2020 年

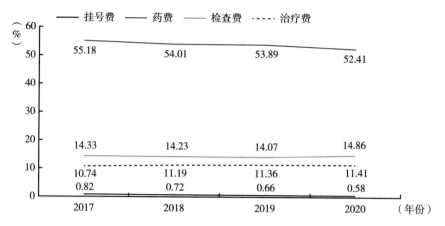

图 1　2017～2020 年全国门诊病人次均中医门诊费用结构变化

中医门诊费用最高的是北京市，次均诊疗费用为 618. 36 元，其后依次是天津市（418. 87 元）、上海市（412. 93 元）、辽宁省（357. 16 元）、江苏省（318. 03 元）；门诊费用最低的 5 个省（区、市）分别是河南省（207. 38元）、宁夏回族自治区（197. 59 元）、西藏自治区（191. 28 元）、甘肃省（182. 29 元）、云南省（175. 66 元），共有 11 个省（区、市）中医门诊病人次均诊疗费用高于全国平均水平。

对三大区域进行比较，2020 年东部地区的次均中医门诊费用最高，为340. 25 元，年均增长率为 8. 14%；中部地区的次均中医门诊费用为 271. 11元，年均增长率为 10. 15%；西部地区的次均中医门诊费用为 232. 23 元，年均增长率为 7. 48%（见表 7）。

表 7　2017～2020 年全国 31 个省（区、市）及分区域次均中医门诊费用及其排名、年均增长率

单位：元，%

项目	2017 年	2018 年	2019 年	2020 年	排名	年均增长率
全　国	231. 29	244. 64	258. 27	286. 91	—	7. 45
东　部	269. 09	286. 33	292. 02	340. 25	—	8. 14
中　部	202. 86	214. 38	233. 20	271. 11	—	10. 15
西　部	187. 02	196. 22	209. 99	232. 23	—	7. 48

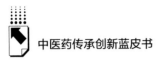

续表

项目	2017 年	2018 年	2019 年	2020 年	排名	年均增长率
北　京	458.16	488.83	516.51	618.36	1	10.51
天　津	309.99	332.63	344.52	418.87	2	10.55
河　北	193.64	208.08	203.77	242.86	21	7.84
山　西	216.15	223.14	246.18	283.42	12	9.45
内蒙古	189.42	196.66	214.16	259.49	18	11.06
辽　宁	261.53	286.31	305.42	357.16	4	10.95
吉　林	222.35	238.26	247.76	276.96	15	7.60
黑龙江	255.01	269.59	290.64	317.75	6	7.61
上　海	316.97	334.35	357.59	412.93	3	9.22
江　苏	256.74	270.90	281.43	318.03	5	7.40
浙　江	223.15	232.62	242.24	261.59	17	5.44
安　徽	195.82	208.27	215.46	231.55	22	5.75
福　建	211.69	238.63	257.92	281.00	13	9.90
江　西	207.89	225.28	252.34	280.09	14	10.45
山　东	239.28	248.42	261.19	294.33	11	7.15
河　南	165.00	176.23	190.85	207.38	27	7.92
湖　北	198.29	210.94	231.20	265.88	16	10.27
湖　南	237.78	246.77	274.96	305.87	9	8.76
广　东	235.42	259.76	276.57	315.06	7	10.20
广　西	171.85	185.38	205.42	227.78	23	9.85
海　南	190.48	208.37	215.00	222.57	25	5.33
重　庆	256.07	278.9	285.40	314.93	8	7.14
四　川	185.53	193.95	203.33	224.26	24	6.52
贵　州	221.80	220.18	231.51	245.72	20	3.47
云　南	141.91	149.46	156.92	175.66	31	7.37
西　藏	154.33	173.61	178.59	191.28	29	7.42
陕　西	188.94	213.45	230.62	253.44	19	10.29
甘　肃	143.99	140.83	164.56	182.29	30	8.18
青　海	192.67	168.03	175.25	214.75	26	3.68
宁　夏	161.24	153.33	168.95	197.59	28	7.01
新　疆	243.84	252.95	247.34	299.57	10	7.10

3.中医门诊病人负担占可支配收入比例情况

2020年中医门诊病人负担占可支配收入比例排名位于前5的省（区、市）分别为浙江省（0.50%）、上海市（0.57%）、江苏省（0.73%）、云南省（0.75%）、福建省（0.76%），排名后5的省（区、市）分别为辽宁省（1.09%）、山西省（1.12%）、贵州省（1.13%）、新疆维吾尔自治区（1.26%）和黑龙江省（1.28%）。与2017年相比，排名变化较大的省（区、市）有北京市（下降5名）、天津市（下降9名）、辽宁省（下降6名）、安徽省（上升7名）、湖北省（下降9名）、广西壮族自治区（下降5名）、海南省（上升5名）、四川省（上升7名）、西藏自治区（上升10名）和青海省（上升10名）。对比不同省（区、市）中医门诊病人负担占可支配收入比例，可以发现绝大多数省（区、市）2020年中医门诊病人负担占可支配收入比例均有所增加，排名靠前的省（区、市）与排名靠后的省（区、市）差距较大，部分省（区、市）排名虽有所下降，但在数据上并没有很大变动。北京市、上海市、江苏省的中医门诊次均费用在全国范围内处于较高水平，但其中医门诊病人负担占可支配收入比例并不高，在31各省（区、市）中处于中游甚至下游水平（见表8）。

表8　2017~2020年31个省（区、市）中医门诊病人负担占可支配收入比例及排名

单位：%

项目	2017年	排名	2018年	排名	2019年	排名	2020年	排名	排名变化
全　国	0.89	—	0.87	—	0.84	—	0.89	—	—
北　京	0.80	9	0.78	9	0.76	9	0.89	14	-5
天　津	0.84	12	0.84	14	0.81	14	0.96	21	-9
河　北	0.90	18	0.89	20	0.79	11	0.89	14	4
山　西	1.06	27	1.01	26	1.03	28	1.12	28	-1
内蒙古	0.72	5	0.69	4	0.70	5	0.82	9	-4
辽　宁	0.94	21	0.96	23	0.96	23	1.09	27	-6
吉　林	1.04	26	1.05	27	1.01	27	1.08	26	0
黑龙江	1.20	29	1.19	30	1.20	31	1.28	31	-2
上　海	0.54	2	0.52	2	0.51	2	0.57	2	0

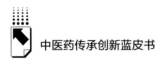

续表

项目	2017年	排名	2018年	排名	2019年	排名	2020年	排名	排名变化
江 苏	0.73	6	0.71	5	0.68	3	0.73	3	3
浙 江	0.53	1	0.51	1	0.49	1	0.50	1	0
安 徽	0.90	16	0.87	19	0.82	15	0.82	9	7
福 建	0.70	3	0.73	7	0.72	8	0.76	5	-2
江 西	0.94	22	0.94	21	0.96	24	1.00	23	-1
山 东	0.89	15	0.85	16	0.83	18	0.90	17	-2
河 南	0.82	10	0.80	10	0.80	12	0.84	11	-1
湖 北	0.83	11	0.82	13	0.82	16	0.95	20	-9
湖 南	1.03	25	0.98	24	0.99	26	1.04	25	0
广 东	0.71	4	0.73	6	0.71	6	0.77	6	-2
广 西	0.86	14	0.86	17	0.88	20	0.93	19	-5
海 南	0.84	13	0.85	15	0.81	13	0.80	8	5
重 庆	1.06	28	1.06	28	0.99	25	1.02	24	4
四 川	0.90	19	0.86	18	0.82	17	0.85	12	7
贵 州	1.33	31	1.19	31	1.13	30	1.13	29	2
云 南	0.77	7	0.74	8	0.71	7	0.75	4	3
西 藏	1.00	23	1.00	25	0.92	21	0.88	13	10
陕 西	0.92	20	0.95	22	0.93	22	0.97	22	-2
甘 肃	0.90	17	0.81	11	0.86	19	0.90	17	0
青 海	1.01	24	0.81	12	0.77	10	0.89	14	10
宁 夏	0.78	8	0.68	3	0.69	4	0.77	6	2
新 疆	1.22	30	1.18	29	1.07	29	1.26	30	0

4. 中医门诊病人负担占可支配收入比例指数得分及其排名情况

从表9来看，2020年中医门诊病人负担占可支配收入比例指数得分排名前5的省（区、市）分别为浙江省（100分）、上海市（94.53分）、江苏省（82.03分）、云南省（80.47分）和福建省（79.69分），排名前5的省（区、市）评分差距较大。排名后5的省（区、市）分别为辽宁省（53.91分）、山西省（51.56分）、贵州省（50.78分）、新疆维吾尔自治区（40.63分）和黑龙江省（39.06分）。各省（区、市）之间的得分差距较大。共有18个省（区、市）得分超过全国平均水平（68.09分以上）。

表9　2020年全国、31个省（区、市）中医门诊病人负担占
可支配收入比例指数得分及其排名

单位：分

省（区、市）	得分	排名	省（区、市）	得分	排名
北　京	69.53	14	湖　北	64.84	20
天　津	64.06	21	湖　南	57.81	25
河　北	69.53	14	广　东	78.91	6
山　西	51.56	28	广　西	66.41	19
内　蒙　古	75.00	9	海　南	76.56	8
辽　宁	53.91	27	重　庆	59.38	24
吉　林	54.69	26	四　川	72.66	12
黑龙江	39.06	31	贵　州	50.78	29
上　海	94.53	2	云　南	80.47	4
江　苏	82.03	3	西　藏	70.31	13
浙　江	100.00	1	陕　西	63.28	22
安　徽	75.00	9	甘　肃	68.75	17
福　建	79.69	5	青　海	69.53	14
江　西	60.94	23	宁　夏	78.91	6
山　东	68.75	17	新　疆	40.63	30
河　南	73.44	11	全　国	68.09	—

将31个省（区、市）按照东部、中部、西部的地理区域划分，比较三大区域2017~2020年中医门诊病人负担占可支配收入比例指数的平均得分和平均排名变化情况。11个东部地区省（区、市）中，有9个省（区、市）此项指数得分超过全国平均水平（68.09分以上），东部地区仅辽宁省（第27名）此项指数得分排名居于全国后1/3（排名在第20名之后），其中医门诊病人负担占可支配收入的比例相对较高，门诊病人经济负担相对较重。12个西部地区省（区、市）中，有7个省（区、市）此项指数得分超过全国平均水平，中部地区8个省份中，有2个省份此项指数得分超过全国平均水平。

2020年东部地区该指数的平均得分为76.14分，平均排名为10.73名，较前3年明显下降，2020年东部地区的居民中医门诊费用占居民可支配收入的比例有所升高。但是，东部地区4年间的平均得分和平均排名均远超西

部地区和中部地区，东部地区居民的中医门诊费用占居民可支配收入比例更低，整体水平处于全国上游。尽管东部地区的中医门诊病人次均诊疗费用高于中部和西部，这可能与东部地区经济发展状况和消费水平较高有关，但由于人均可支配收入的增加，其门诊病人负担占可支配收入比例整体变化不大，并且有略微下降，说明门诊费用的增长在合理的范围内。2020年中部地区平均得分为59.67分，平均排名为21.63名，较前3年有所下降，2020年中部地区居民中医门诊费用占居民可支配收入的比例提高。2020年西部地区平均得分为66.34分，平均排名为16.58名，得分由上升趋势转为下降，但总体与前3年相比差别不大，排名有所提升（见表10）。

表10 2017~2020年分区域中医门诊病人负担占可支配收入比例指数的平均得分及排名情况

单位：分

区域	2017年平均得分	平均排名	2018年平均得分	平均排名	2019年平均得分	平均排名	2020年平均得分	平均排名
东部	80.27	9.45	78.77	10.73	79.26	9.82	76.14	10.73
中部	62.57	20.75	62.46	21.25	60.98	22.38	59.67	21.63
西部	64.34	18.83	66.84	17.33	70.03	17.42	66.34	16.58

将31个省（区、市）按照是否提出建设"中医药强省"目标进行对比分析，观察2018~2020年平均得分和平均排名的变化情况。提出建设"中医药强省"目标的省（区、市）中医门诊病人负担占可支配收入比例指数的平均得分呈下降趋势，平均排名3年来有所波动，但变化不大；未提出建设"中医药强省"目标的省（区、市）在该指数上的平均得分无明显变化，但平均排名有所提升。另外，提出建设"中医药强省"目标的省（区、市）2018年的平均得分优于未提出建设"中医药强省"目标的省（区、市），但2019年和2020年提出建设"中医药强省"目标的省（区、市）平均得分低于未提出建设"中医药强省"目标的省（区、市），这表明近2年提出建设"中医药强省"目标的省（区、市）中医门诊病人负担占可支配收入的比例均要高于未提出建设"中医药强省"目标的省（区、市）（见表11）。

表11　2018~2020年提出与未提出建设"中医药强省"目标的省（区、市）中医门诊病人负担平均得分及排名情况

单位：分

项目	2018年平均得分	平均排名	2019年平均得分	平均排名	2020年平均得分	平均排名
未提出建设"中医药强省"目标	69.73	15.57	70.08	15.67	69.84	13.80
提出建设"中医药强省"目标	70.13	16.35	69.99	16.21	67.26	16.76

（三）中医住院病人诊疗费用负担情况

1. 中医住院费用结构及历年趋势

2020年全国住院病人次均中医住院费用为8806.57元，呈逐渐上升趋势，年均增长率为5.67%。全国住院病人次均中医住院费用及年均增长率如表12所示，2017~2020年药费有所减少，而检查费、治疗费和手术费用有不同程度的增加。中医住院费用结构有明显变化，其中药费占比变化最大，从2017年的32.44%降到2020年的26.93%；检查费用年均增长10.26%，占比从2017年的8.33%增加至9.46%；治疗费用年均增长8.75%，占比从2017年的18.18%增加至19.82%；手术费用年均增长9.19%，占比从2017年的5.66%增加至6.24%（见表12、图2）。

表12　2017~2020年全国住院病人次均中医住院费用及年均增长率

单位：元，%

项目	2017年	2018年	2019年	2020年	年均增长率
住院费用	7463.34	7797.50	8193.73	8806.57	5.67
床位费	327.33	338.87	335.94	343.90	1.66
药费	2420.83	2306.68	2360.77	2371.27	-0.69
检查费	621.42	669.23	735.50	833.02	10.26
治疗费	1356.81	1505.71	1592.27	1745.24	8.75
手术费	422.37	447.03	475.87	549.80	9.19

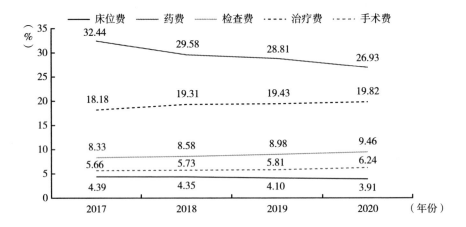

图2 2017~2020年全国中医住院病人人均住院费用结构变化

2. 各省（区、市）中医住院费用比较

观察31个省（区、市）的次均中医住院费用情况，2020年次均中医住院费用较高的5个省（区、市）分别为北京市（23390.21元）、天津市（16850.39元）、上海市（15962.04元）、广东省（13722.59元）和江苏省（11475.38元），其中北京市次均中医住院费用达23390.21元，年均增长8.93%；住院费用最低的5个省（区、市）分别为青海省（5820.55元）、云南省（5609.91元）、甘肃省（5547.41元）、贵州省（5521.97元）、宁夏回族自治区（4808.60元），其中宁夏回族自治区的次均中医住院费用仅4808.60元，年均增长1.55%。共有2个省（区）（浙江省、宁夏回族自治区）的年均增长率低于全国国民生产总值的增长率（2.2%）。共有11个省（区、市）的次均中医住院费用高于全国平均水平（8806.57元）。

三大区域的次均中医住院费用情况与中医门诊费用情况相似，均为东部地区最高，为12640.32元，年均增长率为9.93%；中部地区次之，为7759.93元，年均增长率为7.20%；西部地区最低，为6770.20元，年均增长率为2.64%，低于全国水平（见表13）。

表 13 2017~2020 年全国、31 个省（区、市）及分区域次均中医住院费用及年均增长率

单位：元，%

项目	2017 年	2018 年	2019 年	2020 年	年均增长率
全　国	7463.34	7797.50	8193.73	8806.57	5.67
东　部	9514.47	9890.46	10451.35	12640.32	9.93
中　部	6299.86	6745.63	7028.25	7759.93	7.20
西　部	6261.06	6466.00	6815.26	6770.20	2.64
北　京	18094.58	19381.75	20015.58	23390.21	8.93
天　津	13199.94	13749.36	14181.09	16850.39	8.48
河　北	6319.30	6780.33	7264.59	7901.03	7.73
山　西	7147.65	7804.88	8310.45	8136.67	4.41
内蒙古	5819.43	6026.27	6253.90	6779.96	5.22
辽　宁	7515.93	7680.39	8268.90	9430.90	7.86
吉　林	6613.10	7049.48	7447.62	8569.72	9.02
黑龙江	6358.33	6506.34	6699.89	7942.63	7.70
上　海	12977.00	13161.63	14137.33	15962.04	7.14
江　苏	9764.01	10126.31	10637.77	11475.38	5.53
浙　江	10263.01	10187.65	10306.98	10863.89	1.91
安　徽	5822.43	5928.30	6039.66	6644.31	4.50
福　建	7863.35	8538.72	8851.96	9765.75	7.49
江　西	6383.64	6879.15	7218.36	7665.81	6.29
山　东	8032.87	8177.79	8709.45	9519.76	5.82
河　南	6377.77	7022.19	7346.71	7878.04	7.30
湖　北	5950.12	6586.11	7026.82	7969.68	10.23
湖　南	6492.31	6770.00	6907.41	7272.56	3.86
广　东	11061.78	11737.39	12400.48	13722.59	7.45
广　西	7296.53	7883.01	8487.79	9163.23	7.89
海　南	8142.93	8439.02	9064.83	10161.54	7.66
重　庆	7149.04	7187.82	7436.73	8138.94	4.42
四　川	7330.34	7589.49	7995.82	8452.12	4.86
贵　州	5047.46	5075.95	5244.60	5521.97	3.04
云　南	5228.88	5335.47	5342.74	5609.91	2.37
西　藏	5590.46	6639.97	7322.99	6747.22	6.47
陕　西	5710.73	6051.45	6372.40	6908.49	6.55
甘　肃	4549.03	4762.05	5146.92	5547.41	6.84
青　海	5417.63	6191.76	6402.95	5820.55	2.42
宁　夏	4592.03	4680.14	4832.98	4808.60	1.55
新　疆	6768.18	6903.50	7425.21	7743.96	4.59

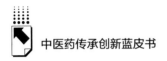

3. 中医住院病人负担占可支配收入比例情况

将住院费用与人均可支配收入相结合评价不同地区的中医住院病人的费用负担情况。从整体上看中医住院病人的费用负担有所减少，2017 年全国次均中医住院病人费用负担占可支配收入的比例为 28.73%，2020 年降至 27.36%（见表 14）。

表 14 2017~2020 年全国、31 个省（区、市）次均中医住院病人负担
占可支配收入比例及排名

单位：%

项目	2017 年	排名	2018 年	排名	2019 年	排名	2020 年	排名	排名变化
全　国	28.73	—	27.62	—	26.66	—	27.36	—	—
北　京	31.62	22	31.08	22	29.54	21	33.69	28	-6
天　津	35.65	28	34.80	28	33.44	27	38.42	31	-3
河　北	29.41	16	28.92	19	28.31	19	29.12	19	-3
山　西	35.00	26	35.49	29	34.88	29	32.27	24	2
内蒙古	22.20	2	21.24	3	20.47	3	21.53	3	-1
辽　宁	27.00	8	25.86	7	25.99	14	28.81	17	-9
吉　林	30.95	21	30.92	21	30.32	22	33.28	26	-5
黑龙江	29.98	19	28.63	18	27.62	18	31.90	23	-4
上　海	22.00	1	20.51	1	20.36	2	22.10	4	-3
江　苏	27.88	10	26.58	10	25.70	10	26.45	13	-3
浙　江	24.41	4	22.22	4	20.66	4	20.73	2	2
安　徽	26.63	7	24.72	5	22.86	5	23.64	5	2
福　建	26.17	6	26.16	8	24.85	8	26.25	10	-4
江　西	28.98	15	28.57	17	27.49	16	27.36	15	0
山　东	29.83	18	28.00	16	27.56	17	28.95	18	0
河　南	31.62	23	31.97	23	30.74	23	31.75	21	2
湖　北	25.05	5	25.51	6	24.81	7	28.59	16	-11
湖　南	28.10	11	26.82	11	24.95	9	24.75	8	3
广　东	33.52	24	32.78	25	31.78	24	33.45	27	-3
广　西	36.66	31	36.69	30	36.38	30	37.31	30	1
海　南	36.11	29	34.33	27	33.98	28	36.42	29	0
重　庆	29.60	17	27.24	14	25.71	12	26.40	12	5
四　川	35.62	27	33.79	26	32.37	26	31.87	22	5

续表

	2017 年	排名	2018 年	排名	2019 年	排名	2020 年	排名	排名变化
贵　州	30.22	20	27.54	15	25.71	11	25.34	9	11
云　南	28.50	13	26.57	9	24.19	6	24.08	6	7
西　藏	36.17	30	38.41	31	37.55	31	31.03	20	10
陕　西	27.67	9	26.86	12	25.83	13	26.34	11	-2
甘　肃	28.41	12	27.23	13	26.89	15	27.28	14	-2
青　海	28.51	14	29.83	20	28.31	20	24.21	7	7
宁　夏	22.33	3	20.89	2	19.80	1	18.69	1	2
新　疆	33.88	25	32.11	24	32.14	25	32.48	25	0

在 31 个省（区、市）的比较中，2020 年次均中医住院病人负担占可支配收入比例排名前 5 的省（区、市）分别为宁夏回族自治区（18.69%）、浙江省（20.73%）、内蒙古自治区（21.53%）、上海市（22.10%）和安徽省（23.64%），排名后 5 的省（区、市）分别为广东省（33.45%）、北京市（33.69%）、海南省（36.42%）、广西壮族自治区（37.31%）和天津市（38.42%）。不同省（区、市）中医住院病人的费用负担有较大差距，排名第一的宁夏回族自治区次均中医住院病人负担占可支配收入比例为18.69%，而天津市的占比达到 38.42%。在排名变化上，与 2017 年相比，共有 4 个省（区、市）的排名变动较大。其中辽宁省和湖北省的排名分别下降了 9 个名次和 11 个名次，贵州省和西藏自治区的排名有大幅上升，分别提高了 11 个名次和 10 个名次。

4. 中医住院病人负担占可支配收入比例指数评价得分及排名情况

从表 15 来看，2020 年中医住院病人负担占可支配收入比例指数排名前5 的省（区、市）分别为宁夏回族自治区（100 分）、浙江省（94.69 分）、内蒙古自治区（92.61 分）、上海市（91.12 分）、安徽省（87.12 分），排名前 5 位的省（区、市）得分差距较大。排名后 5 的省（区、市）分别为广东省（61.58 分）、北京市（60.96 分）、海南省（53.85 分）、广西壮族自治区（51.54 分）和天津市（48.65 分）。各省（区、市）的得分差异较大。共有 15 个省（区、市）得分超过全国平均水平（74.38 分）。

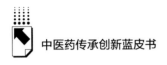

表15 2020年31个省（区、市）中医住院病人负担占可支配收入比例指数评价得分及排名

单位：分

省(区、市)	得分	排名	省(区、市)	得分	排名
北 京	60.96	28	湖 北	74.23	16
天 津	48.65	31	湖 南	84.23	8
河 北	72.85	19	广 东	61.58	27
山 西	64.65	24	广 西	51.54	30
内蒙古	92.61	3	海 南	53.85	29
辽 宁	73.66	17	重 庆	79.93	12
吉 林	62.02	26	四 川	65.69	22
黑龙江	65.62	23	贵 州	82.69	9
上 海	91.12	4	云 南	85.97	6
江 苏	79.80	13	西 藏	67.88	20
浙 江	94.69	2	陕 西	80.09	11
安 徽	87.12	5	甘 肃	77.64	14
福 建	80.32	10	青 海	85.63	7
江 西	77.43	15	宁 夏	100.00	1
山 东	73.30	18	新 疆	64.11	25
河 南	66.01	21	全 国	74.38	—

将31个省（区、市）按照东部、中部、西部的地理区域划分，比较三大区域2017～2020年中医住院病人负担占可支配收入比例指数的平均得分和平均排名变化情况。其中，在东部地区的11个省（区、市）中，有4个省（市）的中医住院病人负担占可支配收入的比例指数得分高于全国平均水平（得分在74.38分以上），分别为浙江省（第2名）、上海市（第4名）、福建省（第10名）和江苏省（第13名）。上海市虽然中医住院病人人均住院费用很高，但由于人均可支配收入高，其中医住院病人负担占可支配收入的比例较小。有4个省（市）此项指数得分排名全国居于后1/3（排名在第20名之后），分别为广东省（第27名）、北京市（第28名）、海南省（第29名）和天津市（第31名）。综合可见，东部地区中医住院病人负担占可支配收入比例指数得分下降较明显。西部地区12个省（区、市）中，有8个省（区、市）此项指数得分超过全国平均水平，中部地区

8 个省份中,有 3 个省此项指数得分超过全国平均水平。

2020 年东部地区此项指数的平均得分为 71.89 分,平均排名为 18.00 名,较前 3 年明显下降,可以看出,2020 年东部地区居民的中医住院费用占居民可支配收入比例有所升高,东部地区居民住院经济负担加重。2020 年中部地区的平均得分为 72.66 分,平均排名为 17.25 名,较前 3 年明显下降,可以看出,中部地区居民中医住院费用占居民可支配收入比例升高,居民住院经济负担加重。2020 年西部地区平均得分与前 3 年相比差别不大,但排名有较大提升。东部地区 2017~2019 年的平均得分和平均排名均优于西部地区和中部地区,但是 2020 年的平均得分和平均排名均低于西部地区和中部地区,由此可见,东部地区居民的中医住院费用占居民可支配收入比例变化更大(见表 16)。

表 16 2018~2020 年分区域中医住院病人负担占可支配收入比例平均得分及排名情况

单位:分

区域	2017 年平均得分	平均排名	2018 年平均得分	平均排名	2019 年平均得分	平均排名	2020 年平均得分	平均排名
东部地区	80.69	15.09	79.72	15.18	79.57	15.82	71.89	18.00
中部地区	80.37	15.88	77.68	16.25	78.27	16.13	72.66	17.25
西部地区	79.22	16.92	77.80	16.58	78.30	16.08	77.82	13.33

将 31 个省(区、市)按照是否提出建设"中医药强省"目标进行对比分析,观察 2018~2020 年中医住院病人负担占可支配收入比例的平均得分和平均排名的变化情况。其中,提出建设"中医药强省"目标的省(区、市)中医住院病人负担占可支配收入比例的平均得分 3 年来呈下降趋势,平均排名 3 年来有所波动,但变化不大;未提出建设"中医药强省"目标的省(区、市)平均得分在 2019 年有所上升,但在 2020 年又下降,且低于 2018 年水平。总体来说,提出建设"中医药强省"目标的省(区、市)中医住院病人负担占可支配收入比例逐渐高于未提出建设"中医药强省"目标的省(区、市),这表明未提出建设"中医药强省"目标的省(区、市)

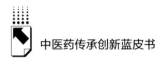

中医住院费用占可支配收入的比例均要高于提出建设"中医药强省"目标的省（区、市）（见表17）。

表17　2018~2020年提出与未提出建设"中医药强省"目标的省（区、市）中医住院病人负担平均得分及排名情况

单位：分

项目	2018年平均得分	平均排名	2019年平均得分	平均排名	2020年平均得分	平均排名
未提出建设"中医药强省"目标	78.24	16.07	81.04	14.25	76.44	14.90
提出建设"中医药强省"目标	78.63	15.94	77.29	17.11	73.40	16.52

（四）中医出院者日均费用情况

1.中医出院者日均费用情况及历年趋势

中医出院者日均费用呈现逐年增长的情况，2020年全国平均中医出院者日均费用为918.96元，年均增长率为6.10%。2020年中医出院者日均费用最高的5个省（区、市）为上海市（1892.81元）、北京市（1668.49元）、广东省（1556.68元）、天津市（1463.42元）和江苏省（1252.09元）。中医出院者日均费用最低的5个省（区、市）分别为青海省（627.59元）、云南省（627.31元）、甘肃省（613.96元）、宁夏回族自治区（534.37元）和西藏自治区（527.42元）。共有10个省（区、市）的中医出院者日均费用高于全国平均水平。

三大区域的中医出院者日均费用情况为东部地区最高，达1260.48元，年均增长率为7.48%；中部地区次之，为779.31元，年均增长率为7.16%；西部地区最低，为707.81元，年均增长率为5.15%，低于全国水平。三大区域中仅西部地区2020年与2019年相比无明显变化，东部地区和中部地区中医出院者日均费用均有较大幅度增长（见表18）。

表18 2017～2020年全国、各省（区、市）及分区域中医出院者日均费用及年均增长率

单位：元，%

项目	2017年	2018年	2019年	2020年	年均增长率
全国	769.49	808.53	866.36	918.96	6.10
东部	1015.27	1057.72	1063.55	1260.48	7.48
中部	633.25	669.08	688.77	779.31	7.16
西部	608.80	652.04	706.92	707.81	5.15
北京市	1317.14	1314.99	1593.91	1668.49	8.20
天津市	1198.73	1256.80	1322.14	1463.42	6.88
河北省	714.97	750.88	799.65	845.37	5.74
山西省	636.45	685.70	738.11	730.84	4.72
内蒙古自治区	598.35	629.11	646.01	675.28	4.11
辽宁省	663.57	664.37	758.76	833.45	7.89
吉林省	606.63	626.89	683.47	762.71	7.93
黑龙江省	597.87	592.57	591.96	743.52	7.54
上海市	1407.44	1486.79	1696.17	1892.81	10.38
江苏市	1039.56	1085.13	1166.08	1252.09	6.40
浙江省	988.98	1014.00	1083.94	1125.82	4.41
安徽省	638.14	645.31	683.51	734.76	4.81
福建省	853.48	923.98	966.06	1060.69	7.51
江西省	681.61	739.03	770.02	828.57	6.72
山东省	855.43	875.72	936.39	1005.09	5.52
河南省	601.47	669.48	718.67	749.32	7.60
湖北省	600.70	667.25	717.24	771.38	8.69
湖南省	703.09	726.37	752.40	773.74	3.24
广东省	1197.44	1295.59	1414.41	1556.68	9.14
广西壮族自治区	813.23	886.18	968.84	1031.80	8.26
海南省	931.19	966.62	1061.58	1161.38	7.64
重庆市	745.23	759.47	794.84	827.20	3.54
四川省	702.43	735.70	790.78	841.39	6.20
贵州省	601.48	612.57	641.29	667.63	3.54
云南省	571.95	587.61	598.02	627.31	3.13
西藏自治区	407.21	554.16	564.85	527.42	9.00
陕西省	599.58	642.88	697.85	720.85	6.33
甘肃省	492.13	553.29	599.71	613.96	7.65
青海省	591.83	627.87	667.02	627.59	1.97
宁夏回族自治区	489.16	514.17	535.74	534.37	2.99
新疆维吾尔自治区	693.03	721.47	760.33	798.89	4.85

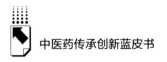

2. 中医出院者日均费用占可支配收入比例情况

2017~2020 年全国中医出院者日均费用占可支配收入比例呈现下降趋势。2020 年中医出院者日均费用占可支配收入比例排名前 5 的省（区、市）分别为宁夏回族自治区（2.08%）、内蒙古自治区（2.14%）、浙江省（2.15%）、北京市（2.40%）和西藏自治区（2.43%），排名靠后的 5 个省（区、市）为天津市（3.34%）、新疆维吾尔自治区（3.35%）、广东省（3.79%）、海南省（4.16%）、广西壮族自治区（4.20%）（见表 19）。

表 19　2017~2020 年全国及各省（区、市）中医出院者
日均费用占可支配收入比例及排名

单位：%

项目	2017 年	排名	2018 年	排名	2019 年	排名	2020 年	排名	排名变化
全国	2.96	—	2.86	—	2.82	—	2.85	—	—
北京市	2.30	2	2.11	1	2.35	4	2.40	4	-2
天津市	3.24	24	3.18	23	3.12	24	3.34	27	-3
河北省	3.33	25	3.20	24	3.12	23	3.12	25	0
山西省	3.12	21	3.12	21	3.10	22	2.90	17	4
内蒙古自治区	2.28	1	2.22	3	2.11	1	2.14	2	-1
辽宁省	2.38	5	2.24	4	2.38	5	2.55	6	-1
吉林省	2.84	10	2.75	10	2.78	14	2.96	18	-8
黑龙江省	2.82	9	2.61	8	2.44	6	2.99	20	-11
上海市	2.39	6	2.32	6	2.44	7	2.62	9	-3
江苏市	2.97	14	2.85	12	2.82	15	2.89	16	-2
浙江省	2.35	3	2.21	2	2.17	2	2.15	3	0
安徽省	2.92	13	2.69	9	2.59	9	2.61	7	6
福建省	2.84	11	2.83	11	2.71	11	2.85	15	-4
江西省	3.09	19	3.07	20	2.93	18	2.96	18	1
山东省	3.18	23	3.00	17	2.96	20	3.06	23	0
河南省	2.98	15	3.05	19	3.01	21	3.02	21	-6
湖北省	2.53	7	2.58	7	2.53	8	2.77	14	-7
湖南省	3.04	16	2.88	14	2.72	12	2.63	10	6

项目	2017 年	排名	2018 年	排名	2019 年	排名	2020 年	排名	排名变化
广东省	3.63	29	3.62	29	3.63	29	3.79	29	0
广西壮族自治区	4.09	30	4.12	31	4.15	31	4.20	31	-1
海南省	4.13	31	3.93	30	3.98	30	4.16	30	1
重庆市	3.09	18	2.88	15	2.75	13	2.68	11	7
四川省	3.41	26	3.28	26	3.20	27	3.17	26	0
贵州省	3.60	28	3.32	27	3.14	26	3.06	23	5
云南省	3.12	22	2.93	16	2.71	10	2.69	12	10
西藏自治区	2.63	8	3.21	25	2.90	17	2.43	5	3
陕西省	2.91	12	2.85	13	2.83	16	2.75	13	-1
甘肃省	3.07	17	3.16	22	3.13	25	3.02	21	-4
青海省	3.11	20	3.02	18	2.95	19	2.61	7	13
宁夏回族自治区	2.38	4	2.30	5	2.19	3	2.08	1	3
新疆维吾尔自治区	3.47	27	3.36	28	3.29	28	3.35	28	-1

3. 中医出院者日均费用占可支配收入比例指数得分及排名情况

从表 20 来看，2020 年中医出院者日均费用占可支配收入比例指数得分排名前 5 的省（区、市）分别为宁夏回族自治区（100 分）、内蒙古自治区（98.57 分）、浙江省（98.33 分）、北京市（92.38 分）和西藏自治区（91.67 分），排名前 5 位的省（区、市）得分差距较大。排名后 5 的省（区、市）分别为天津市（70.00 分）、新疆维吾尔自治区（69.76 分）、广东省（59.29 分）、海南省（50.48 分）和广西壮族自治区（49.52 分）。各省（区、市）的得分差异较大。共有 17 个省（区、市）得分超过全国平均水平（80.44 分）。

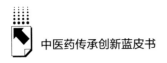

表20　2020年各省（区、市）中医出院者日均费用占可支配收入
比例指数评价得分及排名

单位：分

省(区、市)	得分	排名	省(区、市)	得分	排名
北京市	92.38	4	湖北省	83.57	14
天津市	70.00	27	湖南省	86.90	10
河北省	75.24	25	广东省	59.29	29
山西省	80.48	17	广西壮族自治区	49.52	31
内蒙古自治区	98.57	2	海南省	50.48	30
辽宁省	88.81	6	重庆市	85.71	11
吉林省	79.05	18	四川省	74.05	26
黑龙江省	78.33	20	贵州省	76.67	23
上海市	87.14	9	云南省	85.48	12
江苏省	80.71	16	西藏自治区	91.67	5
浙江省	98.33	3	陕西省	84.05	13
安徽省	87.38	7	甘肃省	77.62	21
福建省	81.67	15	青海省	87.38	7
江西省	79.05	18	宁夏回族自治区	100.00	1
山东省	76.67	23	新疆维吾尔自治区	69.76	28
河南省	77.62	21	全国	80.44	—

将31个省（区、市）按照东部、中部、西部的地理区域划分，比较三大区域2017~2020年的平均得分和平均排名变化情况。东部地区11个省（市）中，有6个省（市）此项指数得分超过全国平均水平（得分在80.44以上），其中有4个省（区、市）在全国排名前十，分别为浙江省（第3名）、北京市（第4名）、辽宁省（第6名）和上海市（第9名）。其中北京市中医住院病人人均住院费用偏高，但中医出院者日均费用占可支配收入比例排名靠前，这与北京市中医出院者的平均住院天数较多有关。东部地区有5个省（市）排名位于全国后1/3（排名在第20名之后），广东省和海南省在东部地区的排名最后，在全国排名分别为第29名和第30名，出院病人经济负担较重。西部地区12个省（区、市）中，有6个省（区、市）此项指数得分超过全国平均水平。中部地区8个省中，有5个省此项指数得分超过

全国平均水平。

2020 年东部地区中医出院者日均费用占可支配收入比例指数的平均得分为 78.25 分，平均排名为 17.00 名，较前 3 年明显下降，2020 年东部地区中医出院者日均费用占居民可支配收入的比例有所升高。2020 年中部地区平均得分为 81.55 分，平均排名为 15.63 名，得分较前 3 年有明显下降，2020 年中部地区中医出院者日均费用占居民可支配收入比例有所提高。但是总体来说，2017~2019 年中部地区的平均得分和平均排名均优于东部地区和西部地区，中部地区中医出院者日均费用占居民可支配收入比例更低，出院者日均费用负担最低。2020 年西部地区平均得分与前 3 年相比差别不大，但排名有较大幅度提升（见表 21）。

表 21　2017~2020 年分区域中医出院者日均费用占可支配
收入比例指数的平均得分及排名情况

单位：分

区域	2017 年平均得分	平均排名	2018 年平均得分	平均排名	2019 年平均得分	平均排名	2020 年平均得分	平均排名
东部地区	83.20	15.73	81.73	14.45	81.56	15.45	78.25	17.00
中部地区	84.61	13.75	82.20	13.50	84.40	13.75	81.55	15.63
西部地区	80.26	17.75	77.09	19.08	79.95	18.00	81.71	15.00

将 31 个省（区、市）按照是否提出建设"中医药强省"目标进行对比分析，观察 2018~2020 年平均得分和平均排名的变化情况。其中，提出建设"中医药强省"目标的省（区、市）中医出院者日均费用占可支配收入比例指数的平均得分均在 78.00 分以上，平均排名 3 年来呈下降趋势，但变化不大，2020 年平均得分为 78.45 分，平均排名 18.14 名。未提出建设"中医药强省"目标的省（区、市）该项指数的平均得分和平均排名呈上升趋势，2020 年平均得分为 84.62 分，平均排名 11.10 名，说明未提出建设"中医药强省"目标的省（区、市）出院者日均费用负担逐年降低。另外，提出建设"中医药强省"目标的省（区、市）近 2 年的平均得分和平均排

名均低于未提出建设"中医药强省"目标的省（区、市），这表明提出建设"中医药强省"目标的省（区、市）中医出院者日均费用占可支配收入的比例均要高于未提出建设"中医药强省"目标的省（区、市）（见表22）。

表22 2018～2020年提出与未提出建设"中医药强省"目标的省（区、市）中医出院者日均费用占可支配收入比例平均得分及排名情况

单位：分

项目	2018年平均得分	平均排名	2019年平均得分	平均排名	2020年平均得分	平均排名
未提出建设"中医药强省"目标	79.83	16.50	83.90	14.17	84.62	11.10
提出建设"中医药强省"目标	80.24	15.59	80.26	17.16	78.45	18.14

四　结论与建议

自2000年以来，我国人均GDP和人均医疗卫生总支出呈现逐渐上升的趋势。医疗卫生费用增长过快，而在我国医疗保障报销起付线不变的情况下，病人需要支付的金额就会相应增加。医疗卫生支出作为居民日常生活支出的一部分，在居民可支配收入中占比过高就会挤占其他日常支出或增加总支出，从而降低居民的日常生活质量。短时间或偶发性的医疗卫生支出增加，对个人和家庭造成的经济影响和负担有限，但是突发性的大量增加或长时间的增加却有可能导致居民因病致贫、因病返贫。根据国家《"十四五"中医药发展规划》，中医药发展应建立以临床价值和技术劳务价值为主要依据、体现中医药特点的中医医疗服务卫生技术评价体系，以及优化中医医疗服务价格政策。在医疗服务价格动态调整中重点考虑中医医疗服务项目。

2017～2020年，我国中医门诊费用、中医住院费用及中医出院者日均费用均有所上涨，中医门诊费用年均增长速度为7.45%，中医住院费用年均

增长速度为 5.67%，中医出院者日均费用年均增长速度为 6.10%。虽然 2020 年中医医疗费用上升速度略高于国民经济增长速度，但中医门诊费用、中医住院费用及中医出院者日均费用占可支配收入比例均呈下降趋势，说明百姓医疗费用负担较往年有所下降，全国中医医疗费用的增长整体处于健康、合理、可控的范围内，有利于中医医疗事业的发展。中医医疗费用结构有所改善。药费、检查费、治疗费等各项费用均有所增长，但药费占门诊、住院费用的比例呈下降趋势，检查费、治疗费等能体现医务人员劳动价值的费用占比上升，说明国家的药品价格政策取得一定成效，医务人员劳动价值逐渐提高。

中医医疗费用方面主要是中医住院病人负担占可支配收入比例较高，近年来下降趋势也最明显，由 2017 年的 28.73% 下降到 2020 年的 27.36%，其次为中医出院者日均费用占可支配收入比例，由 2017 年的 2.96% 下降到 2020 年的 2.85%；而中医门诊病人负担占可支配收入的比例最低，2020 年与 2017 年相比无变化（0.89%），说明住院负担是居民因病致贫、因病返贫的重要因素。但总体来说，我国居民中医医疗负担处于下降水平，有利于中医药事业在我国的发展。

在区域比较中，中医门诊、住院费用均表现为东部>中部>西部，但由于区域间经济发展状况不同，东部地区的经济发展状况更好，东部地区的人均可支配收入更高，东部地区病人整体医疗费用负担占可支配收入的比例处于较低的水平。不同省（区、市）间的中医门诊费用、中医住院费用差距偏大，且各省（区、市）的经济状况不同，百姓中医医疗费用负担水平也不同。在中医医疗费用方面，江苏、浙江和上海的中医医疗费用偏高，但由于该地区经济发展好，费用负担占比较小。总体来说，无论是中医整体医疗费用负担还是中医门诊、住院费用负担，各省（区、市）间的差异不大，且绝大部分省（区、市）病人费用负担呈现减少的趋势，说明中医医疗费用变化与经济发展状况相适应。

在国家政策的保障下，中医医疗服务价格体制仍需进一步优化。医疗机构炮制使用的中药饮片、中药制剂实行自主定价，符合条件的按程序纳入基

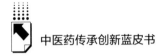

本医疗保险支付范围。改善市场竞争环境，引导形成以质量为导向的中药饮片市场价格机制。将符合条件的中医医疗服务项目和中药按程序纳入基本医疗保险支付范围，从而进一步降低门诊及住院病人药费占比。探索符合中医药特点的医保支付方式，遴选和发布中医优势病种，鼓励实行中西医同病同效同价。一般中医诊疗项目可继续按项目付费。继续深化中医药参与按床日付费、按人头付费等研究。加大中医优势病种及中医适宜技术的报销力度。支持保险公司、中医药机构合作开展健康管理服务，鼓励商业保险机构开发中医治未病等保险产品，从而使中医医疗费用更加合理、可控。

五 本报告新发现

第一，2017~2019年中医医疗费用有所提高，但增长速度低于国民经济增速，整体费用负担呈下降趋势，且医疗费用结构有所改善，药费占比下降，治疗费、手术费占比上升，说明国家的药品价格政策取得一定成效，医务人员劳动价值逐渐提高。

第二，2020年由于新冠肺炎疫情大流行，国民生产总值增长速度有所下降，导致中医医疗费用增长速度快于我国国民生产总值增长速度。但是总体来说，中医门诊费用、中医住院费用以及出院者日均费用占可支配收入比例均呈下降趋势，说明我国居民医疗费用负担有所下降，中医医疗费用处于合理、可控范围内。

第三，住院病人负担下降趋势最为明显，说明国家在规范公立医院收费行为，预防居民因病致贫、因病返贫的相关政策上已初见成效。

第四，未提出建设"中医药强省"目标的省（区、市）在中医医疗费用方面优于提出建设"中医药强省"目标的省（区、市），且两者差距随时间增长有所增大。

专题篇

Special Reports

B.5
中国中医药省际竞争力评价报告

周尚成　周智华　周静静　钟艾霖　高　婧　黎倩欣　梁珊珊　李正龙*

摘　要： 本报告基于中医药事业"七位一体"的构成理论与卫生系统绩效评价理论,利用德尔菲法确立指标权重,使用国家统计行业的数据,用综合评价分析方法对中国中医药省际竞争力进行评价。结果显示,我国中医药传承创新在区域发展上排名最前的为东部地区,其次为中部、西部地区,区域三年排名稳健中带有变动性,东部地区平均排名较2018年、2019年排名有所降低,年均下降一个名次,中部地

---

* 周尚成,管理学博士,广州中医药大学公共卫生与管理学院教授,博士生导师,主要研究方向为中医药管理、卫生管理与医疗保障;周智华,广州中医药大学公共卫生与管理学院在读硕士研究生,主要研究方向为疾病负担与卫生政策;周静静,广州中医药大学公共卫生与管理学院在读博士研究生,主要研究方向为疾病负担、卫生政策、慢病管理;钟艾霖,广州中医药大学公共卫生与管理学院在读博士研究生,主要研究方向为卫生政策、疾病负担;高婧,广州中医药大学公共卫生与管理学院在读博士研究生,广州中医药大学护理学院讲师,主要研究方向为中医药管理、老年护理;黎倩欣,广州中医药大学公共卫生与管理学院在读硕士研究生,主要研究方向为卫生经济、卫生事业管理和卫生政策研究;梁珊珊,广州中医药大学公共卫生与管理学院在读硕士研究生,主要研究方向为社会医学与卫生事业管理;李正龙,广州中医药大学公共卫生与管理学院在读硕士研究生,主要研究方向为疾病负担。

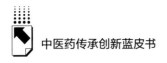

区排名整体上升；中医药强省政策有利于中医药事业发展，但在中医药养生保健上效果不明显，提出建设"中医药强省"目标的地区中医医疗服务排名较未提出建设"中医药强省"目标的地区更靠前。与 2019 年排名结果相比，排名下降的地区有 12 个，排名上升的地区有 12 个。本报告认为，中医药事业发展具备一定区域特色，且三年结果具有稳健性，中医药强省建设有利于中医药事业发展。

关键词： 中医药　传承创新　省际竞争力

一　中医药传承创新发展省际评价指标体系与权重

本报告沿袭 2020 版、2021 版中医药传承创新蓝皮书指标评价体系，围绕中医药事业发展的基本构成要素——中医医疗服务以及中医药养生保健、教育、科研、产业、文化传播与对外交流、政策构建指标体系。2022 版中医药传承创新发展省际评价指标体系共包含 7 个一级指标、10 个二级指标、48 个三级指标，各指标及其权重如表 1 所示。

表 1　2022 版中医药传承创新发展省际评价指标体系各级指标及其标准化权重

一级指标	权重	二级指标	权重	三级指标	权重
中医医疗服务	0.168	中医医疗资源	0.283	每百万人口中医类医院数	0.176
				每千人口中医类医院卫生技术人员数	0.179
				每千人口中医类医院床位数	0.169
				每千人口中医执业（助理）医师数	0.186
				中医类医院中药师占药师比例	0.152
				中医类医院医护比	0.138
		中医医疗服务效率	0.261	人均就诊中医类医疗机构次数	0.184
				每万人中医类医院出院人次数	0.170
				中医医院病床使用率	0.163
				医师人均每日担负诊疗人次	0.167
				医师人均每日担负住院床日	0.153
				中医医院平均住院天数	0.163

续表

一级指标	权重	二级指标	权重	三级指标	权重
中医医疗服务	0.168	中医医疗费用	0.236	住院病人负担占可支配收入比例	0.348
				门诊病人负担占可支配收入比例	0.348
				出院者日均费用占可支配收入比例	0.305
		中医康复发展	0.220	设有康复医学科的中医类医院比例	0.288
				每万人中医类医院康复医学科床位数	0.241
				每万人中医类医院康复医学科门诊人次数	0.246
				每万人中医类医院康复医学科出院人次数	0.225
中医药养生保健	0.133	中医治未病服务	1.000	每万人中医治未病人次数	0.269
				每万人中医健康管理人数	0.242
				0~3岁儿童中医健康管理率	0.231
				65岁以上老人中医健康管理率	0.258
中医药教育	0.148	中医教育与培养	1.000	每万人口中医研究生数	0.179
				每万人口中医本科生数	0.186
				国家中医药管理局中医药重点学科数	0.169
				被授予国家名中医称号的人数	0.149
				中医药优势特色教育培训基地数	0.155
				中医住院医师规范化培训基地数年增长率	0.162
中医药产业	0.136	中医药产业状况	1.000	中成药类销售额占比	0.131
				中药材类销售额占比	0.153
				药材播种面积	0.150
				中药保护品种数	0.157
				中药材产值	0.143
				中药相关药品生产企业数	0.136
				中药相关药品经营企业数	0.130
中医药科研	0.142	中医药科研发展	1.000	每万人口中医药科学研究与技术开发机构R&D经费	0.207
				中医药科学研究与技术开发机构R&D人员数	0.199
				中医药学术论文发表数	0.195
				中医药专利授予数	0.199
				中医药课题立项数	0.199

续表

一级指标	权重	二级指标	权重	三级指标	权重
中医药政策	0.149	中医药政策颁布	1.000	中医药年人均财政投入	0.271
				省级政府机关中医药卫生政策占总卫生政策比例	0.252
				省级卫健委中医药卫生政策占总卫生政策比例	0.238
				是否提出建设"中医药强省"目标	0.238
中医药文化传播与对外交流	0.125	中医药文化传播与对外交流	1.000	中医药博物馆数量	0.336
				中医药百度搜索指数	0.352
				中医药来华留学生数	0.312

二 各省（区、市）中医药传承创新发展评价得分及排名情况

31个省（区、市）的中医药传承创新发展评价涵盖了中医医疗服务、中医药养生保健、中医药教育、中医药产业、中医药科研、中医药政策以及中医药文化传播与对外交流，从总得分及排名结果看，排名前五位的省（区、市）为北京市、四川省、广东省、浙江省和江苏省，排名后五位的省（区、市）为山西省、青海省、新疆维吾尔自治区、海南省和西藏自治区（见表2）。

表2 2020年各省（区、市）中医药传承创新发展评价得分及排名

单位：分

省(区、市)	区域	中医医疗服务	中医药养生保健	中医药教育	中医药产业	中医药科研	中医药政策	中医药文化传播与对外交流	总分	排名
北京市	东	68.99	71.18	94.36	74.23	89.84	70.70	87.17	79.22	1
四川省	西	76.56	68.80	74.46	79.18	80.31	82.06	84.76	77.95	2
广东省	东	67.60	58.31	77.50	87.51	77.09	86.05	87.94	77.16	3
浙江省	东	76.95	60.93	71.45	78.74	67.73	76.26	86.00	73.97	4
江苏省	东	69.04	59.57	73.42	75.59	74.53	78.23	83.80	73.30	5
重庆市	西	78.04	64.89	69.04	74.77	75.65	72.02	76.95	73.15	6
河南省	中	72.77	56.17	73.54	79.60	72.38	74.05	81.78	72.86	7
山东省	东	67.22	59.29	75.97	77.25	77.87	69.25	84.67	72.81	8

省(区、市)	区域	中医医疗服务	中医药养生保健	中医药教育	中医药产业	中医药科研	中医药政策	中医药文化传播与对外交流	总分	排名
湖北省	中	68.66	65.72	72.79	75.86	65.55	83.14	78.50	72.80	9
云南省	西	68.15	70.95	71.98	80.89	64.18	74.71	78.11	72.48	10
湖南省	中	70.09	68.52	76.24	75.93	69.79	74.90	71.11	72.38	11
陕西省	西	66.22	65.72	72.95	75.17	67.15	82.91	77.05	72.33	12
甘肃省	西	73.82	66.73	69.32	73.18	65.05	81.81	75.50	72.28	13
吉林省	中	64.18	79.77	71.80	70.35	68.08	74.64	75.80	71.77	14
上海市	东	67.16	63.67	76.47	72.95	68.97	69.59	81.10	71.22	15
河北省	东	65.22	59.81	72.95	76.58	65.65	75.22	79.95	70.57	16
黑龙江省	中	60.52	59.48	69.65	72.54	66.93	86.69	76.38	70.14	17
安徽省	中	68.64	57.90	70.96	73.49	67.71	71.51	80.81	70.02	18
贵州省	西	64.98	62.10	74.08	72.65	64.75	75.03	75.70	69.78	19
内蒙古自治区	西	74.84	64.14	67.77	67.21	62.91	76.15	73.96	69.73	20
江西省	中	65.88	61.39	74.86	70.82	66.69	70.56	70.44	68.66	21
广西壮族自治区	西	61.22	62.01	73.14	70.56	68.05	75.06	69.57	68.42	22
福建省	东	67.79	59.70	75.90	66.22	64.50	71.44	70.92	68.16	23
天津市	东	54.31	58.63	76.34	69.33	66.05	81.90	68.31	67.69	24
辽宁省	东	62.25	57.24	73.72	65.19	67.52	70.51	77.92	67.61	25
宁夏回族自治区	西	72.28	68.21	65.07	62.88	61.10	71.61	70.00	67.42	26
山西省	中	60.40	59.72	67.78	67.98	63.05	72.96	76.47	66.68	27
青海省	西	63.62	69.18	65.90	62.24	60.58	76.10	69.42	66.66	28
新疆维吾尔自治区	西	63.43	53.08	69.26	68.43	62.61	71.20	64.74	64.80	29
海南省	东	50.94	65.45	66.25	62.61	63.20	78.13	63.77	64.10	30
西藏自治区	西	48.78	65.00	68.12	61.15	60.15	77.34	60.19	62.75	31

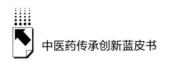

三 中国中医药传承创新发展深度分析

（一）区域分析

根据我国现行区域划分标准，将31个省（区、市）分为东、中、西部三个区域，其中东部地区共11个省（市），包括北京市、天津市、河北省、辽宁省、上海市、江苏省、浙江省、福建省、山东省、广东省和海南省；中部地区共8个省，包括山西省、吉林省、黑龙江省、安徽省、江西省、河南省、湖北省和湖南省；西部地区共12个省（区、市），包括内蒙古自治区、广西壮族自治区、重庆市、四川省、贵州省、云南省、西藏自治区、陕西省、甘肃省、青海省、宁夏回族自治区和新疆维吾尔自治区。对区域进行排名，东部地区的平均排名为14.0名，中部地区的平均排名为15.5名，西部地区的平均排名为18.2名。区域平均秩次和极差，可分别用于表现区域内中医药传承创新发展的平均排名和内部差距，在平均秩次上，东部<中部<西部，中部地区的极差较小，我国东部地区中医药传承创新发展在三个区域中较强，中部地区发展最为均衡，而西部地区整体发展在三个区域中最弱。从三年总排名结果看，东部地区平均排名逐年靠后，西部地区平均排名有所提高（见表3）。

表3 2022年三大区域中医药传承创新发展平均排名情况

区域	中医医疗服务	中医药养生保健	中医药教育	中医药产业	中医药科研	中医药政策	中医药文化传播与对外交流	2020年总排名	2019年总排名	2018年总排名
东部	17.0	19.9	10.2	14.7	12.2	17.5	11.7	14.0	13.4	12.4
中部	16.6	17.1	16.4	14.5	14.6	16.6	15.5	15.5	16.6	16.3
西部	14.7	11.7	21.1	18.2	20.4	14.3	20.3	18.2	18.0	19.2

（二）中医药强省情况分析

截至2020年12月31日，我国已有21个省（区、市）提出建设"中医药强省"目标，较上年新增 2 个省（区、市），尚有 10 个省（区、市）未提出建设"中医药强省"目标。本报告尝试探讨"中医药强省"目标对于中医药传承创新发展的作用。从表4可以看出，在中医药养生保健上，提出建设"中医药强省"目标的地区平均排名落后于未提出地区，即提出建设"中医药强省"目标的地区较未提出的地区在中医药养生保健方面并未显现出优势。但整体看来，提出建设"中医药强省"目标的地区较未提出建设"中医药强省"目标的地区在中医医疗服务以及中医药教育、产业、科研、政策、文化传播与对外交流上，均有优势。在总排名上，提出建设"中医药强省"目标地区的平均排名为 13.8 名，未提出地区的平均排名为 20.6 名，从 2019 年、2020 年总排名结果看，提出建设"中医药强省"目标的地区与未提出地区的差距逐年拉大，建设"中医药强省"目标的效果日渐明显（见表4）。

表4　2020 年提出与未提出建设"中医药强省"目标的省（区、市）平均排名及对比

是否已提出建设"中医药强省"目标	省（区、市）数（个）	中医医疗服务	中医药养生保健	中医药教育	中医药产业	中医药科研	中医药政策	中医药文化传播与对外交流	总排名	2019年总排名
是	21	15.9	16.2	14.8	12.7	14.5	13.5	14.2	13.8	14.1
否	10	16.3	15.6	18.5	23.0	19.2	21.3	19.7	20.6	19.1
对比	-11	0.4	-0.6	3.7	10.3	4.7	7.8	5.5	6.8	5.0

四　各省（区、市）中医药传承创新"七位一体"发展情况

（一）中医康复发展评价

中医院事业传承创新发展围绕医疗、养生保健、科研、产业、文化传播

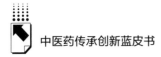

与对外交流、政策等七个方面进行综合评价；其中中医医疗可细化为中医医疗资源、中医医疗服务效率、中医医疗费用、中医康复医学发展等四个方面，我们在 B2~B4 报告中已就中医医疗资源、中医医疗服务效率、中医医疗费用等方面做出了详细介绍，因此本专题报告从中医康复医学发展开始向读者做详细介绍。

1. 概念界定

康复医疗以疾病、损伤导致的有躯体功能与结构障碍或个体活动能力受限的患者为服务对象，以提高伤、病、残人士的生存质量和帮助他们重返社会为专业特征。其目的是促进个体健康回归社会，避免患者疾病的加重或减轻伤残的程度，以及通过康复技术提高患者的生命质量，减轻家庭和社会的负担。目前，残疾人、老年人、慢性病患者是康复需求最大的三类群体。

中医康复医学与现代康复医学的目的相一致，不同之处在于中医康复医学是在中医学的辨证论治和整体观念的指导下，采用中医康复的理念和方法开展康复治疗工作，不仅注重患者的整体康复，还强调辨证康复观。中医康复医疗基于中医经典理论的指导，结合现代医学成果，通过针灸、推拿、拔罐等中医适宜技术，最大限度地帮助患者回归正常生活。中医康复医学所包含的内容众多，囊括了老年康复、心脏康复、骨科康复、神经康复、运动康复、产后康复、心理康复等，所涉及的人群众多，基本覆盖了全年龄段的人群。中医康复治疗具有"简、验、廉、效"的特点，在社区、基层推广有较大的优势。研究我国中医康复医学的建设和配置状况，评价中医康复医学的服务能力和服务水平，有助于国家宏观调控，促进中医康复医学的发展，为健康中国战略的实施提供政策性建议。

2. 中国中医康复发展政策概况

我国政府对中医康复发展空前重视。自 2017 年 7 月 1 日起施行《中华人民共和国中医药法》以来，国务院各有关部门、各地方认真组织实施，中医康复治疗得到了较大发展，取得了积极成效。集预防、保健、疾病治疗和康复于一体的优质高效中医药服务体系更加健全。以北京市为例，自

2017 年起，北京各区按照康复医疗服务体系建设原则，整合辖区内卫生计生、民政、残联等部门在康复医疗服务领域的资源，保证康复医疗服务供给。逐渐完善以运动康复、职业康复、老年康复、儿童康复、专病康复为主的康复医疗体系，并充分利用和发挥中医传统特色和优势，积极开发和推广中医康复适宜技术。将康复中医特色诊疗技术（非药物疗法）应用纳入考核指标体系。鼓励中医类别医师从事康复服务，临床类别医师学习中医康复的理论和技术方法，支持部分三级中医医院按照功能划分建设北京市中医康复中心。

《中医药发展战略规划纲要（2016~2030 年）》也明确提出，要加强中医医院康复科室建设，支持康复医院设置中医药科室，加强中医康复专业技术人员的配备。2021 年 6 月，国家医政医管局出台《关于加快推进康复医疗工作发展的意见》，再次明确提出加强康复医院、综合医院和中医医院的康复医学科建设，进一步落实《关于印发中医药康复服务能力提升工程实施方案（2021~2025 年）的通知》，充分发挥中医药在疾病康复中的重要作用。鼓励有条件的医疗机构积极提供中医康复服务。加强中医康复服务机构建设和管理，强化中医康复专业人才培养和队伍建设，开展中医康复方案和技术规范研究，积极发展中医特色康复服务，增加基层中医康复服务供给，切实提高中医康复服务能力和水平。

2022 年 3 月，国务院办公厅印发《"十四五"中医药发展规划》，进一步明确了"十四五"期间中医药发展的指导思想、基本原则、发展目标、主要任务和重点措施。该规划提出到 2025 年，中医药健康服务能力明显增强，中医药高质量发展政策和体系进一步完善，中医药振兴发展取得积极成效，在健康中国建设中的独特优势得到充分发挥。同时，该规划指标的设定更加体现新时期中医药高质量发展要求，明确提出二级以上中医医院设置康复（医学）科的比例达到 70%，并将中医康复发展列入重点任务，强化特色康复能力。依托现有资源布局一批中医康复中心，二级以上中医医院加强康复（医学）科建设，康复医院全部设置传统康复治疗室，其他提供康复服务的医疗机构普遍能够提供中医药服务。探索有利于发挥中医药优势的康

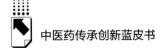

复服务模式。促进中医药、中华传统体育与现代康复技术融合，发展中国特色康复医学。针对心脑血管病、糖尿病、尘肺病等慢性病和伤残等，制定推广中医康复方案，推动研发中医康复器具。大力开展培训，推动中医康复技术进社区、进家庭、进机构。为实现新时期中医药高质量发展明确了举措，提供了保障。

3. 中国中医康复发展评价指标

中医康复发展评价指标包含 8 个指标①，分别为设有康复医学科的中医类医院比例、每万人中医类医院康复医学科床位数、每万人中医类医院康复医学科门诊人次数、每万人中医类医院康复医学科出院人次数、中医类医院康复医学科床位数占比、中医类医院康复医学科门诊人次数占比、中医类医院康复医学科出院人次数占比、每万人中医类医院康复训练设备台数。本研究采集了 2017~2020 年全国 31 个（区、市）中医康复医疗行业的相关数据。其中，计算每万人中医类医院康复医学科门诊人次数、每万人中医类医院康复医学科出院人次数、每万人中医类医院康复训练设备台数所用的人口数据来自《中国统计年鉴》；中医类医院康复医学科床位数、康复训练设备台数、门诊人次、出院人次来自历年《全国中医药统计摘编》，全国中医类医院康复医学科床位数及门诊人次数来自历年《中医药事业发展统计提要报告》及《中国卫生健康统计年鉴》。2022 版中医药传承创新蓝皮书中以上8 个指标值计算公式如下。

（1）设有康复医学科的中医类医院比例 = 2020 年某省（区、市）设有康复医学科的中医类医院数÷2020 年该省（区、市）中医类医院数×100%。

（2）每万人中医类医院康复医学科床位数 = 2020 年某省（区、市）中医类医院康复医学科床位数÷2020 年末该省（区、市）总人口数×10000。

（3）每万人中医类医院康复医学科门诊人次数 = 2020 年某省（区、市）

---

① 鉴于 2019 年中医康复发展的四个指标（设有康复医学科的中医类医院比例、每万人中医类医院康复医学科床位数、每万人中医类医院康复医学科门诊人次数、每万人中医类医院康复医学科出院人次数）在 2020 年的数据未更新，故在本部分仅基于全国数据进行分析讨论，并根据数据可及性原则重新添加统计指标。

中医类医院康复医学科门诊总人次数÷2020 年末该省（区、市）总人口数×10000。

（4）每万人中医类医院康复医学科出院人次数＝2020 年某省（区、市）中医类医院康复医学科出院总人次数÷2020 年末该省（区、市）总人口数×10000。

（5）中医类医院康复医学科床位数占比＝2020 年某省（区、市）中医类医院康复医学科床位数÷2020 年该省（区、市）康复医学科床位数×100%。

（6）中医类医院康复医学科门诊人次数占比＝2020 年某省（区、市）中医类医院康复医学科门诊人次数÷2020 年该省（区、市）康复医学科门诊人次数×100%。

（7）中医类医院康复医学科出院人次数占比＝2020 年某省（区、市）中医类医院康复医学科出院人次数÷2020 年该省（区、市）康复医学科出院人次数×100%。

（8）每万人中医类医院康复训练设备台数＝2020 年某省（区、市）中医类医院康复训练设备台数÷2020 年末该省（区、市）总人口数×10000。

4. 中国中医康复发展情况

（1）中国中医康复发展情况

2020 年我国中医类医院康复医学科在服务资源建设（设有康复医学科的中医类医院比例、中医类医院康复医学科床位数、中医类医院康复医学科康复训练设备台数）上取得较大发展，但诊疗量较往年有所下降，其中门诊人次数较 2019 年下降 12.93%，出院人次数下降 4.68%。2020 年全国 31 个省（区、市）设有康复医学科的中医类医院数为 2390 家，相较于 2017 年增加了 829 家，年均增长率为 15.26%；全国中医类医院康复医学科床位数为 66955 张，相较于 2017 年增加了 25064 张，年均增长率为 16.92%；中医类医院康复医学科康复训练设备台数为 46478 台，年均增长率为 14.62%。2020 年中医类医院康复医学科门诊人次数为 1025.18 万人次，年均增长率为 1.85%；中医类医院康复医学科出院人次数为 1123389 人次，年均增长率为 9.82%（见表 5）。

表5　2017～2020年中医类医院康复医学科发展情况

项目	2017年	2018年	2019年	2020年
设有康复医学科的中医类医院数（家）	1561	1834	2062	2390
中医类医院康复医学科床位数（张）	41891	50404	58911	66955
全国医院康复医学科床位数（张）	175747	201481	223505	246907
中医类医院康复医学科门诊人次数（万人次）	970.19	1037.31	1177.45	1025.18
全国医院康复医学科门诊人次数（万人次）	3010.4	3222.4	3468.9	3109.2
中医类医院康复医学科出院人次数（人次）	848145	1024155	1178547	1123389
全国医院康复医学科出院人次数（人次）	2654513	3101838	3301400	3099913
中医类医院康复医学科康复训练设备台数（台）	30862	34944	40708	46478
设有康复医学科的中医类医院比例（%）	34.2	37.1	39.4	43.6
每万人中医类医院康复医学科床位数（张）	0.2992	0.3586	0.4178	0.4741
每万人中医类医院康复医学科门诊人次数（人次）	69.29	73.81	83.50	72.60
每万人中医类医院康复医学科出院人次数（人次）	6.06	7.29	8.36	7.96
每万人中医类医院康复训练设备台数（台）	0.2204	0.2486	0.2887	0.3291
中医类医院康复医学科床位全国占比（%）	23.8	25.0	26.4	27.1
中医类医院康复医学科门诊人次全国占比（%）	32.2	32.2	33.9	33.0
中医类医院康复医学科出院人次数全国占比（%）	32.0	33.0	35.7	36.2

（2）中国中医康复发展医疗资源情况

2020年我国中医康复医学科在服务资源建设（设有康复医学科的中医类医院比例、中医类医院康复医学科床位数、中医类医院康复医学科康复训练设备台数）上取得较大发展。全国31个省（区、市）设有康复医学科的中医类医院数为2390家，相较于2017年增加了829家，年均增长率为15.3%（见表6、图1、图2）。

表6　2017～2020年中医类医院康复医学科设立情况

单位：家，%

项目	2017年	2018年	2019年	2020年
设有康复医学科的中医类医院数	1561	1834	2062	2390
设有康复医学科的中医类医院比例	34.2	37.1	39.4	43.6

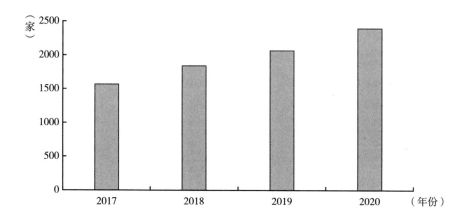

图 1　2017~2020 年设有康复医学科的中医类医院数

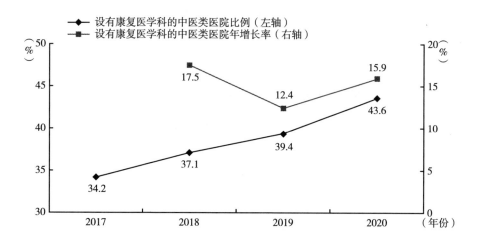

图 2　2017~2020 年设有康复医学科的中医类医院比例及年增长率

2020 年全国中医类医院康复医学科床位数为 66955 张，相较于 2017 年增加了 25064 张，年均增长率为 16.92%。我国中医类医院康复医学科床位数逐年增加，中医类医院康复医学科服务资源全国占比逐年增大（见表 7、图 3、图 4）。

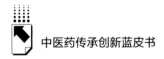

表7 2017~2020年中医类医院康复医学科床位情况

单位：张，%

项目	2017年	2018年	2019年	2020年
中医类医院康复医学科床位数	41891	50404	58911	66955
全国医院康复医学科床位数	175747	201481	223505	246907
每万人中医类医院康复医学科床位数	0.2992	0.3586	0.4178	0.4741
中医类医院康复医学科床位全国占比	23.8	25.0	26.4	27.1

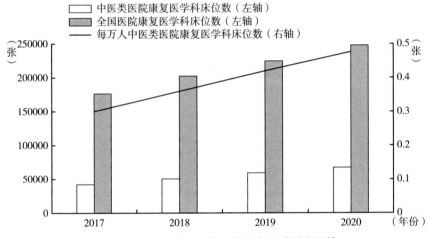

图3 2017~2020年中医类医院康复医学科床位情况

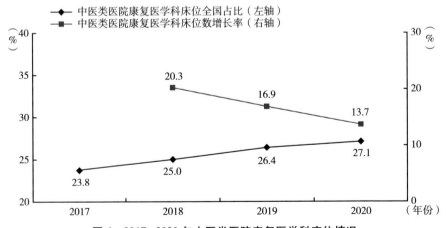

图4 2017~2020年中医类医院康复医学科床位情况

2017~2020 年我国中医类医院康复医学科康复训练设备数逐年增加。2020 年中医类医院康复医学科康复训练设备台数为 46478 台，较 2017 年增加 15616 台，年均增长率为 14.62%（见表 8、图 5、图 6）。

表 8　2017~2020 年中医类医院康复训练设备情况

单位：台

项目	2017 年	2018 年	2019 年	2020 年
中医类医院康复医学科康复训练设备台数	30862	34944	40708	46478
每万人中医类医院康复训练设备台数	0.2204	0.2486	0.2887	0.3291

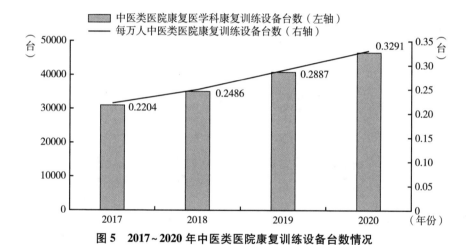

图 5　2017~2020 年中医类医院康复训练设备台数情况

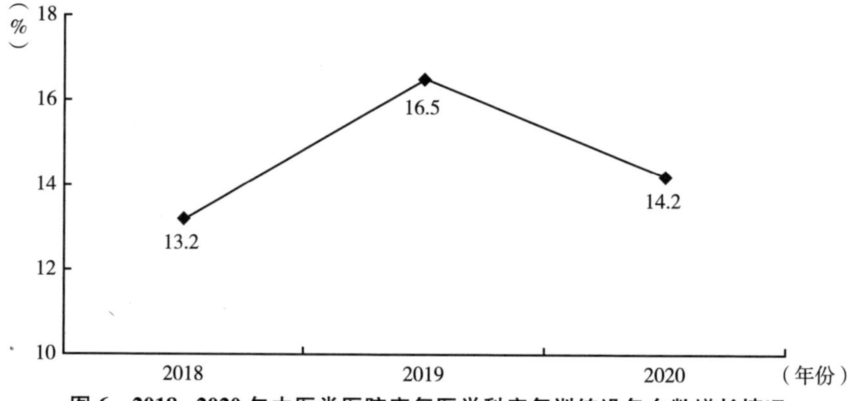

图 6　2018~2020 年中医类医院康复医学科康复训练设备台数增长情况

（3）中国中医康复发展医疗服务情况

2017～2019 年我国 31 个省（区、市）中医类医院康复医学科门诊人次数逐年增加，但在 2020 年有所下降。2020 年我国中医类医院康复医学科门诊人次数为 1025.18 万人次，年均增长率为 1.85%（见表 9、图 7、图 8）。

表 9　2017～2020 年中医类医院康复医学科门诊情况

项目	2017 年	2018 年	2019 年	2020 年
中医类医院康复医学科门诊人次数（万人次）	970.19	1037.31	1177.45	1025.18
全国医院康复医学科门诊人次数（万人次）	3010.4	3222.4	3468.9	3109.2
每万人中医医院康复医学科门诊人次数（人次）	69.29	73.81	83.50	72.60
中医类医院康复医学科门诊人次全国占比（%）	32.2	32.2	33.9	33.0

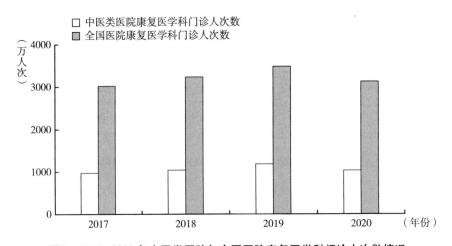

图 7　2017～2020 年中医类医院与全国医院康复医学科门诊人次数情况

2017～2019 年我国 31 个省（区、市）中医类医院康复医学科出院人次数逐年增加，但 2020 年有所下降。2020 年我国中医类医院康复医学科出院人次数为 1123389 人次，年均增长率为 9.82%。2017～2020 年我国中医类医院康复医学科出院人次数占全国医院康复医学科出院人次数比例逐年增加（见表 10、图 9、图 10）。

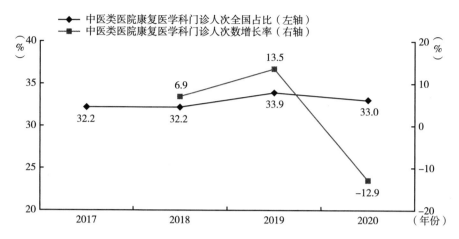

图 8　2017~2020 年中医类医院康复医学科门诊人次全国占比和增长情况

表 10　2017~2020 年中医类医院康复医学科出院情况

项目	2017 年	2018 年	2019 年	2020 年
中医类医院康复医学科出院人次数（人次）	848145	1024155	1178547	1123389
全国医院康复医学科出院人次数（人次）	2654513	3101838	3301400	3099913
每万人中医类医院康复医学科出院人次数（人次）	6.06	7.29	8.36	7.96
中医类医院康复医学科出院人次数全国占比（%）	32.0	33.0	35.7	36.2

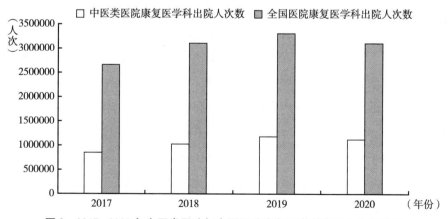

图 9　2017~2020 年中医类医院与全国医院康复医学科出院人次数情况

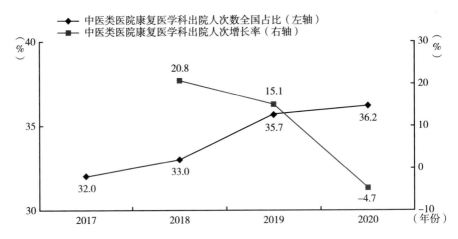

图10　2017~2020年中医类医院康复医学科出院情况

5. 结论与建议

从总体上看，我国中医康复医疗发展整体情况良好，2017~2019年中医康复医疗资源量及医疗服务量均取得了较大发展。2020年中医康复医疗资源量仍处于稳步上升阶段，但由于新冠肺炎疫情的影响，我国中医类医院康复医学科服务量较往年有所下降。

（1）中医康复发展有其独特的优势

中医康复在我国有着悠久的历史和深厚的文化底蕴，它在历史悠久、内涵丰富的中医学理论指导下形成和发展，充分吸纳了中医传统思想的理论精髓，并演绎出具有中医特色的康复保健理念，如以"治未病""未病先防""既病防变"等中医养生思想为指导，提出了"防治结合"康复预防观念。中医康复继承了中医"效法自然"的传统，采取的康复治疗手段（如针灸、穴位贴敷、推拿、导引等）多取自自然和生活经验，具有"简、验、廉、效"的特点，能够节省医疗成本，易于在社区、家庭中进行推广和应用，可灵活应用于术后患者群体、老年人群体、慢性病群体、残疾人群体、儿童康复群体、产后康复群体等。另外，中医康复在中医理论指导下结合康复治疗实践，形成了独特的理论框架，以针灸推拿、饮食保健、情志疗法、气功导引疗法等为代表的诸多治疗方法均被证实确有良效。但是，目前中国仍有部分患者及患者家属甚至部分医务人员在理念上仍停留在"重治疗、轻康复"的阶段，康复患者宣教工作仍然存在缺位。在实际生活中，很多患者通过网络搜索、社交媒体等渠道选择一些非医学手段来代替科学的康复治疗方案，这反映出患者对于康复认知仍存在诸多误区。

（2）国家政策支持促进中医康复医疗领域发展

在国家政策支持促进和人民日益增强的健康需求推动下，我国中医康复行业发展迅速，人才队伍规模不断壮大，服务能力逐年提升，保障力度逐年增加，服务体系逐步完善，服务领域不断扩展，服务资源逐渐下沉并在基层医疗机构遍地开花，中医康复事业显示出广阔的发展前景。但在欣欣向荣蓬勃发展的背后，目前仍存在着一些制约中医康复事业发展的问题，亟待研究和解决。一是在技术层面，对具有中医药特色的康复技术挖掘不够，盲目遵从古人、囿于古籍古方，在技术研究和推广上投入不足，缺乏适宜现代社会生活的技术创新。二是在人才层面，中医康复治疗专业人才资源匮乏，与每十万人口康复医师达到 8 人、康复治疗师达到 12 人的目标尚有较大差距。另外，社会上打着康复治疗旗号的服务类从业人员素质参差不齐、缺少专业培训，未形成完善的从业人员执业资格的审查、认证和执业情况的监督检查机制，也影响着居民对中医康复医疗的信任度。三是在医疗保障层面，部分中医康复项目未被纳入医保结算，部分患者由于经济问题而放弃中医康复治疗。

（3）中医康复医疗资源供给增长迅速，但仍存在较大缺口

在国家政策支持促进和人民日益增强的健康需求推动下，我国康复医疗资源供给增长迅速。但是，在人口老龄化加剧、慢性病致残率上升、残疾人数增加、百姓健康消费需求升级及国家政策红利等多种因素的驱动下，康复医疗服务需求群体规模不断扩大。虽然目前康复医疗资源量逐年增加，但是仍有较大缺口，不能满足康复治疗需求。未来仍需增加提供中医康复医疗服务的医疗机构量和床位数量，加强康复医院和综合医院的中医康复医学科建设。

综上所述，本报告提出建议如下。第一，制定完善中医康复发展相关政

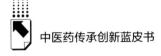
策、法律法规，完善中医康复医疗的工作制度、服务指南和技术规范。将康复中医特色诊疗技术（非药物疗法）应用纳入考核指标体系，明确市场准入及监管制度。加强政府对于社会相关行业的引导和监督作用，因地制宜进行统筹、规划、布局。第二，健全完善康复医疗服务体系，增加提供康复医疗服务的医疗机构和床位数量，各省（区、市）结合本地区康复医疗需求等，健全并完善覆盖全人群和全生命周期的康复医疗服务体系，并促进中医康复医疗进一步下沉。第三，加大对中医康复发展的支持保障力度，将更多中医康复治疗项目纳入居民医保和职工医保，提高中医康复治疗的群体覆盖率。第四，完善康复医疗服务网络，加强康复医疗信息化建设，并加大对中医药康复发展技术研发的支持力度，促进新技术的推广实践，鼓励充分利用大数据、云平台、人工智能等现代信息技术，鼓励与现代医学有机结合，充分发挥中医药优势特点，实现中医康复发展传承创新。第五，强化中医康复专业人才培养和队伍建设，可在高校中开设相关专业，培养中医康复专业人才，并强化康复医疗专业人员岗位培训，以促进行业高质量发展。第六，大力开展中医康复治疗宣传活动，可结合本土人群的体质特点，通过电视广播、自媒体等渠道正确引导广大群众了解中医康复理念和知识，提升民众对"瘥后复健"的正确认知，确保中医康复事业可持续发展。

（二）中医药养生保健发展评价

1. 数据来源及指标解释

（1）数据来源

基于数据可及性原则，本报告使用的原始数据来源于国家中医药管理局发布的《全国中医药统计摘编》《2019 年中医药事业发展统计提要报告》《2020 年中医药事业发展统计提要报告》，选取 2016~2020 年共五年数据进行分析。

其中，在构建中医药传承创新发展省际评价指标体系及比较省际得分中，为保证指标体系具有延续性和可比性，2022 版中医药传承创新蓝皮书继续选用每万人中医治未病人次数、每万人中医健康管理人数、0~3 岁儿童中医健康管理率、65 岁以上老人中医健康管理率四个指标来评价各省

（区、市）中医药养生保健发展水平，并结合全国各省（区、市）的人口分布情况，对指标进行相对化处理。但受统计数据限制，2022版中医药传承创新蓝皮书以上四个指标数值均为估算数值，计算公式如下。

①每万人中医治未病人次数＝2020年全国中医类医院治未病总人次数×〔2019年某省（区、市）治未病人次数÷2019年全国中医类医院治未病总人次数〕÷2020年该省（区、市）总人口数×10000。

②每万人中医健康管理人数＝2019年某省（区、市）中医类医院中医健康管理人次数÷2020年该省（区、市）总人口数×10000。

③0～3岁儿童中医健康管理率＝2019年某省（区、市）中医类医院0～3岁儿童中医健康管理人数÷2020年该省（区、市）总人口数×100%。

④65岁以上老人中医健康管理率＝2019年某省（区、市）中医类医院65岁以上老人中医健康管理人数÷2020年该省（区、市）总人口数×100%。

鉴于以上四个指标2020年原始数据未有更新，故在本部分不再做深入讨论，并根据数据可及性原则重新选择统计指标，分以下三个类别。

①中医治未病类：设置治未病科的中医类医院数、设置治未病科的中医类医院占比、中医类医院治未病人次数（包括中医医院、中西医结合医院、民族医医院人次数）；其中设置治未病科的中医类医院数、设置治未病科的中医类医院占比两项指标数据来源为《2019年中医药事业发展统计提要报告》《2020年中医药事业发展统计提要报告》，未见其余年份的公开数据统计，故仅作2018～2020年三年比较。

②中医健康检查类：中医类医院健康检查人次数（包括中医医院、中西医结合医院、民族医医院人次数）。

③中医预防保健类：中医类医院预防保健科实有床位数、中医类医院预防保健科门急诊人次数、中医类医院预防保健科出院人数。

（2）指标概念解释

中医类医院：具有中医传统专科特色的临床科室，能运用中医中药防治疾病，满足人民群众对中医药服务需求的医疗机构，包括中医医院、中西医结合医院、民族医医院三类。

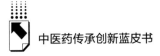

中医医院：是指中医（综合）医院和中医专科医院，不包括中西医结合医院和民族医医院。

健康检查人次数：包括医疗卫生机构体检人次数、体检中心单项健康检查人次数。

中医治未病服务人次数：是指医疗卫生机构治未病科（中心）的门诊服务人次数。

实有床位数：是指年底固定实有床位数，包括正规床、简易床、监护床、超过半年加床、正在消毒和修理的床位、因扩建或大修而停用的床位。不包括产科新生儿床、接产室待产床、库存床、观察床、临时加床和病人家属陪侍床。

2. 具体指标情况

（1）中医治未病发展情况

总的来看，中医类医院治未病工作呈现良好发展趋势，其中设置治未病科的中医类医院数在2018~2020年稳步增加，三年增幅约为9.07%，但设置治未病科的中医类医院占比指标变化不大，始终在52%上下浮动，表明仍有近一半的中医类医院并未设置治未病科。相较之下，中医类医院治未病人次数变化更为突出，2020年较2016年整体增长约为22.41%，但从逐年数据来看，该指标2016~2017年增长幅度最大，达到16.29%，此后年份的年增长率不足4%，具体数据如表11所示。

表11 2016~2020年全国中医类医院治未病发展情况

年份	设置治未病科的中医类医院数（个）	设置治未病科的中医类医院占比（%）	中医类医院治未病人次数（人次）	中医医院治未病人次数（人次）	中医医院治未病人次数占比（%）	中西医结合医院治未病人次数（人次）	中西医结合医院治未病人次数占比（%）	民族医医院治未病人次数（人次）	民族医医院治未病人次数占比（%）
2016	—	—	17051312	15515595	90.99	1181711	6.93	354006	2.08
2017	—	—	19829791	17840876	89.97	1492040	7.52	496875	2.51
2018	2614	52.90	20155791	17313955	85.90	1830290	9.08	1011546	5.02
2019	2690	51.40	20115387	17550702	87.25	1701107	8.46	863578	4.29
2020	2851	52.00	20873136	18649619	89.35	1587823	7.61	635694	3.05

从三类中医类医院治未病人次数上看，中医医院是治未病服务的主要提供者，2016~2020 年中医医院治未病人次数占比始终高于 85%，与之相对，中西医结合医院及民族医医院治未病服务开展情况不佳，其中中西医结合医院治未病人次数占比不足 10%，民族医医院治未病人次数占比仅在 2018 年高于 5%。从 2016~2020 年五年变化趋势看，中医医院治未病人次数在 2018 年出现约-2.95% 的下降后，呈稳步增长的趋势；但在中西医结合医院及民族医医院，该指标自 2019 年起始终处于负增长状态，尤其是民族医医院，在经历 2017 年超 40% 及 2018 年超 100% 的增长后，年增长率骤然下降至负值，表明民族医医院存在治未病服务急剧缩减的情况（见图 11）。

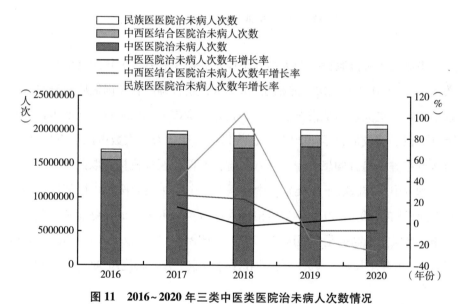

图 11　2016~2020 年三类中医类医院治未病人次数情况

（2）中医健康检查发展情况

如图 12 所示，从整体数据看，2016~2020 年，全国健康检查总人次数从 2016 年的约 1.68 亿人次上升至 2020 年的超 2.17 亿人次，五年涨幅约 29.17%，说明在 2016 年颁布《“健康中国 2030”规划纲要》后，在健康中国建设背景下，我国民众对健康保健的关注度持续上升，健康体检成为更多人选择的一项医疗服务。

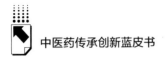

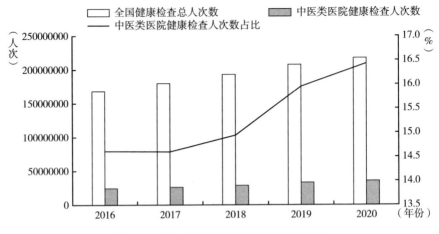

图 12　2016~2020 年健康检查人次数情况

中医类医院健康检查服务情况整体发展稳中有升，五年间健康检查人次数增加超 1100 多万人次，涨幅超 45.51%，增长幅度较全国健康检查总人次数增长幅度更大。但从占全国健康检查总人次数的比例来看，虽然占比逐年攀升，但仍然较低，至 2020 年中医类医院健康检查人次数占比仍不足 20%，意味着在健康检查的患者中，超八成选择西医类医疗机构获取此服务。

细分中医类医院下属类别，中医医院、中西医结合医院、民族医医院三类医疗机构在 2016~2020 年健康检查人次数也呈现上升的良好态势，其中五年绝对增长量最高的是中医医院，2020 年健康检查人次数较 2016 年增加超 900万人次；五年增长幅度最大的是中西医结合医院，增长幅度超 58%（见表 12）。

表 12　2016~2020 年全国中医类医院健康检查人次数

单位：人次，%

年份	中医类医院健康检查人次数	中医类医院健康检查人次数占总人次数比例	中医医院健康检查人次数	中西医结合医院健康检查人次数	民族医医院健康检查人次数
2016	24551588	14.61	20981158	3054119	516311
2017	26261437	14.60	22244285	3404957	612195
2018	28854422	14.94	24531976	3720442	602004
2019	33121393	15.95	28279633	4105019	736741
2020	35725951	16.43	30178916	4826183	720852

但从三类中医类医院占比看，中医类医院健康检查集中在中医医院。如图 13 所示，2016~2020 年，中医医院健康检查人次数占中医类医院健康检查总人次数的比重始终在 85%上下浮动；民族医医院健康检查开展情况相对不佳，仅占中医类医院健康检查总人次数的 2%左右，五年内增长幅度也是三类中医类医院中最小的。

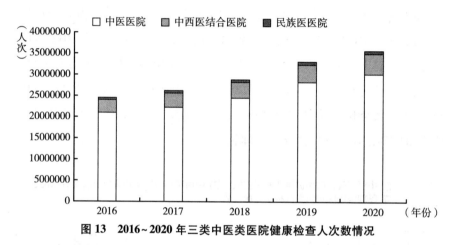

图 13　2016~2020 年三类中医类医院健康检查人次数情况

（3）中医预防保健发展情况

从表 13 可见，中医类医院中，预防保健科各指标的占比均非常低，其中门急诊人次数仅占中医类医院总门急诊人次数的 1%左右，而实有床位数及出院人数占比始终不足 0.1%，显示中医类医院中预防保健科业务开展非常有限。

表 13　2016~2020 年中医类医院预防保健科发展情况

年份	中医类医院预防保健科实有床位数（张）	占中医类医院总实有床位数比例(%)	中医类医院预防保健科门急诊人次数（人次）	占中医类医院总门急诊人次数比例(%)	中医类医院预防保健科出院人数（人）	占中医类医院出院人数比例（%）
2020	673	0.0586	6945629	1.2062	9195	0.0316
2019	561	0.0514	6928468	1.0584	9596	0.0293
2018	581	0.0569	6406042	1.0441	9742	0.0320
2017	595	0.0625	6040243	1.0263	11570	0.0411
2016	597	0.0680	5575978	0.9922	11905	0.0466

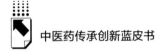

从趋势变化看，中医类医院预防保健科门急诊人次数呈现稳步上升的趋势，五年增幅约为 24.56%，且占中医类医院总门急诊人次数比例也持续提高；实有床位数在连续四年略有回落后，2020 年突破 600 张，相较 2016 年增幅超 12.7%。与门急诊人次数上升趋势相反，预防保健科出院人数在五年间始终呈下降趋势，下降近 22.8%。

在中医类医院不同类别中，如图 14~图 16 所示，中医医院预防保健科发展明显优于中西医结合医院、民族医医院。相关指标上，除 2018 年的预防保健科实有床位数、出院人数两项外，其余年份各指标占比均高于 50%，尤其是在预防保健科门急诊人次数指标上，中医医院占比始终高于 80%；相较之下，民族医医院预防保健科门急诊人次数占比仅在 2018 年超过中医类医院的 2%，业务开展情况并不理想。

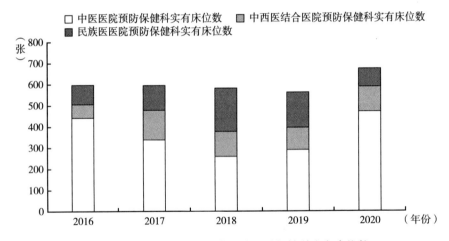

图 14　2016~2020 年中医类医院预防保健科实有床位数

3. 结论与建议

（1）中医药养生保健整体发展不足

从所选取的 2016~2020 年中医药养生保健相关数据看，中医类医院中，养生保健相关工作虽呈发展态势，但总体情况仍不容乐观，中医药养生保健不受重视的情况仍然存在。如从治未病角度看，仍有近一半中医类医院未设

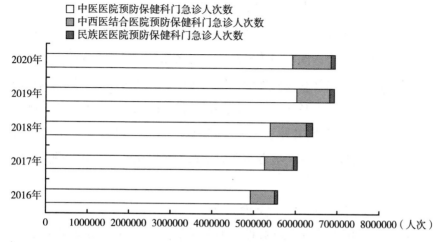

图 15　2016~2020 年中医类医院预防保健科门急诊人次数情况

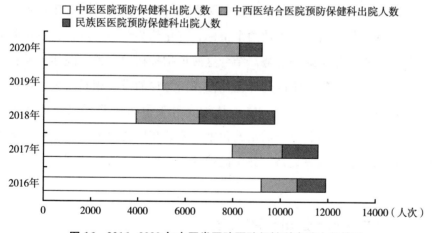

图 16　2016~2020 年中医类医院预防保健科出院人数情况

置治未病科，中医治未病的优势无法得到发挥；从健康检查角度看，中医类医院健康检查人次数占全国比重至 2020 年仍不足 20%，与西医类医疗机构相比，中医健康检查不具优势；从中医预防保健角度看，中医类医院预防保健科业务量仅占医院极小部分，中医预防保健科不受重视，业务开展非常有限。

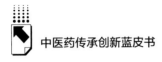

（2）三类中医类医院养生保健发展不均衡

中医类医院下属的三个类别中，中医医院在养生保健的各指标方面，发展均优于中西医结合医院、民族医医院。与之相对，民族医医院养生保健能力显得较为薄弱，虽然在预防保健科实有床位数、预防保健科出院人数两个指标上，曾于2018~2019年出现指标数据优于中西医结合医院的情况，但2020年的各项指标数据又处于三类医院最末。从整体上看，三类中医类医院养生保健发展极不均衡，业务主要集中在中医医院开展，其余两类医院发展不足。

（3）中医类医院养生保健职能定位待明确

从2016~2020年的数据来看，中医类医院在养生保健事业各领域发展趋势不一。其中，在中医治未病、中医健康检查两大类指标及中医类医院预防保健科门急诊人次数等门急诊业务相关的指标上，呈现上升的趋势；但在涉及住院类业务方面，如中医类医院预防保健科实有床位数、中医类医院预防保健科出院人数两个指标，变化趋势较不稳定，且在出院人数指标上出现连年下降的趋势。结合这两项指标在中医类医院相关业务占比极低的现况，可发现中医药养生保健在门急诊的需求相对较大，而住院需求少、重视程度低。因此，笔者认为，对于中医药养生保健业务的开展，需要从专业性质和业务需求的角度，明确相应的服务功能定位，同时给予一定的体制和政策支持，让中医药养生保健在合适的角度发挥更大的作用。

（三）中医药产业省际评价比较

1. 数据来源和指标调整

中医药产业评价相关数据主要通过整理国家统计局、国家药品监督管理局、商务部以及农村卫生统计年鉴而得。指标选取主要参考《国务院关于促进中医药传承创新发展的意见》《中医药发展战略规划纲要（2016~2030年）监测指标表》产业发展水平指标并结合数据可获得性确定。与2021版蓝皮书相比，本部分对指标体系进行了沿袭，利用三次产业分类法构建中医药产业评价指标体系，且将数据进行更新。其中"药材播种面积""中药材产值""中成药类销售额占比""中药材类销售额占比"为最新数据（2020年），"中药相关药品生产企业数""中药相关药品经营企业数""中药保护品种数"的数据在国家药品监督管理局查询获得，查询时间截至 2022 年 6 月 1 日。中医药产业的相关指标与权重如表 14 所示。

表 14　2020 年中医药产业评价指标及其权重

一级指标	二级指标	具体指标	权重
中医药产业	中医药第一产业	药材播种面积	0.150
		中药保护品种数	0.157
	中医药第二产业	中药材产值	0.143
		中药相关药品生产企业数	0.136
	中医药第三产业	中成药类销售额占比	0.131
		中药材类销售额占比	0.153
		中药相关药品经营企业数	0.130

2. 结果

（1）中医药产业省际评价比较分析

根据得分测算结果，在中医药产业省际评价中，31 个省（区、市）各单项指标发展水平各有不同。总得分排名前 5 的省份分别为广东省、云南省、河南省、四川省、浙江省。

2020 年排名前 5 的省份与 2019 年相同。广东省与云南省排名与上年相同，仍居前两位，其中，广东省在第三产业即中医药流通产业上优势明显且稳定，第一产业发展较弱；云南省在第一、第二产业即中医药农业和中医药工业发展上具有明显且稳定的优势。河南省排名首次进入前三，主要是由于中医药第二产业排名上升至第 1 位的影响。浙江省排名从第 3 降到第 5，但各产业指标排名较上年未发生变动，说明中医药产业发展不进则退。排名前五的省份中，位于东部和西部地区的省份各有两个（见表 15）。

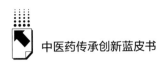

表15　2020年各省（区、市）中医药产业评价得分及排名

单位：分

省（区、市）	区域	第一产业排名	第二产业排名	第三产业排名	总得分	总排名
广　东	东	12	3	1	87.51	1
云　南	西	3	2	13	80.89	2
河　南	中	15	1	9	79.60	3
四　川	西	11	4	6	79.18	4
浙　江	东	4	22	3	78.74	5
山　东	东	6	12	7	77.25	6
河　北	东	10	6	11	76.58	7
湖　南	中	16	8	8	75.93	8
湖　北	中	2	14	14	75.86	9
江　苏	东	13	18	5	75.59	10
陕　西	西	1	16	18	75.17	11
重　庆	西	8	17	10	74.77	12
北　京	东	26	23	2	74.23	13a
安　徽	中	20	7	12	73.49	14
甘　肃	西	5	13	25	73.18	15
上　海	东	21	29	4	72.95	16
贵　州	西	17	5	24	72.65	17
黑龙江	中	9	10	19	72.54	18
江　西	中	19	15	17	70.82	19
广　西	西	24	9	15	70.56	20
吉　林	中	22	11	22	70.35	21
天　津	东	7	30	21	69.33	22
新　疆	西	14	21	26	68.43	23
山　西	中	23	19	23	67.98	24
内蒙古	西	18	24	27	67.21	25
福　建	东	25	20	20	66.22	26
辽　宁	东	27	26	16	65.19	27
宁　夏	西	28	27	29	62.88	28
海　南	东	29	28	28	62.61	29
青　海	西	30	25	31	62.24	30
西　藏	西	31	31	30	61.15	31

（2）中医药产业评价区域比较分析

对区域进行排名并计算秩和，从区域发展来看，东部地区的平均排名为14.7名，其中广东省居首位，海南省排在第29位。中部地区的平均排名为14.5名，其中河南省排名第3，山西省排名第24。西部地区的平均排名为

18.2名，其中云南省排名第2，西藏自治区排名第31。从排名看，东、中、西部中医药产业发展极差较大，存在区域发展不平衡问题（见表16）。与上年相比，2020年东部地区平均排名下降了0.1名，中部地区排名下降了0.2名，西部地区排名上升了0.2名。西部地区正在逐步缩小与东、中部地区的差距，中医药产业整体在向好发展。

表16 2019~2020年中国中医药产业分区域平均排名及其对比情况

区域	2020年总排名	第一产业	第二产业	第三产业	2019年总排名	变动
东部地区	14.7	16.4	19.7	10.7	14.6	-0.1
中部地区	14.5	15.8	10.6	15.5	14.3	-0.2
西部地区	18.2	15.8	16.2	21.2	18.4	+0.2

（3）是否提出建设"中医药强省"目标的省（区、市）的中医药产业评价结果分析

截至2020年12月31日，我国已有21个省（区、市）提出建设"中医药强省"目标，较上年新增2个，分别是贵州省和甘肃省，尚有10个省（区、市）未提出建设"中医药强省"目标。本部分尝试探讨建设"中医药强省"目标对于中医药产业发展的作用，从表17可以看出，提出建设"中医药强省"目标的地区较未提出目标的地区在中医药三大产业相关指标上均表现出较为明显的优势，在总排名上，提出建设"中医药强省"目标地区的平均排名为12.7名，而未提出地区平均排名为23.0名，建设"中医药强省"目标整体上对于中医药产业传承创新发展有促进作用。

表17 2020年是否提出建设"中医药强省"目标的省（区、市）平均排名及对比

是否已提出建设"中医药强省"目标	省（区、市）数（个）	药材播种面积	中药保护品种数	中药材产值	中药相关药品生产企业数	中成药类销售额占比	中药材类销售额占比	中药相关药品经营企业数	总排名
是	21	13.4	12.7	12.8	11.9	14.2	14.7	12.9	12.7
否	10	21.5	19.3	22.6	24.5	19.7	18.7	22.5	23.0
对比	-11	8.1	6.6	9.8	12.6	5.5	4.0	9.6	10.3

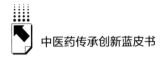

（4）两年对比分析

与2019年排名相比，2020年排名不变的省（区、市）共17个，与2019年排名相比，2020年的指标结果更为稳定，排名的变动幅度也更小。排名提升的地区有8个，排名下降的地区有6个，其中排名提升的有河南省、重庆市、甘肃省、江西省、湖南省、江苏省、安徽省、贵州省，其中有3个位于西部地区；总排名下降最明显的为黑龙江省，排名下降6个名次，主要是由于其中药材产值排名下降（见图17）。

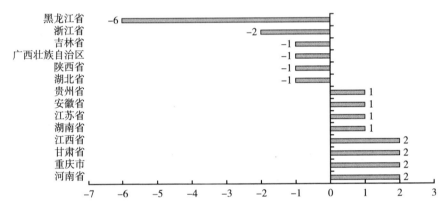

图17　2019~2020年中医药产业评价排名发生变动的省（区、市）情况

3. 结论与建议

（1）中国中医药三大产业间发展不均衡

各省（区、市）中医药三大产业间存在发展不均衡问题，但差距在逐年缩小。在2020年评价结果中，31个省（区、市）中，分指标排名既有位于前5名的也有位于第20名之外的省（区、市），共有10个，分别为北京市、天津市、吉林省、上海市、江苏省、浙江省、安徽省、湖北省、贵州省、甘肃省，较上年减少1/3。我国各省（区、市）在中医药三大产业间发展不均衡，不同省（区、市）有各自的优势产业，地区特色是下一步促进地区中医药传承创新的可行思路，值得日后进一步研究。

（2）中国中医药产业区域发展不均衡

通过对中国中医药产业省际发展现状进行评价比较，发现三大产业在东、中、西部区域间存在发展不均衡问题。从平均秩次上看，西部和中部地区在第一产业上表现较好，在第一产业发展方面，中部正在缩小与西部的差距，西部第三产业发展较为薄弱。中部地区第二产业排名明显靠前，且第二、第三产业的发展相对均衡；东部地区第三产业即中医药流通产业有明显优势，但第一、第二产业发展都明显薄弱。

（3）"中医药强省"目标有助于产业发展

通过对提出建设"中医药强省"目标及未提出建设"中医药强省"目标的省（区、市）进行对比之后发现，提出建设"中医药强省"目标的地区排名平均秩次显著低于未提出建设"中医药强省"目标的地区，即提出建设"中医药强省"目标的地区排名显著优于未提出建设"中医药强省"目标的地区，政策对于中医药产业发展有扶持作用。此部分研究结果与前两年研究结果具有一致性。

4.三年小结

本报告沿袭了2021版蓝皮书的指标体系，通过对中医药产业三年评价结果进行对比，强化了以下认识。一是从地区层面看，广东省和云南省在三年评价中均居前三位，且在产业发展上具有地区特色，广东省在第三产业即中医药流通产业上较其他省（区、市）有明显优势，云南省在中医药第一产业上有明显优势，在后续发展上可有针对性地加强发展地区中医药特色产业。二是从区域层面看，我国各省（区、市）在中医药三大产业中表现出明显的区域特色，两年的评价报告结果表明，第一产业排名居前5位的省（区、市）多数位于中、西部地区，2018年中、西部省（区、市）占比达80%，2019年达60%，2020年达60%；在第二产业发展上，中部地区具有优势，2018年排名前5的中部地区省（区、市）占比为60%，2019年为40%，2020年为60%；第三产业排名前5位的东部省（区、市）占大多数，2018年占比为80%，2021年占比100%，2020年为100%；我国中医药产业发展具有明显的区域特征，西部地区在中医药第一产业上表现较为突出，中部地区在中医药第二产业发展上具有优势，东部地区中医药第三产业更为发达。因此在今后中医药传承创新发展过程中，可以顺应地区发展基础选择特

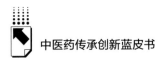

色发展之路。三是从是否提出建设"中医药强省"目标层面看，三年结果均表明，建设"中医药强省"目标的提出有利于促进中医药产业发展。

（四）中医药教育省际评价

1.数据来源和指标调整

中医药教育指标保持了与2021版蓝皮书的连续性，共有六个指标，分别是"每万人口中医研究生数""每万人口中医本科生数""国家中医药管理局中医药重点学科数""被授予国家名中医称号的人数""中医药优势特色教育培训基地数""中医住院医师规范化培训基地数年增长率"。数据来源主要为国家中医药管理局发布的《全国中医药统计摘编》及国家卫生健康委发布的其他数据。由于中医研究生数和本科生数未获得全国数据，本报告采用2019年全国各省（区、市）中医研究生、本科生数比例进行标化。其他指标由于国家未举行新一轮的评选工作，仍选择2021版蓝皮书的数据作为最新数据。指标与权重如表18所示。

表18 2020年中医药教育指标及权重

一级指标	二级指标	二级指标	权重
中医药教育	中医药教育与培养	每万人口中医研究生数	0.179
		每万人口中医本科生数	0.186
		国家中医药管理局中医药重点学科数	0.169
		被授予国家名中医称号的人数	0.149
		中医药优势特色教育培训基地数	0.155
		中医住院医师规范化培训基地数年增长率	0.162

2.结果

（1）中医药教育评价省际分析

参与2020年中医药教育指标排名的省（区、市）共有31个（见表19）。中国中医药教育指标得分居前5位的省（区、市）为北京市、广东省、上海市、天津市以及湖南省，得分分别为94.36分、77.50分、76.47

分、76.34 分、76.24 分，第一名和第二名之间相差 16.86 分，北京市五个指标的排名均为第一；得分处于中位水平的省份为河北省，得分为 72.95分；排名后 5 位的省（区、市）为山西省、内蒙古自治区、海南省、青海省以及宁夏回族自治区，得分分别为 67.78 分、67.77 分、66.25 分、65.90分、65.07 分。得分靠后的省（区、市）主要是每万人口中医研究生数和本科生数、国家中医药管理局中医药重点学科数和中医药优势特色教育培训基地数这 4 个指标的得分处于中下游。2020 年中医药教育省际排名的总体情况变化不大，这是由于大部分指标在 2020 年并没有进行新的申报和评选建设工作。

表 19　2020 年我国中医药教育各指标排名及总得分、总排名

省（区、市）	每万人口中医研究生数排名	每万人口中医本科生数排名	国家中医药管理局中医药重点学科数排名	被授予国家名中医称号的人数排名	中医药优势特色教育培训基地数排名	中医住院医师规范化培训基地数年增长率排名	总得分	总排名
北　京	1	1	1	1	1	23	94.36	1
天　津	2	4	4	27	8	24	76.34	4
河　北	29	6	19	3	28	5	72.95	16
山　西	21	23	19	3	15	24	67.78	27
内蒙古	24	27	26	27	15	12	67.77	28
辽　宁	6	3	4	27	15	16	73.72	11
吉　林	5	5	4	20	15	24	71.80	19
黑龙江	4	17	4	27	15	24	69.65	22
上　海	3	24	4	3	3	16	76.47	3
江　苏	7	20	2	27	2	19	73.42	13
浙　江	12	18	12	3	15	20	71.45	20
安　徽	26	15	17	3	8	21	70.96	21
福　建	8	21	10	3	3	5	75.90	7
江　西	15	8	18	3	15	2	74.86	8
山　东	16	19	2	3	3	9	75.97	6
河　南	28	13	14	3	15	9	73.54	12
湖　北	20	16	14	20	3	15	72.79	17
湖　南	14	2	10	20	8	9	76.24	5
广　东	9	25	4	3	3	1	77.50	2
广　西	17	12	19	20	8	9	73.14	14

续表

省（区、市）	每万人口中医研究生数排名	每万人口中医本科生数排名	国家中医药管理局中医药重点学科数排名	被授予国家名中医称号的人数排名	中医药优势特色教育培训基地数排名	中医住院医师规范化培训基地数年增长率排名	总得分	总排名
海　南	31	28	31	20	28	12	66.25	29
重　庆	30	31	26	3	15	8	69.04	25
四　川	13	10	12	3	8	12	74.46	9
贵　州	18	7	22	3	15	4	74.08	10
云　南	21	22	22	20	15	2	71.98	18
西　藏	19	14	29	3	15	24	68.12	26
陕　西	11	9	14	20	8	16	72.95	15
甘　肃	10	11	22	3	15	24	69.32	23
青　海	24	26	26	3	28	24	65.90	30
宁　夏	27	29	25	3	28	24	65.07	31
新　疆	21	30	29	2	8	21	69.26	24

（2）中医药教育评价区域分析

按东中西部区域进行排名，从区域发展来看，东部地区平均排名是10.18名，比2019年提升0.9名，其中北京市在东部地区排名第一，并且北京市在全国排名也是第一；中部地区平均排名是16.38名，对比2019年排名没有产生变化，其中湖南省在中部地区排名第一；西部地区平均排名是21.08名，对比2019年下降0.9名，其中四川省在西部地区排名第一。中医药教育区域间的差异依旧很大，但已经有了缩小的趋势（见表20）。

表20　2020年中医药教育分区域平均排名及其变动情况

区域	每万人口中医研究生数排名	每万人口中医本科生数排名	国家中医药管理局中医药重点学科数排名	被授予国家名中医称号的人数排名	中医药优势特色教育培训基地数排名	中医住院医师规范化培训基地数年增长率排名	平均排名	变动
东部	11.27	15.36	8.45	10.91	9.91	13.45	10.18	+0.9
中部	16.63	12.38	12.50	12.38	11.75	16.00	16.38	0
西部	19.58	19.00	22.67	9.17	14.83	15.00	21.08	−0.9

（3）是否提出建设"中医药强省"目标的省（区、市）的中医药教育评价结果分析

截至 2020 年 12 月 31 日，我国已有 21 个省（区、市）提出建设"中医药强省"目标，从表 21 可以看出提出建设"中医药强省"目标的省（区、市）平均排名为 14.81 名，未提出的省（区、市）平均排名为 18.50 名。其中，未提出建设"中医药强省"目标的省（区、市）在"被授予国家名中医称号的人数"指标中，排名反而比提出建设"中医药强省"目标的地区排名高 2.09 名，这可能是因为北京市等在该指标的排名中居上游的省（区、市）并没有提出建设"中医药强省"目标。六个指标中提出与未提出建设"中医药强省"目标的省（区、市）排名差异最大的是"每万人口中医本科生数"。

表 21 是否提出建设"中医药强省"目标的省（区、市）的平均排名及对比

是否提出建设"中医药强省"目标	每万人口中医研究生数排名	每万人口中医本科生数排名	国家中医药管理局中医药重点学科数排名	被授予国家名中医称号的人数排名	中医药优势特色教育培训基地数排名	中医住院医师规范化培训基地数年增长率排名	总排名
是	15.33	13.71	13.33	11.29	11.90	14.05	14.81
否	17.00	20.80	18.50	9.20	13.10	16.10	18.50
对比	1.67	7.09	5.17	-2.09	1.20	2.05	3.69

3. 结论与建议

（1）中医药教育各省（区、市）的排名变动较小

中医药教育在各省（区、市），包括东、中、西部地区间两年排名对比中变化较小，这可以归因于指标并没有变动和发展不平衡的问题依旧没有得到很好的解决。中医药教育发展不好的省（区、市）并没有赶上发展好的省（区、市）。

（2）我国中医药教育区域间的发展不平衡问题严重

东部地区中医药教育的平均排名为 10.18 名，中部平均排名为 16.38

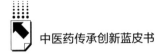

名，西部地区平均排名为 21.08 名。虽然对比 2019 年差异有小幅度缩小，但发展不平衡问题依旧严重。这与地区的经济发展水平、高等院校数量等因素有关。

4. 三年小结

由于国家多年未开展新一轮的评选工作，例如国家名中医称号、中医药优势特色教育培训基地，导致在评价各省（区、市）中医药教育的时候，相关指标多年来变动较小，很多省（区、市）甚至没有变动。因此，有必要加快新一轮的中医药教育相关的机构、学科建设工作和评选工作。2022年 3 月国务院印发的《"十四五"中医药发展规划》，要求实施中医药特色人才培养工程（岐黄工程），持续开展岐黄学者培养、全国中医临床优秀人才研修等项目，期待中医药教育能得到长足发展。

根据《全国中医药统计摘编》，全国的中医药研究生和本科生数量三年来涨幅相对于本书其他模块其他指标来说并不大。《"十四五"中医药发展规划》指出，要加大对省（部）局共建中医药院校改革发展的支持力度，推动建设 100 个左右中医药类一流本科专业建设点。依托现有资源，支持建设一批中医药高水平高等职业学校和专业（群）。中医药高等教育学生培养规模和质量还有待提升。

（五）中医药科研省际评价

1. 数据来源和指标调整

从中医药投入与产出角度分析，本报告从 2020 年《全国中医药统计摘编》中选取了"每万人口中医药科学研究与技术开发机构 R&D 经费"和"中医药科学研究与技术开发机构 R&D 人员数"两个投入指标。R&D 活动是指为了增进知识（包括有关人类、文化和社会的知识），以及创造性应用这些知识，所进行的系统的、创造性的工作。另外选取了三个产出指标，即"中医药学术论文发表数""中医药专利授予数""中医药课题立项数"。

（1）每万人口中医药科学研究与技术开发机构 R&D 经费：根据 1999~2020 年《全国中医药统计摘编》，该指标是指当年为进行 R&D 活动（科学研究与试验发展活动）而实际用于本单位内的全部支出，按"全成本核算"的口径进行计算，包括劳务费、其他日常支出、仪器设备购置费、土地使用和建造费等，但不包括与外单位合作研究而拨给对方使用的经费。数据来源于1999～2020年《全国中医药统计摘编》。

（2）中医药科学研究与技术开发机构R&D人员数：本单位人员及外聘研究人员和在读研究生中参加R&D课题的人员、R&D课题管理人员和为R&D活动提供直接服务的人员，不包括为R&D课题提供间接服务的人员（如生活服务人员），也不包括全年从事R&D活动工作量不到0.1年的人员。数据来源于1999～2020年《全国中医药统计摘编》。

（3）中医药学术论文发表数：在本报告年度内，各中医药科研单位在全国性学报或学术刊物上、省部属大专院校对外正式发行的学报或学术刊物上发表的论文，以及在国外发表的论文，作者单位为境内中医药科研院所，只统计本单位科技人员为第一作者的论文。中文论文数据来源于知网、维普和万方三个中文数据库，以"中医"、"中药"和"中医药"为关键词进行检索。英文论文来源于PubMed数据库，以"Medicine, Chinese Traditional"为主题词和自由词进行篇名和摘要检索，检索时间为2018～2020年。

（4）中医药专利授予数：在本报告年度内，由国内外知识产权行政部门向中医药科研单位授予专利权的件数，是发明专利、实用新型专利、外观设计三种专利授权数的总和，所纳入专利法律状态皆为授权、有效。数据来源于吉江数据网，以"中医""中药""中医药"为关键词进行检索，检索时间范围为2018～2020年。

（5）中医药课题立项数：在本报告年度内，各个省（区、市）医院、医疗机构、各大高校等中医药相关研究课题数目的总和，所纳入课题状态为新立项或在研。数据来源于泛研数据库，以"中医"、"中药"或"中医药"为关键词检索2018～2020年度课题。

2.结果

（1）中医药科研评价省际分析

2020年31个省（区、市）中医药科研评价得分和排名结果如表22所示。

表22 2020年31个省（区、市）中医药科科研评价得分及排名

单位：分

省（区、市）	每万人口中医药科学研究与技术开发机构 R&D 经费		中医药科学研究与技术开发机构 R&D 人员数		中医药学术论文发表数		中医药专利授予数		中医药课题立项数		总得分	总排名
	得分	排名	得分	排名	得分	排名	得分	排名	得分	排名		
北京	100.00	1	91.33	2	100.00	1	71.54	10	86.14	3	89.84	1
天津	60.29	22	60.53	24	81.14	7	65.48	21	63.34	23	66.05	18
河北	60.00	28	60.00	27	67.37	20	72.22	9	68.94	15	65.65	19
山西	60.59	16	63.37	14	65.57	23	62.45	26	63.44	22	63.05	26
内蒙古	63.47	5	66.49	9	62.02	30	61.83	27	60.69	28	62.91	27
辽宁	60.49	19	63.56	13	79.47	8	64.86	22	69.73	13	67.52	14
吉林	65.14	3	68.48	8	70.57	15	64.28	23	72.09	8	68.08	10
黑龙江	60.69	14	72.90	5	73.00	12	63.71	24	64.72	20	66.93	16
上海	61.17	12	62.57	16	83.41	5	68.41	14	69.93	12	68.97	9
江苏	64.53	4	73.52	4	75.98	10	80.10	6	78.97	5	74.53	6
浙江	61.26	10	61.77	17	65.99	22	80.42	5	69.43	14	67.73	12
安徽	60.32	21	61.14	21	64.26	26	82.82	2	70.22	10	67.71	13
福建	60.51	17	61.45	19	68.33	18	67.52	17	64.91	18	64.50	23
江西	60.16	24	60.76	23	69.38	17	71.49	11	71.99	9	66.69	17
山东	60.50	18	65.61	11	89.75	4	100.00	1	74.45	7	77.87	3
河南	60.08	27	61.16	20	81.59	6	82.19	3	77.59	6	72.38	7
湖北	60.19	23	60.51	25	72.55	14	69.92	12	64.91	18	65.55	20

续表

省（区、市）	每万人口中医药科学研究与技术开发R&D经费		中医药科学研究与技术开发机构R&D人员数		中医药学术论文发表数		中医药专利授予数		中医药课题立项数		总得分	总排名
	得分	排名	得分	排名	得分	排名	得分	排名	得分	排名		
湖南	61.16	13	69.22	6	66.02	21	67.83	16	84.96	4	69.79	8
广东	60.14	26	60.00	27	95.96	2	80.94	4	89.48	2	77.09	4
广西	62.28	6	69.02	7	75.50	11	67.05	19	66.78	16	68.05	11
海南	62.00	7	61.50	18	68.33	18	61.46	28	62.85	25	63.20	25
重庆	70.15	2	100.00	1	77.74	9	67.89	15	62.75	26	75.65	5
四川	61.93	8	73.66	3	93.18	3	73.79	8	100.00	1	80.31	2
贵州	60.15	25	60.42	26	64.58	25	75.82	7	62.95	24	64.75	22
云南	61.19	11	64.30	12	63.71	28	67.21	18	64.62	21	64.18	24
西藏	60.00	28	60.00	27	60.38	31	60.26	31	60.10	30	60.15	31
陕西	60.59	15	66.09	10	72.75	13	66.68	20	70.02	11	67.15	15
甘肃	60.48	20	60.95	22	69.58	16	69.03	13	65.50	17	65.05	21
青海	60.00	28	60.00	27	62.56	29	60.42	30	60.00	31	60.58	30
宁夏	60.00	28	60.00	27	64.16	27	60.94	29	60.49	29	61.10	29
新疆	61.33	9	62.95	15	64.64	24	62.87	25	61.38	27	62.61	28

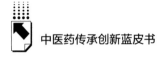

2020年我国31个省（区、市）的中医药科研能力水平差异较大。排名前10位的省（区、市）分别是北京市、四川省、山东省、广东省、重庆市、江苏省、河南省、湖南省、上海市、吉林省。

总得分排名第一的北京市在"每万人口中医药科学研究与技术开发机构R&D经费""中医药学术论文发表数"两项指标上仍为全国第1位，另两项指标"中医药科学研究与技术开发机构R&D人员数"和"中医药课题立项数"也排在全国第2位和第3位，显示了北京市在中医药科研创新领域投入与产出上的绝对优势。

四川省在总得分上列第二位，各项指标竞争力较为均衡，在"中医药课题立项数"指标上居全国第1位，在"中医药科学研究与技术开发机构R&D人员数"和"中医药学术论文发表数"两个指标上位居全国第3，其余两项指标位居全国第8。

山东省在总得分上位列第三，在"中医药专利授予数"指标上排名第1，在"中医药学术论文发表数"和"中医药课题立项数"上分别位列第4和第7，但在"中医药科学研究与技术开发机构R&D人员数"和"每万人口中医药科学研究与技术开发机构R&D经费"两个指标上位居第11和第18。可以看出，山东省中医药科研投入不足，但产出成果较多，因此政府应加大在中医药科研创新方面的资金投入和政策倾斜力度。

广东省虽然在"中医药科学研究与技术开发机构R&D人员数"和"每万人口中医药科学研究与技术开发机构R&D经费"两个投入指标上排名靠后（可能是数据缺失原因所致），但在产出指标"中医药学术论文发表数"、"中医药专利授予数"和"中医药课题立项数"上分别位居第2、第4和第2，因此跻身前五。广东省作为全国GDP排名第一且最早提出建设"中医药强省"目标的省份，秉承"打造国家中医药综合改革示范区和粤港澳大湾区中医药高地"的战略目标，大力支持中医药发展。广东省于2021年7月颁布了《广东省中医药条例》，要求建立和完善符合中医药特点的科技创新、评价和管理制度，推动中医药科学技术进步与创新，包括支持运用现代科学技术和传统中医药研究方法，开展中医药基础理论和辨证论治方法的科学研究；支持对重大疑难疾病、重大传染病防治的协同攻关和对常见病、多发病、慢性病的中医药防治研究。

重庆市在"中医药科学研究与技术开发机构 R&D 人员数"和"每万人口中医药科学研究与技术开发机构 R&D 经费"两个指标上分别位居全国第 1 和第 2。作为西部地区唯一的直辖市，重庆市政府十分重视在中医临床、中医"治未病"、传染病中医药防控、中医药技术、中药开发研究等领域进行科研创新攻关，并在 2020 年出台《关于促进中医药传承创新发展的实施意见》和《重庆市中医药科研项目管理办法》，支持中医药科研经费项目投入。但重庆市在"中医药专利授予数"指标上排名较为靠后，有待进一步提升。

中医药科研能力排名最后的 5 个省（区、市）分别是内蒙古自治区、新疆维吾尔自治区、宁夏回族自治区、青海省和西藏自治区。其中宁夏回族自治区、青海省和西藏自治区在"中医药科学研究与技术开发机构 R&D 人员数"和"每万人口中医药科学研究与技术开发机构 R&D 经费"两项指标上是缺失状态，各项产出指标也排名靠后。内蒙古自治区在这两项指标上分别排名第 9 和第 5，但在论文、课题和专利三项产出指标上排名却不理想。

（2）中医药科研评价区域分析

按地理位置将 31 个省（区、市）进行区域划分，分为东、中、西部三个地区，其中东部地区 11 个省（市），中部地区 8 个省，西部地区 12 个省（区、市），区域内各省（区、市）2018～2020 年中医药科研平均排名情况如表 23 所示。东部地区始终保持比较显著的领跑优势，中医药科研实力逐年提升，中部地区平均排名较 2019 年和 2018 年稍有回落，西部地区保持了较为稳定的水平。2020 年全国中医药科研排名前十的省（区、市）中，位于东部地区的共 5 个，分别是北京市、山东省、广东省、江苏省和上海市，位于中部地区的共 3 个，分别是吉林省、河南省和湖南省，位于西部地区的共 2 个，分别是重庆市和四川省。

表23 2018~2020年分区域中医药科研指标平均排名

区域	省(区、市)	2020年	2019年	2018年
东部地区	北京、天津、河北、辽宁、上海、江苏、浙江、福建、山东、广东、海南	12.19	12.55	12.55
中部地区	山西、吉林、黑龙江、安徽、江西、河南、湖北、湖南	14.63	13.75	14.13
西部地区	内蒙古、广西、重庆、四川、贵州、云南、西藏、陕西、甘肃、青海、宁夏、新疆	20.42	20.67	20.42

（3）是否提出建设"中医药强省"目标的省（区、市）的中医药科研评价结果分析

到2020年12月为止，我国共有21个省（区、市）先后提出建设"中医药强省"目标，分别是天津市、河北省、山西省、吉林省、黑龙江省、江苏省、浙江省、安徽省、江西省、山东省、河南省、湖北省、湖南省、广东省、广西壮族自治区、四川省、云南省、贵州省、陕西省、甘肃省和青海省。在2020年中医药科研得分总排名前10位的省（区、市）中共有7个提出建设"中医药强省"目标，即四川省、山东省、广东省、江苏省、河南省、湖南省、吉林省。按是否提出建设"中医药强省"目标将全国31个省（区、市）分为两类，对2018~2020年中医药科研能力各三级指标及总分的平均排名进行比较，如表24所示。

表24 2018~2020年是否提出建设"中医药强省"目标的省（区、市）
中医药科研评价指标平均排名

是否提出建设"中医药强省"目标	年份	每万人口中医药科学研究与技术开发机构R&D经费	中医药科学研究与技术开发机构R&D人员数	中医药学术论文发表数	中医药专利授予数	中医药课题立项数	中医药科研
是	2018	16.37	15.11	14.05	13.42	13.26	13.79
	2019	16.74	15.32	14.63	12.95	13.00	13.68
	2020	17.24	16.14	15.52	13.24	13.52	14.48

续表

是否提出建设"中医药强省"目标	年份	每万人口中医药科学研究与技术开发机构 R&D 经费	中医药科学研究与技术开发机构 R&D 人员数	中医药学术论文发表数	中医药专利授予数	中医药课题立项数	中医药科研
否	2018	14.17	16.08	19.08	19.83	20.33	19.50
	2019	14.33	16.25	18.08	20.58	20.50	19.67
	2020	12.80	14.70	16.90	21.80	21.10	19.20

2018~2020 年提出建设"中医药强省"目标的省（区、市）在总得分排名上均领先于未提出建设"中医药强省"目标的省（区、市）。2020 年在每万人口中医药科学研究与技术开发机构 R&D 经费投入指标上未提出建设"中医药强省"目标的省（区、市）比提出建设"中医药强省"目标的省（区、市）平均排名靠前，说明政府对这些省（区、市）中医药科研经费和人员投入的也较大，但从产出指标来看，中医药学术论文发表数、中医药专利授予数和中医药课题立项数三项指标的三年平均排名比较，未提出建设"中医药强省"目标的省（区、市）的平均排名均明显落后于提出建设"中医药强省"目标的省（区、市）。2020 年新增贵州省和甘肃省两个提出建设"中医药强省"目标的省份，因此 2020 年提出建设"中医药强省"目标的 21 个省（区、市）的 5 个三级指标平均排名较 2018 年和 2019 年有所下降，而未提出建设"中医药强省"目标的省（区、市）除中医药专利授予数和中医药课题立项数两个指标外其他指标和中医药科研总得分在 2020年的平均排名较 2018 年和 2019 年有所提升。由此可见"中医药强省"战略规划对中医药科研产出（论文、专利和课题）有直接影响，经费和人员投入固然是中医药科研的基础，良好的中医药科研评价体系和政策导向也至关重要。

（4）2018~2020 年对比分析

2018~2020 年 31 个省（区、市）中医药科研评价总得分和排名结果如表 25 所示。

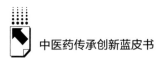

表 25　2018~2020 年 31 个省（区、市）中医药科研评价总得分及排名比较

单位：分

省(区、市)	2020 年总得分	排名	2019 年总得分	排名	2018 年总得分	排名	2020 年相对 2019 年排名变化
北　京	89.84	1	91.42	1	93.41	1	0
天　津	66.05	18	66.58	19	67.47	18	+1
河　北	65.65	19	64.89	24	65.79	22	+5
山　西	63.05	26	63.19	25	64.08	24	−1
内蒙古	62.91	27	63.18	26	63.45	25	−1
辽　宁	67.52	14	67.97	17	69.97	14	+3
吉　林	68.08	10	69.65	12	71.14	12	+2
黑龙江	66.93	16	69.01	14	69.43	15	−2
上　海	68.97	9	72.03	8	73.12	10	−1
江　苏	74.53	6	76.70	5	79.71	4	−1
浙　江	67.73	12	70.92	11	70.21	13	−1
安　徽	67.71	13	73.44	7	72.56	11	−6
福　建	64.50	23	66.54	20	66.30	20	−3
江　西	66.69	17	68.83	15	65.98	21	−2
山　东	77.87	3	78.98	4	77.44	6	+1
河　南	72.38	7	71.86	9	78.00	5	+2
湖　北	65.55	20	66.75	18	67.97	17	−2
湖　南	69.79	8	71.83	10	73.26	8	+2
广　东	77.09	4	80.47	2	79.81	3	−2
广　西	68.05	11	69.24	13	73.22	9	+2
海　南	63.20	25	63.17	27	63.01	27	+2
重　庆	75.65	5	76.01	6	76.18	7	+1
四　川	80.31	2	80.09	3	81.87	2	+1
贵　州	64.75	22	65.47	21	64.50	23	−1
云　南	64.18	24	64.97	23	63.41	26	−1
西　藏	60.15	31	60.28	31	60.12	31	0
陕　西	67.15	15	68.32	16	68.10	16	+1
甘　肃	65.05	21	64.98	22	66.70	19	+1
青　海	60.58	30	61.01	30	60.80	30	0
宁　夏	61.10	29	61.16	29	61.58	29	0
新　疆	62.61	28	62.27	28	62.81	28	0

从表 25 可见，中医药科研评价总得分在 2018~2020 年排名维持不变的共有 5 个省（区、市），分别是位列第 1 的北京市和排位较后的新疆维吾尔自治区、宁夏回族自治区、青海省和西藏自治区。2020 年相对于 2019 年排名提高的有 13 个省（区、市），包括天津市、河北省、辽宁省、吉林省、山东省、河南省、湖南省、广西壮族自治区、海南省、重庆市、四川省、陕西省和甘肃省，其中有 10 个省（区、市）提出建设"中医药强省"目标。河北省 2020 年排名较 2019 年上升 5 位、较 2018 年上升 3 位，说明在建设"中医药强省"目标影响下，河北省中医药科研能力稳步上升。辽宁省上升 3 位，回到 2018 年的排名，其余各省（区、市）均提升 1~2 位。安徽省在 2020 年总体排名第 13 位，较 2019 年回落 6 位，较 2018 年回落 2 位，但整体排名仍居于全国上游，其余多数省（区、市）仅下降 1~2 位，整体变化不大。

3. 结论与建议

国务院办公厅在《"十四五"中医药发展规划》中，强调建设高水平中医药传承保护与科技创新体系。科技创新 2030—重大项目、重点研发计划等国家科技计划也加大对中医药科技创新的支持力度。其中包括深化中医原创理论、中药作用机理等重大科学问题研究，开展中医药防治重大、难治、罕见疾病和新发突发传染病等诊疗规律与临床研究，建设高层次科技平台。依托现有资源，建设一批国家级中医药研究平台，研究布局全国重点实验室、国家临床医学研究中心、国家工程研究中心和国家技术创新中心；推进国家中医药传承创新中心、国家中医临床研究基地和中国中医药循证医学中心建设，发挥中国中医科学院"国家队"作用，实施中医药科技创新工程。

本报告显示，2020 年在全国中医药科研能力排名前 10 的省（区、市）中，有 5 个东部省（市），分别是北京市、山东省、广东省、江苏省和上海市，3 个中部省份，分别是吉林省、河南省和湖南省，2 个西部省（市），分别是重庆市和四川省。北京市在中医药科研 2018~2020 年三年比较中保持了稳定的领跑优势。2020 年相对于 2019 年排名进位变化的 13 个省（区、市）中有 10 个均提出建设"中医药强省"目标，其中河北省和辽宁省有较明显的排位提升。2018~2020 年提出建设"中医药强省"目标的省（区、

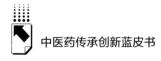

市）在总得分排名上均领先于未提出建设"中医药强省"目标的省（区、市）。"中医药强省"战略规划对中医药科研产出（论文、专利和课题）有较为直接的影响。本报告从投入角度（经费、人员）和产出角度（论文、专利和课题）进行评价指数体系构建，较全面地检索了 2018～2020 年中医药科研课题、论文和专利等中医药科技成果的省际分布情况，契合了国家促进中医药科技成果转化的要求。相信未来通过建设一批中医药科技成果孵化转化基地，支持中医医院与企业、科研机构、高等院校等加强协作、共享资源，鼓励高等院校、科研院所、医疗机构建立专业化技术转移机构等措施，中医药科技成果产出会更上一层楼。

4. 三年小结

2018～2020 年中医药科研能力省际比较结果显示，东部地区中医药科研能力保持领先地位并逐年提升，中部地区平均排名较 2019 年和 2018 年稍有回落，西部地区较为稳定。2018～2020 年提出建设"中医药强省"目标的省（区、市）在中医药科研能力上连续 3 年始终优于未提出建设"中医药强省"目标的省（区、市），后者虽然在中医药科研经费和人员上也在不断加大投入，但可能由于缺乏足够的政策导向，目前仅在中医药科研论文方面初见成效，其中北京市、上海市和重庆市三个直辖市跻身全国中医药科研能力前十，对排名的贡献较大。随着更多省（区、市）提出建设"中医药强省"的目标规划和配套政策落地，相信各省（区、市）整体的中医药科研能力会有更大提升。

（六）中医药文化传播与对外交流省际评价

1. 数据来源和指标调整

中医药文化传播与对外交流包括"中医药博物馆数量""中医药百度搜索指数""中医药来华留学生数"三个指标。与 2021 版蓝皮书相比，"中医药博物馆数量"指标数据来源有所调整，2020 年中医药博物馆数量源自全国博物馆年度报告信息系统，该系统来自国家文物局；"中医药百度搜索指数"源自 2020 年以"中医药"为关键词的百度搜索指数平均值；"中医药来华留学生数"源自国家中医药管理局发布的《全国中医药统计摘编》和国家统计局，由于 2020 年《全国中医药统计摘编》只有全国总数，因此该部分排名与得分根据 2018 年全国总数及各省（区、市）数据进行推测。

表 26　2020 年中医药文化传播与对外交流评价指标及其权重

一级指标	二级指标	三级指标	权重
中医药文化传播与对外交流	中医药文化传播与对外交流	中医药博物馆数量	0.336
		中医药百度搜索指数	0.352
		中医药来华留学生数	0.312

2. 结果

（1）中医药文化传播与对外交流评价省际比较分析

2020 年中医药文化传播与对外交流评价一共有 31 个省（区、市）参与排名（见表 27）。排名前 5 的省（区、市）分别是广东省、北京市、浙江省、江苏省和四川省，排名前 5 的省（区、市）与 2019 年有所不同，广东省由第 5 名上升到第 1 名，四川省首次进入前 5 名，四川省排名上升主要是受到中医药博物馆数量排名和中医药百度搜索指数排名变动的影响；其余 4 个省（市）排名较为稳定，表明广东省、北京市、浙江省和江苏省的中医药文化传播与对外交流发展较为稳定。排名后 5 的省（区、市）分别是青海省、天津市、新疆维吾尔自治区、海南省、西藏自治区；其中天津市从第 7 下降到第 28，主要是受到中医药博物馆数量得分的影响，其余省（区、市）排名变动不大。2020 年各省（区、市）中医药百度搜索指数平均值均有所增加，但是排名与 2019 年相比变动不大，表明中国网民对各地的中医药关注度持续增加。2020 年全国中医药来华留学生数为 8187 人，2019 年、2018 年分别为 8777 人、8325 人，2020 年中医药来华留学生数相比 2019 年、2018 年有所降低，或许是受到新冠肺炎疫情的影响。从中医药来华留学生来源结构来看，亚洲国家的学生数量较多，达到 6441 人，其次是非洲国家，为 832 人，欧洲国家位列第 3，共计 432 人；或许是受到地缘、文化等因素影响，亚洲国家在中医药来华留学生来源结构中占较大比例。

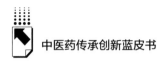

表 27　2020 年中医药文化传播与对外交流评价体系指标排名

单位：分

省（区、市）	中医药博物馆数量	中医药百度搜索指数	中医药来华留学生数	2020 年总得分	2020 年总排名
广　东	2	1	12	87.94	1
北　京	2	2	5	87.17	2
浙　江	1	6	2	86.00	3
江　苏	2	4	4	85.14	4
四　川	2	5	19	84.76	5
山　东	6	3	8	84.67	6
安　徽	6	10	22	82.16	7
河　南	8	7	21	81.78	8
上　海	8	9	1	81.10	9
河　北	13	8	23	79.95	10
湖　北	13	13	11	78.50	11
陕　西	8	17	18	78.40	12
云　南	8	19	15	78.11	13
辽　宁	13	15	7	77.92	14
重　庆	13	18	23	76.95	15
山　西	13	20	17	76.47	16
黑龙江	13	21	13	76.38	17
吉　林	13	23	14	75.80	18
贵　州	13	24	23	75.70	19
甘　肃	8	25	20	75.50	20
内蒙古	13	26	23	73.96	21
湖　南	24	11	9	71.11	22
福　建	24	12	16	70.92	23
江　西	24	13	6	70.44	24
宁　夏	13	29	23	70.00	25
广　西	24	16	10	69.57	26
青　海	13	30	23	69.42	27
天　津	24	21	3	68.31	28
新　疆	24	27	23	64.74	29
海　南	24	28	23	63.77	30
西　藏	24	31	23	60.19	31

（2）中医药文化传播与对外交流评价区域分析

从区域发展来看，2020 年东部地区中医药文化传播与对外交流指标平均排名为 11.8 名，与上年相比下降了 3.2 名，区域内排名第 1 的为广东省，最后为海南省，全国排第 30 名；中部地区平均排名为 15.4 名，平均下降了 0.3 名，区域内排名第一的为安徽省（第 7 名），排名最后的为江西省（第 24 名）；西部地区平均排名为 20.3 名，相比上年上升了 3.1 名，区域内排名第 1 的是四川省（第 5 名），排名最后的为西藏自治区（第 31 名）。总体来看，中医药文化传播与对外交流指标的各区域、各省（区、市）间的排名差距还是较大的，但是西部地区与东部、中部地区的差距在逐渐缩小；同时可以看出东部地区中医药文化传播与对外交流发展较好，这与其经济发展水平较中部、西部地区高有关，能够有效宣传中医药文化，实现中医药文化对外交流（见表 28）。

表 28　2019~2020 年中医药文化传播与对外交流分区域平均排名及其变动情况

区域	2020 年平均排名	中医药博物馆数量	中医药百度搜索指数	中医药来华留学生数	2019 年平均排名	变动
东部地区	11.8	10.8	9.9	9.5	8.6	-3.2
中部地区	15.4	14.3	14.8	14.1	15.1	-0.3
西部地区	20.3	13.6	22.3	20.3	23.4	3.1

（3）是否提出建设"中医药强省"目标的省（区、市）的中医药文化传播与对外交流评价结果分析

截至 2020 年 12 月 31 日，我国已有 21 个省（区、市）提出建设"中医药强省"目标，从表 29 可以看出，提出建设"中医药强省"目标的省（区、市）平均排名为 14.1 名，未提出省（区、市）平均排名为 19.9 名，提出建设"中医药强省"目标的省（区、市）平均排名比未提出的省（区、市）高 5.8 个名次。此外，提出建设"中医药强省"目标的省（区、市）在中医药博物馆数量、中医药百度搜索指数和中医药来华留学生数三个指标上的平均排名均优于未提出的省（区、市），分别比未提出该目标的省（区、市）高 4.5 个、5.6 个和 2.7 个名次，说明"中医药强省"目标对于中医药文化传播与对外交流具有促进作用。

表29　2020年是否提出建设"中医药强省"目标的省（区、市）平均排名及对比

是否已提出建设"中医药强省"目标	省(区、市)数（个）	中医药博物馆数量	中医药百度搜索指数	中医药来华留学生数	总排名
是	21	11.3	14.1	14.0	14.1
否	10	15.8	19.7	16.7	19.9
对比	−11	4.5	5.6	2.7	5.8

（4）两年对比分析

从图18可以看出，与2019年排名相比，除了山东省和西藏自治区排名没有变化，其他省（区、市）2020年的排名均有不同程度的变化，主要是受到中医药博物馆数量指标数据来源更改的影响。其中，变化最大的是天津

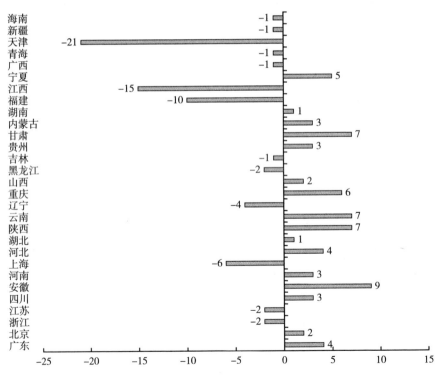

图18　2019年、2020年中医药文化传播与对外交流评价两年排名变动情况

市，下降了21名，其次是江西省，下降了15名；排名提升幅度较大的是安徽省，上升了9个名次，其次是陕西省、甘肃省和云南省，均上升了7个名次。

3. 结论与建议

通过对我国中医药文化的分析研究，主要得出四方面的结论和建议。第一，2020年与2019年数据相比，中医药文化传播与对外交流方面安徽省、天津市、江西省、福建省等省（区、市）排名变化较大，主要是受到中医药博物馆数量指标排名的影响。第二，我国中医药文化传播与对外交流区域发展不平衡，东部地区较中部和西部地区有优势。但是相较于2019年，2020年中医药文化传播与对外交流总得分的地域不平衡程度有所缩减，表明中部和西部地区的中医药文化传播与对外交流具有很大的发展潜力。第三，中医药是包括汉族和少数民族医药在内的我国各民族医药的统称，在其他少数民族聚集地也形成了具有各民族特色的医药文化。虽然西藏自治区、青海省、广西壮族自治区、内蒙古自治区等少数民族聚集的地区中医药文化传播与对外交流指标排名较低，但是均有属于各民族特色的民族医药文化，例如藏医药文化、壮医药文化、蒙医药文化、傣医药文化等，因此应该促进其特色医药文化的发展，向民众展现民族医药传统文化底蕴和发展历程，在传承汉医药文化的同时也要推动和促进少数民族医药文化事业的传承与创新。第四，国务院办公厅于2022年3月印发《"十四五"中医药发展规划》，其中在第七个重点任务中提到推动中医药文化繁荣发展。要发展中医药博物馆事业，促进中医药博物馆体系建设。这表明中医药博物馆在中医药文化宣传和传播方面具有重要意义，能够向公众展示中医药文化的发展历史，加深人们对中医药文化的认识。因此，各省（区、市）应该重视中医药博物馆的建设。

4. 小结

通过对中医药文化传播与对外交流三年评价的对比，可以归纳得到以下要点。第一，从地区层面来看，广东省、北京市、江苏省、浙江省等三年评价排名均位于前 5 位，经济较为发达，能够投入资金建设中医药博物馆，有效宣传中医药文化；西藏自治区、内蒙古自治区、宁夏回族自治区、青海省等地区排名较为落后，但是这些省（区）均有具有地区特色的民族医药文化，可以加强民族医药文化的传承和发展。第二，从区域层面来看，东部地区依然是在该板块排名第一的区域，但是中部和西部地区的平均排名逐渐上升，表明中、西部地区的省（区、市）越来越重视中医药文化的发展，加强中医药对外交流。

（七）中医药政策省际评价比较

1. 数据来源和指标调整

2020 年中医药政策省际评价指标共有 4 个，分别为"中医药年人均财政投入""省级政府机关中医药卫生政策占卫生政策比例""省级卫健委中医药卫生政策占卫生政策比例""是否提出建设'中医药强省'目标"。本报告仍延续 2020 版、2021 版蓝皮书系列的中医药政策省际评价指标，具体指标名称和内涵无修改（见表 30）。

表 30 2020 年中医药政策评价指标及权重

一级指标	二级指标	三级指标	权重
中医药政策	中医药政策颁布	中医药年人均财政投入	0.271
		省级政府机关中医药卫生政策占总卫生政策比例	0.252
		省级卫健委中医药卫生政策占总卫生政策比例	0.238
		是否提出建设"中医药强省"目标	0.238

在 2022 版蓝皮书的写作中，笔者更新参考文献和资料，截至 2020 年 12 月 31 日，新增贵州省和甘肃省提出建设"中医药强省"目标，具体情况如表 31 所示。

表31　2020年建设"中医药强省"目标新增省（区、市）情况

变化	地区	提出时间	相关文件	目标内容
新增	贵州	2020年	《中共贵州省委　贵州省人民政府关于促进中医药传承创新发展的实施意见》	中医药产业现代化水平显著提高，中医药健康产业加速发展，基本实现由中医药资源大省向中医药强省跨越
	甘肃	2020年	《中共甘肃省委　甘肃省人民政府关于促进中医药传承创新发展的若干措施》	加快推动甘肃省中医药传承创新发展，推进中医药产业事业并进，将中医药产业打造成支撑甘肃绿色发展崛起的新兴支柱产业，实现甘肃省由中医药资源大省向中医药强省跨越

2. 结果

（1）中医药政策评价省际分析

2020年我国31个省（区、市）中医药政策支持力度有一定的差异。排名前5的省（区、市）分别是黑龙江省、广东省、湖北省、陕西省、四川省。根据指标评价结果，排名前5的省（区、市）在"省级政府机关中医药卫生政策占总卫生政策比例"、"省级卫健委中医药卫生政策占总卫生政策比例"以及"是否提出建设'中医药强省'目标"三项指标上基本保持在中上游水平，但是在"中医药年人均财政投入"指标上，排名处于第10~20名的中下游水平。

中医药政策省际评价排名最后的5个省（区、市）分别是北京市、江西省、辽宁省、上海市、山东省。其中，截至2020年，北京市、上海市和辽宁省仍未提出建设"中医药强省"目标。江西省和上海市在"省级政府机关中医药卫生政策占总卫生政策比例"指标上数据缺失，辽宁省和山东省在中医药年人均财政投入指标上排名靠后，导致它们的中医药政策评价排名结果不理想（见表32）。

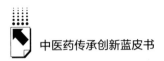

表32 2020年中国31个省（区、市）中医药政策评价得分及排名

单位：分

省（区、市）	中医药年人均财政投入		省级政府机关中医药卫生政策占总卫生政策比例		省级卫健委中医药卫生政策占总卫生政策比例		是否提出建设"中医药强省"目标		总得分	总排名
	得分	排名	得分	排名	得分	排名	得分	排名		
北 京	82.94	5	70.23	13	67.98	25	60	22	70.70	27
天 津	69.53	27	67.12	23	93.53	2	100	1	81.90	6
河 北	72.17	18	62.78	28	87.07	6	80	12	75.22	14
山 西	71.87	20	68.44	19	61.96	30	90	9	72.96	21
内蒙古	85.97	4	70.21	15	87.42	4	60	22	76.15	12
辽 宁	65.38	31	74.26	8	82.89	9	60	22	70.51	29
吉 林	75.64	11	66.10	24	77.17	18	80	12	74.64	19
黑龙江	76.12	10	100.00	1	81.31	11	90	9	86.69	1
上 海	78.47	7	61.59	29	77.54	17	60	22	69.59	30
江 苏	69.99	25	63.03	27	81.94	10	100	1	78.23	8
浙 江	74.01	16	67.36	21	64.50	27	100	1	76.26	11
安 徽	67.06	29	64.91	25	75.06	21	80	12	71.51	24
福 建	72.12	19	68.68	18	85.06	7	60	22	71.44	25
江 西	78.18	9	61.59	29	61.97	29	80	12	70.56	28
山 东	67.03	30	61.13	31	69.60	24	80	12	69.25	31
河 南	70.05	24	74.20	9	72.50	22	80	12	74.05	20
湖 北	74.48	13	75.15	7	84.61	8	100	1	83.14	3
湖 南	67.50	28	70.22	14	63.18	28	100	1	74.90	17
广 东	74.11	15	83.88	2	87.99	3	100	1	86.05	2
广 西	72.66	17	68.07	20	70.25	23	90	9	75.06	15
海 南	97.55	2	73.35	10	79.25	14	60	22	78.13	9
重 庆	69.92	26	79.62	4	78.36	15	60	22	72.02	22
四 川	71.77	21	78.44	6	79.66	12	100	1	82.06	5
贵 州	71.74	22	72.32	11	76.65	20	80	12	75.03	16
云 南	70.91	23	67.32	22	61.57	31	100	1	74.71	18
西 藏	100.00	1	68.71	17	78.05	16	60	22	77.34	10
陕 西	74.49	12	78.58	5	100.00	1	80	12	82.91	4

省(区、市)	中医药年人均财政投入		省级政府机关中医药卫生政策占总卫生政策比例		省级卫健委中医药卫生政策占总卫生政策比例		是否提出建设"中医药强省"目标		总得分	总排名
	得分	排名	得分	排名	得分	排名	得分	排名		
甘 肃	78.37	8	82.16	3	87.16	5	80	12	81.81	7
青 海	92.51	3	63.42	26	66.98	26	80	12	76.10	13
宁 夏	78.68	6	69.79	16	77.10	19	60	22	71.61	23
新 疆	74.47	14	70.47	12	79.46	13	60	22	71.20	26

（2）中医药政策评价区域分析

根据表33所示，2018~2020年，西部地区持续保持进步状态，中医药政策评价排名逐年提升，而2020年东、中部地区的平均排名较2019年和2018年稍有回落。2020年在全国中医药政策排名前十的省（区、市）中，东部省（市）共4个，分别是广东省、天津市、江苏省和海南省，中部省份2个，分别是黑龙江省和湖北省，西部省（区、市）共4个，分别是陕西省、四川省、甘肃省和西藏自治区。

表33　2018~2020年分区域中医药政策评价指标平均排名

区域	省（区、市）	2020年	2019年	2018年
东部地区	北京、天津、河北、辽宁、上海、江苏、浙江、福建、山东、广东、海南	17.45	15.91	13.55
中部地区	山西、吉林、黑龙江、安徽、江西、河南、湖北、湖南	16.63	14.38	14.00
西部地区	内蒙古、广西、重庆、四川、贵州、云南、西藏、陕西、甘肃、青海、宁夏、新疆	14.25	17.17	19.58

（3）两年对比分析

从表34可见，中医药政策评分2020年与2019年相比排名维持不变的共有4个省（市），分别是上海市、浙江省、福建省和重庆市。2020年相对于2019年排名提高的有13个省（区），包括内蒙古自治区、甘肃省、海南省、贵州省、新疆维吾尔自治区、安徽省、湖北省、陕西省、宁夏回族自治区、

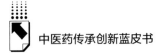

黑龙江省、江苏省、广西壮族自治区、江西省，其中 9 个均提出建设"中医药强省"目标。其余省份如山西省退步 19 名，退步最为明显，其次是辽宁省，退步 8 名。

表 34　2018~2020 年 31 个省（区、市）中医药政策评价得分及排名比较

单位：分

省（区、市）	2020 年总得分	排名	2019 年总得分	排名	2018 年总得分	排名	2020 年较2019 年排名变化
北　京	70.70	27	72.50	20	71.89	26	−7
天　津	81.90	6	80.98	5	69.87	30	−1
河　北	75.22	14	80.14	8	80.33	7	−6
山　西	72.96	21	82.85	2	77.51	15	−19
内蒙古	76.15	12	71.15	24	79.42	9	12
辽　宁	70.51	29	71.95	21	73.93	19	−8
吉　林	74.64	19	74.79	14	91.54	1	−5
黑龙江	86.69	1	81.86	3	77.83	13	2
上　海	69.59	30	68.78	30	82.95	5	0
江　苏	78.23	8	77.28	10	83.49	4	2
浙　江	76.26	11	76.86	11	84.22	3	0
安　徽	71.51	24	70.04	27	77.93	12	3
福　建	71.44	25	71.04	25	73.46	21	0
江　西	70.56	28	68.82	29	75.59	18	1
山　东	69.25	31	69.65	28	79.97	8	−3
河　南	74.05	20	72.68	19	72.69	24	−1
湖　北	83.14	3	80.79	6	70.80	27	3
湖　南	74.90	17	74.27	15	87.95	2	−2
广　东	86.05	2	84.85	1	82.51	6	−1
广　西	75.06	15	74.07	17	72.34	25	2
海　南	78.13	9	74.15	16	73.62	20	7
重　庆	72.02	22	71.81	22	70.77	28	0
四　川	82.06	5	81.35	4	75.77	17	−1
贵　州	75.03	16	71.73	23	72.95	23	7
云　南	74.71	18	74.85	13	76.35	16	−5
西　藏	77.34	10	77.74	9	70.52	29	−1
陕　西	82.91	4	80.28	7	79.15	11	3

续表

省(区、市)	2020年总得分	排名	2019年总得分	排名	2018年总得分	排名	2020年较2019年排名变化
甘 肃	81.81	7	73.45	18	79.16	10	11
青 海	76.10	13	75.33	12	77.64	14	-1
宁 夏	71.61	23	70.43	26	73.28	22	3
新 疆	71.20	26	68.18	31	66.61	31	5

3. 结论与建议

通过对我国各省（区、市）中医药政策进行评价分析研究，主要有以下两个结论。一是贵州省和甘肃省均在2020年的促进中医药传承创新的指导意见中提出了建设"中医药强省"的目标，这两个省份均提及要实现从中医药资源大省向中医药强省的跨越，可以看到，目前国内医疗发展水平较落后的地区已开始在原有的中医药资源大省以及厚植中医药特色优势的发展基础上，寻求进一步的拓展路径，努力朝着发展中医药强省迈进。二是2020年与2019年的数据结果和排名相比，中医药政策评价板块除了4个省份排名没有变动，其余省份排名均发生了变动，而且从东、中、西部地区角度分析，西部地区平均排名持续进步，东、中部地区排名持续下落，这也与第一点结论有所呼应。

4. 三年小结

本报告指标体系已延续三年，通过对比中医药政策评价三年结果，可归纳得到如下要点。第一，从地区层面而言，因西部较多省份逐渐提出建设"中医药强省"的目标，其政策评价排名的提升受到显著影响。第二，经济发展和医疗卫生水平相对落后的地区，如甘肃省，在发扬自身原有的中医药资源大省优势的基础上，进一步提出建设"中医药强省"的目标，发挥中医药"简便验廉"的优势，努力在农村地区推广中医药适宜技术，发展中医药以稳固人民群众的健康基本盘，减轻群众就医负担，给其他落后地区提供以中医药推动农村卫生事业发展的重要路径，是以中医药强基层带动中医药强省建设的典型范例。

B.6
中医药文化影响力指数研究

——基于指数计算模型分析

饶远立　张瑞琪　闫志来*

摘　要： 本研究旨在检验和评价中医文化建设的成效，为我国提高中医文化影响力提供建议和参考。本研究的具体研究方法为，搜集国家卫生管理部门披露的国家总体的与各省（区、市）的中医医院住院人数、中医医院诊疗人次、中医药论文发表数量与中医药新闻报道数量等具体数据，使用指数计算模型，按照不同的评价权重得出我国 2005~2020 年中医药文化影响力指数和 2020 年各省（区、市）的中医药文化影响力指数。本研究所采用的中医药文化影响力指数计算模型，能够比较客观地评价中医文化建设成效，对中医药文化影响力评价研究具有承前启后的作用。

关键词： 指数计算模型　文化影响力　中医药

新冠肺炎疫情背景下，中西医诊疗相互结合，西医结合自身科学化的研究与治疗方法，中医依托数千年的医疗经验与诊疗技术，在构建防疫安全医疗服务体系、保护公民安全与健康方面通力合作，为我国的医疗卫生服务体系提供了控制与防范疫情的关键途径。中医的发展离不开中医文化的继承，

---

* 饶远立，广州中医药大学公共卫生与管理学院管理系主任，副教授，硕士生导师，主要研究方向为卫生事业管理和医院管理；张瑞琪，广州中医药大学公共卫生与管理学院在读硕士研究生，主要研究方向为社会医学与卫生事业；闫志来，广州中医药大学公共卫生与管理学院讲师，主要研究方向为医药数理模型。

中医文化是我国优秀传统文化的重要组成部分，是否依托中医文化是中医院与其他医院的一大区别。随着中医药在控制疫情发展与蔓延方面发挥出越来越重要的作用，中医药在人们心目中的地位不断提升。然而，要想进一步促进中医药事业的发展，增强中医药文化在我国的影响力，首先应当明确中医药事业与中医药文化目前在国内的影响力如何。因此，本研究将从学术、服务与社会新闻三个维度来分析目前中医药在我国的影响力，结合指数计算模型，按照不同的评价权重得出影响力指数，分析中医药文化在我国与各省（区、市）的影响力，在此基础上给我国中医药事业的发展提出相关建议，提高中医药文化在国内的影响力。

一　影响力的相关研究

目前影响力研究比较丰富。以"影响力"作为主题词用百度检索，可以搜索到上亿条相关信息，而以"影响力"作为主题词在中国知网可以检索到 11 万多条相关结果。

从国内的相关研究来看，影响力评价在图书情报学和出版、新闻与传媒、高等教育、经济管理等学科中运用得最为广泛。例如，步一、许家伟等基于基本引文影响力指标、计数的指标和网络的指标三个维度评述已有的引文影响力指标。杨长春、王睿通过影响因素分析，构建了包含 4 个一级指标、10 个二级指标的政务微博影响力评价指标体系。郑谦基于问卷调查数据，采用因子分析法提取影响高校应用型人才培养效果的关键参与主体，运用熵值法确定权重并构建各主体影响力的评价指标体系。宋砚秋将多层社会网络与影响力综合评价模型相结合，基于企业风险投资（CVC）多层社会网络，构建了多维影响力评价模型。

随着互联网与各行各业的融合发展，关于旅游业、政府、高校等主体的网络影响力的研究占比越来越高。例如杨强、陈瑾通过专家咨询法在政治、经济、社会文化和资源四个方面构建了红色旅游影响力评价指标体系，并采用层次分析法确定各个评价指标的权重。高莹、王晓基于

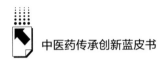

山东省市级的公安政务微博,构建出包括 4 个一级指标和 9 个二级指标的政务微博影响力评价指标体系。刘璐璐、史进赛从政策影响力、专业影响力、社会影响力、国际影响力、智库资源禀赋五个方面构建高校智库影响力评价指标体系。对于医院主体的影响力研究大部分集中在科技、学术、学科和品牌文化等方面。例如,陈巧玲等采用文献分析、微信传播指数分析及单因素方差分析方法分析成都公立和民营医院微信公众号存在的问题,为公立和民营医院的微信平台文化传播提出相应建议。

对于文化影响力研究,近几年的研究主要集中在文化影响力的路径、提升和传播上。例如,董清艳、刘璐提出从文化认同机制、文化分享机制、文化传播机制三个方面来构建机制和平台,增强中华文化全球影响力。文化影响力实证研究数量较少。刘佳静、郑建明构建了公共文化服务平台传播影响力测度体系,并采用层次分析法和熵值法的组合赋权法确定公共文化服务平台的传播影响力测度指标权重。综合文献研究,目前国内外关于影响力的研究呈现如下几个特点。

(1)近 5 年有关影响力的研究不断增多,随着互联网的深入发展,网络传播方面的影响力研究日益增加。影响力研究范围较广,涉及图书情报学和出版、高等教育、经济管理等领域。

(2)在影响力评价指标体系的构建方面,大多数研究采用综合评价方法、SPSS 因子分析方法和聚类分析方法等数理统计方法来构建评价指标体系,并大多采用层次分析法和熵值法的组合赋权法确定指标权重。

(3)在文化影响力方面,研究主要集中在文化影响力评述、提升路径方面,有关实证研究较少,研究方法通常是本学科理论与数据结合的数理统计方法。

二 中医药文化影响力指数的基本理论

(一)文化影响力的含义

文化影响力是软实力的核心要素,是指一种文化在人类社会所产生的认同的深度和广度。"影响力"是政治科学的一个概念。它是权力的一种形式，通过告诉他人行动的理由——这些理由或者是对他人有利的，或者是道义上以及善意的考虑——来对他人行为进行影响，但是这些理由和考虑必须是对他人有分量的，从而影响他人决策。以"文化影响力"作为主题词在互联网上搜索，可以检索到9000多万条相关信息，可见，文化影响力是一个被广泛应用的词语。医院影响力可以被定义为医院影响民众以及其他相关行为主体态度的系统的能力，是医院达成其经营目标或完成其使命不可或缺的要素。中医医院文化影响力反映了人民大众能够感知该医疗机构的服务、管理、中医文化建设和信息传播的程度。

（二）指数的构成要素及其数据的获取方法

中医药文化影响力是各种指标的综合体，包括中医医疗服务品牌优势与口碑、中医药文化素养和学术科研能力、中医药文化的传播能力。因此，本研究拟从三个维度来综合评价中医药文化影响力（见图1）。

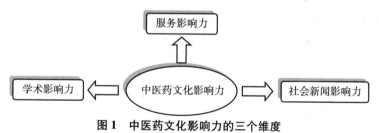

图1　中医药文化影响力的三个维度

1.服务影响力

在中医药文化中，服务影响力主要体现在广大患者对中医医院的满意度上。医疗服务机构需要平等待人，对每一位患者负责任，为他们提供最专业的治疗，同时也要减少医患信息不对称的情况，为患者提供更多的便利服务，让患者感觉受到人文关怀。医疗服务指的是医疗机构提供的疾病诊断、治疗活动。由此可见，用中医医院的诊疗人次和住院人数两个指标来评价医疗服务机构的最终产出具有一定的客观性，这两个指标数据的统计途径和统计方法也早已形成规范。本研究中的中医医院诊疗人次和中医院住院人数

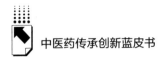

2005～2020 年的数据均来自《中国卫生健康统计年鉴》。

2. 学术影响力

中医古代文化典籍不胜枚举，对世界自然科学的发展也有着卓越贡献。时代在进步，中医只有经过不断的科学研究与改进，才能满足人们的需求，迸发出源源不断的活力。文献是传播、交流和探讨中医药发展成果的载体，对提升中医文化影响力起着重要作用。因此，论文的发表数量可以作为评价中医文化建设成果的量化指标之一。中医药论文发表数量在"中国知网"和"中文科技期刊全文数据库（VIP）"上通过输入主题词经高级检索获得。例如以 2020 年 1 月 1 日至 2020 年 12 月 31 日这一年间的文献为检索源，以"中医药""中医""中药"等为主题词，在作者地址栏目填写各省（区、市）名称进行模糊配对搜索，再除去不符合要求和重复的文献，即可得到各省（区、市）的中医药类相关文献的数量。

3. 社会新闻影响力

目前，医院新闻宣传工作已逐渐成为医院管理和品牌经营的重要组成部分。正面的新闻报道有助于传递医院文化和经营理念，从而为医院树立积极的外部形象。医院也越来越重视新闻媒体的作用，通过新闻媒体这个快速有效的平台，实现很好的正面形象宣传。比如，报道医院的一些好人好事，跟进会议的进程，宣传一些对医学贡献比较大的专家的事迹、工作模范等，并通过这些提高医疗机构的外部影响力。可见社会新闻报道数量与医院的服务量之间关系紧密。因此，新闻报道数量可以是衡量中医文化影响力的又一个重要指标。新闻报道数量通过在慧科新闻数据库（Wise Search）进行高级搜索获得。以查找"2020 年某省（区、市）中医药新闻报道数量"为例，以"中医药"、"中医"或"中药"为主题词，利用慧科新闻数据库高级搜索功能进行搜索，时间为 2020 年 1 月 1 日至 2020 年 12 月 31 日，将搜索得到的包含主题词的新闻内容或标题作为一个初步选择，再将初步选择的项目内容进行筛选剔除，使用 micro-soft word 的查找功能，将全部命中主题词的词组标出并计数，再减掉同一条目重复出现的数量，最后得出这一年来某省（区、市）有关中医药的新闻报道数量。

三 中医药文化影响力指数的计算模型与方法

指数被引用的领域很广，从定义上看，广义地讲，任何两个数值对指数函数图像比形成的相对数都可以被称为指数；狭义地讲，指数是用于测量多个项目在不同场合下综合变动的一种特殊相对数，也就是说，指数是一种动态的综合指数。本研究中的中医药文化影响力指数就是一组动态的综合指数，可以从指数的大小变化及时反映和评价中医医院的中医药文化建设的成果，从而可以从整体上考察并检验中医医疗服务、学术研究和新闻媒体所共同产生的"化学反应"的大小。

（一）指数计算模型

设 W 为各项指标权重，X 为各项指标的指数得分，中医药文化影响力指数的计算模型如下：

中医药文化影响力指数 $= \sum W_i X_i = w_1 \times$ 中医院诊疗人次（x_1）$+ w_2 \times$ 中医院住院人数（x_2）$+ w_3 \times$ 中医药论文发表数量（x_3）$+ w_4 \times$ 中医药新闻报道数量（x_4）

对于医院的中医药文化影响力来说，需要进行多方面、多角度即综合、系统的评价，并且要突出重点，也就是说，需要进行综合评价。同时还需要考虑某时间段、点的影响，因此本研究采用了动态综合评价方法。对于复杂的情况，必须综合考察多个有关因素，依据多个有关指标对评价对象进行评价，并排出优劣次序，这就是所谓的综合评价（Synthetical Ecaluation）。

动态综合评价方法的含义是，在时间区间 $[t_1, t_n]$ 内，对相对稳定的评价指标体系 $x_1, x_2, \cdots x_m$ 来说，若能确定评价指标 x_j 在不同时刻的权重系数 w_j，那么，评价对象 s_i 在 t_k 时刻的发展状况可由公式（1）来描述，式中 f（.，.）为结构待定的综合评价函数，$w(t_k) = [w_1(t_k), w_2(t_k), \cdots, w_m(t_k)] T$，$x_i(t_k) = [x_{i1}(t_k), x_{i2}(t_k), \cdots, x_{im}(t_k)] T$。

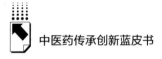

$$y_i(t_k) = f[w(t_k), x_i(t_k)] \qquad i = 1, 2, \cdots n; k = 1, 2, \cdots N \qquad (1)$$

为了研究医院文化影响力的整体输出情况，还需要引入权重系统和综合测评值，即（$k_0 + T - 1$）的整体输出水平为

$$y_i^{(1)} = \sum_{k=k_0}^{k_0+T-1} \sum_{j=1}^{m_1} w_j(k) r_{ij}(k) \quad i = 1, 2, \cdots n \qquad (2)$$

或

$$y_i^{(1)} = \frac{1}{T} \sum_{k=k_0}^{k_0+T-1} \sum_{j=1}^{m_1} w_j(k) r_{ij}(k) \qquad i = 1, 2, \cdots n \qquad (3)$$

在公式（2）和公式（3）中，$W_j(k)$ 为权重函数，对任意的 w，有 $w_j(k) \geqslant 0$；$r_{ij}(k)$ 为 s_i 在 k 时刻关于评价指标 x_j 的测评值；T 为已知正整数。最后根据总分赋值，然后予以加总排序。

（二）计分规则

（1）设定各个指标的基期的个体指数为100，报告期的个体指数的计算方法为 $\dfrac{p_1}{p_0} \times 100$，$p_1$ 是指报告期的个体指标值，p_0 是指基期的个体指标值。

（2）根据构成中医药文化影响力指数的三要素的重要性，对其赋予权重。

（3）计算综合指数。计算公式如下：

$$p = \frac{\sum \dfrac{p_1}{p_0} w_i}{\sum w_i} \times 100$$

四　全国中医药文化影响力指数的计算结果

（一）研究对象的选择

全国中医药文化影响力指数研究选择了 2005～2020 年全国中医医院住

院人数、中医院诊疗人次、中医药论文发表数量和中医药新闻报道数量四个指标。各指标的原始数据如表1所示。

表1 2005~2020年全国中医药文化影响力指数相关指标情况

年份	中医院住院人数（万人）	中医院诊疗人次（万人次）	中医药论文发表数量（万篇）	中医药新闻报道数量（万条）
2005	544	21429.5	2.5	39.8
2006	610	22911.9	2.7	63.6
2007	693	25387.0	3.1	85.3
2008	847	27540.9	3.6	95.9
2009	986	30145.8	3.9	117.0
2010	1113	32770.2	4.4	125.0
2011	1285	36120.6	4.6	135.0
2012	1564	40705.2	4.7	138.0
2013	1827	42557.3	4.8	145.0
2014	2011	47200.0	5.4	180.0
2015	2102	48502.6	5.2	416.6
2016	2279	50774.5	5.3	584.0
2017	2493	52849.2	5.7	650.0
2018	2669	54840.5	5.5	426.3
2019	2878	58620.1	6.0	504.4
2020	2556	51847.8	5.6	1294.6

注：为了突出中医院的主体性，中医院诊疗人次和住院人数数据暂时不包括中西医结合医院和民族医医院在内。

（二）指数计算结果

赋予中医医院服务产出（包括中医院住院人数和中医院诊疗人次）权重50%，中医药论文发表数量权重30%，中医药新闻报道数量权重20%，全国中医药文化影响力指数计算结果如表2所示。

表 2　全国中医药文化影响力指数

年份	指数
2005	100.0
2006	119.4
2007	141.1
2008	161.9
2009	185.6
2010	204.2
2011	224.5
2012	244.3
2013	263.8
2014	302.5
2015	424.7
2016	520.8
2017	571.0
2018	466.6
2019	525.8
2020	895.4

从表 2 可以看出，2020 年全国中医药文化影响力指数为 895.4，15 年间中医药文化影响力指数增长了 795.4，年平均增长率约为 15.736%。

$$p = \sqrt[(2020-2005)]{\frac{a_{2020}}{a_{2005}}} - 1 = \sqrt[15]{\frac{895.4}{100}} - 1 = 0.15736$$

根据该年均增长率，预计到 2025 年全国中医药文化影响力指数有可能达到 1859。

根据近 15 年全国中医药文化影响力指数计算结果，绘制出指数变化趋势图（见图 2）。

（三）模型结果分析

从年度评价的结果来看，2005~2020 年全国中医药文化影响力总体上呈

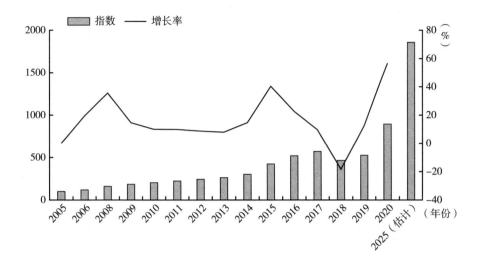

图2 2005~2025年全国中医药文化影响力指数及其变化趋势（2025年为估计值）

上升趋势。2018年全国中医药文化影响力指数增长率为负值，主要原因是中医药论文数量和中医药新闻报道数量两个指标得分降低。尽管2018年影响力指数有所下降，但自2019年后连续升高。按照2005~2020年全国中医药文化影响力指数年平均增长率15.736%计算，2025年全国中医药文化影响力指数为1859。

五 全国各省（区、市）中医药文化影响力指数的计算结果

（一）研究对象的选择

本研究选择了2020年全国各省（区、市）中医类诊疗人数、中医药论文发表数量和中医药新闻报道数量3个指标。其中各指标的原始数据如表3所示。

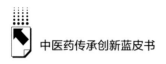

表3　2020年我国31个省（区、市）中医药文化影响力指数相关指标数据

省（区、市）	中医类诊疗人数（万人次）	中医药论文发表数量（篇）	中医药新闻报道数量（条）
北　京	2096.8	4695	6875308
天　津	1045.6	1941	8713
河　北	2183.3	1103	39554
山　西	785.5	961	8564
内　蒙　古	427.9	338	7908
辽　宁	939.9	1843	11714
吉　林	866	290	7749
黑　龙　江	745.7	1312	8840
上　海	1443.5	2118	568561
江　苏	4237.8	960	45905
浙　江	4731.1	1283	84211
安　徽	1873.9	1124	18956
福　建	1528.2	1256	50416
江　西	1405.4	1129	21053
山　东	3083.2	2171	62600
河　南	3678	2207	36881
湖　北	1623	1248	38466
湖　南	1712.9	1876	34665
广　东	4850.2	1458	4803833
广　西	1684.8	1488	14481
海　南	276.4	145	22178
重　庆	1335.7	559	14640
四　川	3392.4	556	41716
贵　州	963.6	552	13624
云　南	1779.1	858	16590
西　藏	1.9	27	2408
陕　西	1264.5	966	18883
甘　肃	1056.5	1047	13068
青　海	127.4	145	3075
宁　夏	313.1	170	4172
新　疆	395.4	527	11732

（二）各指标权重的计算

以样本的均值和方差作为正态分布的均值和方差，求出各数据对应的概率乘以100为得分。数据计算使用R统计进行处理。

根据构成中医药文化影响力指数的三要素的重要性，现对其赋予权重，其中中医医院服务产出（中医类诊疗人数）权重为50%，中医药论文发表数量指标权重为30%，中医药新闻报道数量指标权重为20%，各指标得分如表4所示。各省（区、市）的中医药文化影响力指数排名如表5所示。

表4　我国31个省（区、市）中医药文化影响力指数情况

省（区、市）	中医类诊疗人数指标得分	中医药论文发表数量指标得分	中医药新闻报道数量指标得分	中医药文化影响力指数
北　京	64.1	100	100	82.1
天　津	33.1	82.5	44.6	50.2
河　北	66.5	50.5	45.5	57.5
山　西	26.3	44.3	44.6	35.4
内　蒙　古	18.3	20.4	44.6	24.2
辽　宁	30.3	79.6	44.7	48.0
吉　林	28.4	18.9	44.6	28.8
黑　龙　江	25.4	59.6	44.6	39.5
上　海	44.7	87.1	59.7	60.4
江　苏	97.6	44.3	45.6	71.2
浙　江	99.1	58.4	46.7	76.4
安　徽	57.6	51.5	44.9	53.2
福　建	47.2	57.2	45.7	49.9
江　西	43.5	51.7	45	46.3
山　东	86.6	88.2	46.1	79.0
河　南	94.1	89	45.4	82.8
湖　北	50.1	56.9	45.4	51.2
湖　南	52.8	80.6	45.3	59.6
广　东	99.3	65.7	99.9	89.3
广　西	51.9	66.9	44.8	55.0
海　南	15.4	14.9	45	21.2
重　庆	41.4	28	44.8	38.1
四　川	91	27.8	45.5	63.0

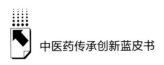

续表

省(区、市)	中医类诊疗人数指标得分	中医药论文发表数量指标得分	中医药新闻报道数量指标得分	中医药文化影响力指数
贵　州	30.9	27.7	44.8	32.7
云　南	54.8	39.9	44.8	48.3
西　藏	11	12.1	44.5	18.0
陕　西	39.4	44.5	44.9	42.0
甘　肃	33.4	48.1	44.7	40.1
青　海	12.9	14.9	44.5	19.8
宁　夏	16.1	15.6	44.5	21.6
新　疆	17.6	26.8	44.7	25.8

表5　2020年全国31个省(区、市)中医药文化影响力指数及其排名

排名	省(区、市)	指数
1	广　东	89.3
2	河　南	82.8
3	北　京	82.1
4	山　东	79.0
5	浙　江	76.4
6	江　苏	71.2
7	四　川	63.0
8	上　海	60.4
9	湖　南	59.6
10	河　北	57.5
11	广　西	55.0
12	安　徽	53.2
13	湖　北	51.2
14	天　津	50.2
15	福　建	49.9
16	云　南	48.3
17	辽　宁	48.0
18	江　西	46.3
19	陕　西	42.0
20	甘　肃	40.1
21	黑龙江	39.5

排名	省（区、市）	指数
22	重　庆	38.1
23	山　西	35.4
24	贵　州	32.7
25	吉　林	28.8
26	新　疆	25.8
27	内蒙古	24.2
28	宁　夏	21.6
29	海　南	21.2
30	青　海	19.8
31	西　藏	18.0

（三）模型结果分析

从全国各省（区、市）评价的结果来看，我国各省（区、市）中医药文化影响力排名前10的依次为广东省、河南省、北京市、山东省、浙江省、江苏省、四川省、上海市、湖南省、河北省。从各省（区、市）中医药文化影响力指数来看，排名结果也呈现层次化。其中东部地区以较大优势领先于其他地区，广东省、北京市、山东省、浙江省、江苏省、上海市的指数分别为89.3、82.1、79.0、76.4、71.2和60.4，属于影响力较强的第一梯队；中部地区为第二梯队，以河南省、湖南省、安徽省、湖北省等较为突出，其中河南省位列31个省（区、市）第2；西部地区为第三梯队，例如四川省、广西壮族自治区、陕西省等西部地区省（区、市）。

广东省中医药文化影响力指数为89.3，在全国排名第1，说明广东的中医药文化发展模式值得借鉴学习。在经济方面，广东省是经济大省，其GDP在31个省（区、市）中自1989年起连续32年占据第一位。在文化方面，广东省中医药文化历史源远流长，文化底蕴深厚。"十大广药"历史悠久，民间凉茶文化盛行，常见病、多发病治疗首选中医中药。在政策方面，广东省政府一直高度重视中医药建设发展，率先提出建设"中医药强省"

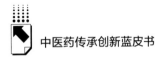
的目标，并不断出台政策提高中医医疗服务能力。正是这些内外因的共同作用，广东省的中医药文化影响力持续领先。

中医药文化影响力排名比较靠前的省份都集中在东部较发达地区，包括京津冀地区、粤港澳大湾区以及长江经济带。排名前 10 的省（区、市）中，有 7 个是来自这些地方，这也反映了中医药文化的发展与当地的经济发展在一定程度上呈正相关。

六　讨论与展望

（一）各地政府和主管机构在中医药文化建设中起主导作用

文化建设与经济发展相辅相成，要想继续加强我国中医药文化建设，必须继承和发扬中医特色优势，使中医药文化的内涵深入人心，并且融入相关医疗机构的运营机制当中。首先，国家要完善相关法律和监督机制，切实保障医生和患者的利益和权利，监督药物的质量和控制药物的价格；政府要完善投诉监督处理机制，建立补偿机制，提高义务人员的收入从而提高其积极性；医院可以开展医患交流活动，比如举办医患联欢会、疑难杂病专题讲座、中医日常保健养生课等，增加患者对医生的信任，让患者感受到医院以人为本的人文关怀，从而拓展中医服务能力，加强中医诊疗的影响力，提高医疗机构的品牌口碑。其次，要想提高我国各省（区、市）的中医药文化发展水平，就要大力发展生产力，尤其是要促进医药产业经济的发展，对医药产业投入足够的研发经费，令其不断创新和发展。

（二）强化中医药文化素养和品牌效应，增强服务影响力

在服务影响力方面，医院是一个服务机构，其本质是营利性组织。任何想要获得长期利益的企业，都一定是注重品牌效应的。获取品牌效应，应当完善中医医院环境建设，一方面要大力宣传中医药文化，另一方面要站在患者的角度思考问题，解决患者的需求，为患者提供舒适便捷的诊疗

环境。中医医院的总体环境设计以中医药科普专栏、文化长廊、中医药历史发展过程、书画图片等为主，营造浓郁的专业的中医药文化氛围。例如，医院整体的建筑设计风格要个性化，形成独立的品牌特征，尽量显示古典优雅、和谐统一和以人为本的精神。内部中医医院设计应以传播中医药理念为主，宣传多发病的预防、中医保健和临床常见病等相关知识，更接近生活，帮助患者了解一些基本中医药常识，让患者感受到中医的精湛技术和深厚底蕴，增加对中医的信心。

（三）完善中医学术成果产出评价，增强学术影响力

学术成果是中医文化建设的一个重要组成部分，也是中医药健康发展的基础。中医药学术成果产出有赖于中医药相关从业者以自己的工作实践、社会活动和科研成果为依据不断创作。本研究选取中医药论文发表数量作为学术影响力的评价指标，在后续的研究中可以考虑增加专业论著作为评价学术影响力的另一指标。

（四）中医药文化建设与新媒体结合，增强新闻影响力

信息化时代的到来，使得社会新闻传播的受众大大增加，新闻传播对中医药文化建设的作用也越来越大。比如疫情时期对轻症肺炎患者实施中医辨证"一人一方"的社会新闻激起大众对中医的极大兴趣，让中医药再次备受瞩目。中医药文化建设应该顺应潮流，与新媒体传播相结合，使中医药文化传播效果达到最大化。社会新闻影响力评价指标选取有关中医药的新闻数据，选择慧科新闻数据库进行搜索，有利于第三方评价机制的实现。

（五）构建一套合理科学、量化可行的中医药文化影响力评价指标体系

通过查找文献发现，国内较少对中医药文化影响力评价指标进行研究，大多数文献为定性研究。本研究中的中医药文化影响力指数计算模型，对年度中医药文化影响力评价具有承前启后的作用。但也应看到本研究采用三组

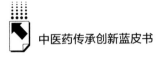

参考指标，虽然这些指标比较有代表性，但具体到每个省（区、市）就会有一定的误差，因此，采用此模型得出的数据具有一定的参考性，但不是唯一和绝对的理论数据。随着卫生评估技术的发展，可对评价指标体系进行实证研究，使之成为一套科学实用的、指标可及的、利于推广的、权重可量化的中医药文化影响力评价指标体系，比如说考虑中医人才的培养、中医院的规模、医疗设备的完善、中医院的建筑面积以及服务范围等。

参考文献

周航、刘明军、王自善等：《扩大中国文化国际影响力的路径探索——以"中医药"文化为例》，《传媒论坛》2020年第21期。

步一、许家伟、黄文彬：《基于引文的科学文献定量评价：引文影响力指标评述》，《图书情报知识》2021年第6期。

杨长春、王睿：《基于H指数的政务微博影响力研究》，《现代情报》2018年第3期。

郑谦：《高校应用型人才培养的关键参与主体及其影响力评价体系构建》，《内蒙古农业大学学报》（社会科学版）2020年第4期。

宋砚秋、张玉洁、王瑶琪等：《基于多层网络的中国企业风险投资（CVC）影响力动态评价研究》，《系统科学与数学》2020年第6期。

杨强、陈瑾：《基于AHP法的广元市红色旅游影响力评价研究》，《农村经济与科技》2021年第19期。

高莹、王晓：《基于因子分析和聚类分析的政务微博影响力研究——以山东省17个城市公安政务微博为例》，《情报探索》2020年第11期。

刘璐璐、史静寰：《高校智库影响力评价体系构建：理路、原则与指标——以"双一流"建设高校为例》，《现代教育管理》2022年第2期。

陈巧玲、魏雨蒙、杨燕等：《基于微信传播指数的成都市医院微信公众号传播影响力评价》，《医学与社会》2019年第11期。

童清艳、刘璐：《网络与数字传播：增强中华文化全球影响力的有效途径》，《现代传播》（中国传媒大学学报）2019年第6期。

刘佳静、郑建明：《公共文化服务平台传播影响力测度体系的构建及应用》，《情报科学》2021年第9期。

邱鸿钟、饶远立、闫志来：《中医文化影响力指数研究》，《中国卫生产业》2015年第 27 期。

张莹、刘晓梅:《结合、融合、整合:我国医养结合的思辨与分析》,《东北师范大学学报》(哲学社会科学版)2019 年第 2 期。

郑晓丽、高飞:《医院新闻宣传工作质量管理的思考》,《中国卫生质量管理》2017 年第 S2 期。

王扬勇、潘雪:《论新时期医院与新闻媒体沟通协作》,《湘潮》(下半月)2012 年第 5 期。

孙振球:《医学统计学》,人民卫生出版社,2002。

Roger Scruton, *A Dictionary of Political Thought*, The Macmillan Press, 1982.

区 域 篇

Regional Reports

B.7

中国中医药（东部）竞争力报告

周尚成 李正龙*

摘　要：　本报告重点对东部地区（北京市、江苏省、上海市、广东省、
浙江省、山东省、河北省、辽宁省、天津市、福建省、海南省）
11个省（市）中医药竞争力进行分析，通过对中医医疗服务、
中医药养生保健、中医药教育、中医药产业、中医药科研、中医
药政策和中医药文化传播与对外交流7个一级指标平均秩次的比
较分析，研究东部地区各省（市）中医药传承创新发展综合竞
争力情况。从区域中医药竞争力看，东部地区排在三大区域首
位，中医药传承创新发展综合竞争力处于全国上游；中医医疗服
务、中医药教育、中医药产业、中医药科研、中医药文化传播与
对外交流领域综合竞争力强，为东部地区的优势；中医药养生保
健和中医药政策指标处于中游水平。从省域竞争力看，北京市的

---

* 周尚成，管理学博士，广州中医药大学公共卫生与管理学院教授，博士生导师，主要研究
方向为中医药管理、卫生管理与医疗保障；李正龙，广州中医药大学公共卫生与管理学院
在读硕士研究生，主要研究方向为疾病负担。

中医药传承创新发展综合竞争力为东部地区最强，海南省为东部地区最弱。

关键词： 东部地区　中医药　竞争力评价　指标体系

一　东部地区中医药竞争力分析

（一）区域综合竞争力：东部地区中医药传承创新发展综合竞争力位于全国上游

在东部、中部、西部三大区域中，2019年东部地区省（市）的中医药传承创新发展评价综合指数平均排名为13.36名，中部地区和西部地区分别为16.63名和18.00名，东部地区在三大区域中排名第一，位于全国上游。而如表1所示，东部地区的11个省（市）也存在一定的发展不均衡现象。2019年北京市、广东省、浙江省、江苏省、上海市、山东省、河北省共7个省（市）的中医药传承创新发展评价综合指数的全国排名位于全国平均水平以上（排在第16名之前），分别为第1名、第3名、第4名、第6名、第9名、第13名和第15名，占东部地区11个省（区、市）的63.6%，而天津市位于第19名，其余3个省（福建省、辽宁省和海南省）中医药传承创新发展评价综合指数全国排名均低于全国平均水平（排在第20名之后）。

2019年，东部地区11个省（市）在中医医疗服务、中医药教育、中医药产业、中医药科研和中医药文化传播与对外交流5项一级指标的平均排名分别为17.00名，10.09名，14.64名，15.45名，8.55名，排名为三大区域中最高，处于全国上游水平，竞争力较强。而中医药养生保健和中医药政策指标的平均排名分别为19.82名、15.91名，排名处于三大区域的居中水平，且居全国中游位置。

表1 2018年、2019年11个东部省(市)中医药传承创新发展综合评价得分及全国排名

单位:分

地区	年份	中医医疗服务		中医药养生保健		中医药教育		中医药产业		中医药科研		中医药政策		中医药文化传播与对外交流		总分	全国排名
		得分	全国排名	得分	全国排名	得分	全国排名	得分	全国排名	得分	全国排名	得分	全国排名	得分	全国排名		
北京	2018年	76.57	4	75.96	1	96.24	1	79.44	4	92.29	1	71.89	26	90.19	4	83.99	1
	2019年	76.75	6	71.19	6	94.32	1	74.26	13	94.81	1	72.50	20	90.06	4	81.86	1
浙江	2018年	77.76	2	64.58	9	71.21	21	75.97	6	69.53	11	84.22	3	95.18	1	77.58	2
	2019年	79.76	2	59.58	21	71.45	20	78.53	3	62.39	13	76.86	11	94.47	1	74.94	4
江苏	2018年	65.58	15	55.46	22	72.44	12	71.92	13	75.52	3	83.49	4	92.40	2	76.04	3
	2019年	69.56	13	60.06	19	73.44	13	74.64	11	67.89	3	77.28	10	91.23	2	73.11	6
上海	2018年	70.72	8	59.71	15	74.99	3	71.96	12	69.89	10	82.95	5	91.43	3	75.89	4
	2019年	72.39	9	63.25	13	76.48	3	72.96	16	62.58	12	68.78	30	91.09	3	72.26	9
广东	2018年	64.82	18	71.1	3	72.70	11	83.99	1	71.74	7	82.51	6	89.66	5	75.38	5
	2019年	67.50	18	61.97	16	77.50	2	87.24	1	61.57	18	84.85	1	89.87	5	75.05	3
山东	2018年	64.74	20	52.95	27	73.07	9	72.22	11	72.12	6	79.97	8	86.89	6	74.12	8
	2019年	66.33	22	58.75	24	75.98	6	76.68	6	63.40	9	69.65	28	86.56	6	70.93	13

续表

地区		中医医疗服务		中医药养生保健		中医药教育		中医药产业		中医药科研		中医药政策		中医药文化传播与对外交流		总分	全国排名
		得分	全国排名	得分	全国排名	得分	全国排名	得分	全国排名	得分	全国排名	得分	全国排名	得分	全国排名		
河北	2018年	63.61	22	65.44	7	72.41	13	68.50	17	62.11	25	80.33	7	78.02	14	70.39	16
	2019年	65.33	23	56.96	29	72.97	15	75.73	7	60.00	28	80.14	8	78.02	14	70.03	15
天津	2018年	60.54	27	62.45	10	77.97	2	63.81	26	62.33	24	69.87	30	82.51	7	68.83	21
	2019年	60.65	29	58.89	23	76.33	4	69.29	22	60.22	26	80.98	5	82.76	7	69.37	19
福建	2018年	67.81	12	60.71	14	73.49	7	64.22	24	63.89	19	73.46	21	79.08	13	68.82	22
	2019年	71.46	11	62.86	14	75.92	7	66.07	26	61.48	20	71.04	25	78.68	13	68.97	21
辽宁	2018年	65.07	16	53.75	25	73.54	6	67.07	20	63.59	22	73.93	19	81.06	10	68.58	23
	2019年	65.20	24	57.61	27	73.71	11	64.93	27	61.54	19	71.95	21	80.55	10	67.89	25
海南	2018年	50.01	31	48.18	31	64.64	31	60.74	30	61.36	28	73.62	20	62.10	29	62.16	31
	2019年	54.93	30	58.21	26	66.25	29	62.49	29	61.32	21	74.15	16	61.96	29	63.32	31
东部地区	2018年	—	15.91	—	14.91	—	11.00	—	15.00	—	14.00	—	14.00	—	9.00	—	12.00
	2019年	—	17.00	—	19.82	—	10.09	—	14.64	—	15.45	—	15.91	—	8.55	—	13.36

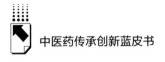

（二）区域内各省（市）综合竞争力情况

结合表1具体分析东部地区各省（市）中医药传承创新发展各项指标的具体排名情况。

1. 北京市

北京市作为首都，2018年和2019年中医药传承创新发展评价综合指数均居于全国和东部地区首位，其实力不容置疑。北京市作为政治、经济、文化中心和国家首都，国家在资源配置上也会对其有所偏重，这使其享有良好的中医药传承创新发展机遇。从区域内看，北京市综合实力雄厚，远超东部地区其他省（市）。2018年7项指标排行榜上除中医药政策指标排在全国第26位以外，其他均居东部地区前列。2019年排名局部小范围波动，但仍呈现良好发展态势。除中医药教育、中医药科研指标竞争力仍居区域内首位，中医医疗服务居第6位，中医药文化传播与对外交流位于第4以外，中医药产业从第4名下降至第13名，中医药养生保健从第1名降至第6名，但中医药政策从第26名上升至第20名。从全国范围看，北京市除中医药政策指标排名较落后以外，其余6项指标均超过全国平均水平。"十三五"期间，北京市完善覆盖全域的中医诊疗服务网络，提高中医药防病治病能力，强化基层中医药服务能力，加快中医药行业治理体系建设和治理能力现代化，中医药服务能力显著提升，首都中医药发展迈上新台阶。整体来看，北京市各项中医药传承创新发展在大部分领域综合实力较强，位居全国前列，但仍存在明显短板，各项指标需要齐头并进。

2. 浙江省

浙江省2018年中医药传承创新发展评价综合指数在东部地区和全国范围均排名第2，2019年在东部地区排名第3，全国排名第4。该省中医药传承创新发展各项指标较为均衡，其中最突出的是中医药文化传播与对外交流、中医医疗服务，在东部地区内均居首位，全国排名则分别居第1位、第2位。同时，在中医药产业领域的综合实力也位居前列，2018年在东部地区排名第3，全国排名第6，2019年排名上升至东部地区第2，全国第3。浙江省的中医药养生保健和中医药科研在东部地区处于中游水平，2018 年在东部地区分别位居第 5 和第 6，全国排名分别居第 9 和第 11。2019 年排名有所变动，在地区内分别位居第 4 和第 5，在全国范围内分别位居第 21 和第 13。而浙江省的中医药教育相对于其他指标竞争力较为薄弱，2018 年东部地区内排名第 10，全国排名第 21。2019 年东部地区内排名第 10，全国排名第 20。浙江省排名变化较大的领域为中医药政策，其在东部地区的排名从第 1 位下降至第 5 位，全国排名从第 3 位下降至第 11 位。整体来看，浙江省中医药传承创新发展有龙头领域，但是需要补齐短板，应在中医药教育和中医药政策上给予支持和帮助，推动其发展。

3. 江苏省

江苏省 2018 年中医药传承创新发展评价综合竞争力为东部地区第 3 名，全国第 3 名；2019 年中医药传承创新发展评价综合竞争力为东部地区第 4 名，全国第 6 名，实力不容小觑。江苏省在中医药科研、中医药政策和中医药文化传播与对外交流领域竞争力较强，在东部地区内的排名均在前 4，在全国的排名均在前 10，尤其是中医药文化传播与对外交流领域 2018 年和 2019 年地区内排名和全国排名均位居第 2。中医药产业 2018 年在东部地区内居第 6，全国排名第 13，2019 年排名有所上升，东部地区内居第 5，全国排名第 11。中医医疗服务领域处于中上游水平，2018 年和 2019 年在东部地区内均位居第 5，2018 年全国排名第 15，2019 年全国排名有所上升，位居第 13。中医药教育指标竞争力稍弱，2018 年和 2019 年东部地区内均排在第 8 位，全国排名 2018 年和 2019 年分别为第 12 名和第 13 名，中医药教育竞争力有所下降。中医药养生保健领域排名变化较大，东部地区排名从第 2 位下降至第 7 位，全国排名从第 22 位上升至第 19 位。整体来看，江苏省比较重视中医药政策对中医药传承创新发展事业的影响，并在中医药文化传播与对外交流领域取得长足发展，其余各项指标均居全国中上游，各项指标发展较为均衡，但在中医药教育方面稍显薄弱，可能与没有本省直属的中医药高等院校有关。

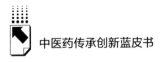
4. 上海市

上海市 2018 年中医药传承创新发展评价综合竞争力在东部地区和全国排名均为第 4，2019 年中医药传承创新发展评价综合竞争力为东部地区第 5，全国第 9，整体实力位于前列。上海作为国内第二大直辖市，在中医药教育和中医药文化传播与对外交流两个指标领域竞争优势明显，在 2018 年和 2019 年东部地区的排名均居第 3。从全国范围来看，中医医疗服务指标2018 年排第 8 位，2019 年排第 9 位；中医药教育和中医药文化传播与对外交流指标，2018 年和 2019 年均排全国第 3，均处于上游水平。中医药养生保健、中医药产业和中医药科研三项指标发展尚可，在东部地区的排名和全国排名均为中上游水平。中医药政策指标排名变化较大，地区排名从第 1 位降至第 11 位，全国排名从第 5 位降至第 30 位。《上海市中医药发展战略规划纲要（2018~2035 年）》指出，2020 年上海市中医药政策制度和管理体系基本建成，中医药医疗、保健、教育、科研、产业、文化全面协调发展，中医药服务能力、传承创新、文化传播、国际化发展、治理能力显著提升，中医药对健康服务业发展和提高居民健康水平的贡献度进一步凸显，中医药国际化发展水平保持全国领先地位。整体来看，上海市中医药传承创新事业发展竞争力较强，发展也较为均衡，需加强中医药政策的制定与实施。

5. 广东省

广东省 2018 年中医药传承创新发展评价综合竞争力东部地区和全国排名均为第 5，2019 年中医药传承创新发展评价综合竞争力居东部地区第 2、全国第 3，位于上游水平。从各项指标的排行榜看，广东省中医药事业最大的优势为中医药产业，在全国范围和东部地区内均排第 1 位。中医药政策、中医药文化传播与对外交流领域竞争力均位于前列，均位于区域前 5 名，全国前 7 名。其他方面的竞争力也相对较强，中医医疗服务、中医药教育、中医药科研在东部地区和全国范围内排名均处于中上游水平。粤港澳大湾区作为广东中医药产业聚集地，港澳海外联系广泛，在促进中医药学术交流、科研合作、产业发展方面具有无可比拟的有利条件。但中医药养生保健排名略为靠后，有待进一步提升。整体来看，广东省中医药传承创新事业发展较为均衡，全国综合竞争力排名较上一年有所上升，整体竞争力得到增强。

6. 山东省

山东省2018年和2019年中医药传承创新发展评价综合竞争力在东部地区排名均居第6位，2018年全国范围排名第8位，2019年全国范围排名第13位，处于中上游水平。该省中医药事业发展较突出的领域是中医药科研领域，2018年和2019年均居东部地区前5，全国前10。山东省中医药研究院于2003年1月18日合并组建，是山东省卫生健康委所属公益一类事业单位，主要从事中医、针灸、中药的基础研究，中药新药开发研究、中医临床应用研究等，这对于促进山东省中医药科研领域的发展具有重要作用。山东省在中医药文化传播与对外交流、中医药教育、中医药产业领域属于中上游水平，而在中医医疗服务领域竞争力相对较弱。2018年，山东省中医医疗服务指标在东部地区和全国范围内分别排在第8位和第20位，2019年在东部地区和全国范围内分别排在第7位和第22位，均属于中下游水平。山东省在中医药政策领域的排名变化较大。总体来说，山东省中医药事业整体发展较为均衡，竞争力在东部地区内及全国均居中游水平，中医医疗服务水平有待进一步提升。

7. 河北省

河北省2018年和2019年中医药传承创新发展评价综合竞争力在东部地区排名均位列第7，2018年全国排名第16，2019年全国排名第15，处于中游水平。从7项指标来看，在东部地区内排名相对靠前的是中医药政策指标竞争力，这一指标在全国排名也基本处于上游水平。中医药教育、中医药文化传播与对外交流指标2018年和2019年的东部地区排名均居第9位和第10位，处于下游水平，但在全国排名还是处于中游水平，说明这两个指标在东部地区内竞争较为激烈。中医药产业指标排名变化较大，地区排名从第7位上升至第4位，全国排名从第17位上升至第7位，中医药产业竞争力相较上一年有了较大的提高。河北省中医药事业发展相对滞后的是中医医疗服务和中医药科研领域，2018年东部地区排名仅为第9位和第10位，2019年东部地区排名为第8位和第11位，处于区域内下游水

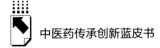

平；2018 年全国范围内仅排第 22 名和第 25 名，2019 年全国排名为第 23 位和第 28 位，处于全国下游水平。中医药养生保健排名变化较大，地区排名从第 6 位降至第 8 位，全国排名从第 7 位降至第 29 位，位于下游水平。河北省政府要全面推广预约诊疗、不断完善远程医疗、加快推进智慧服务、夯实信息化建设基础等，从各方面提升中医药医疗服务水平。地方政府应引起重视，进一步加强中医医疗服务的可及性和中医药科研创新，保持中医药养生保健的发展优势，提升河北省中医药传承创新发展竞争力。

8. 天津市

天津市作为直辖市，2018 年和 2019 年中医药传承创新发展评价综合竞争力在东部地区均居第 8 位，2018 年全国排名第 21，2019 年全国排名第 19，处于中下游水平。而各级指标明显呈现两极分化、发展不均衡的情况。天津市中医药教育竞争力优势十分突出，2018 年和 2019 年东部地区排名和全国排名均为前 4，处于上游水平。这与天津中医药大学入选国家"世界一流学科建设高校"和教育部、国家中医药管理局、天津市三方共建高校有关。天津中医药大学致力于建设成为中医药办学特色鲜明、优势突出的教学研究型大学，培养高素质创新型中医药人才和探索解决中医药发展重大问题。天津市中医药文化传播与对外交流实力也不容小觑，2018 年和 2019 年东部地区排名和全国排名均居第 7 位，这可能也与天津中医药大学作为中医药国际交流合作的重要平台开展一系列传承发展中医药文化的国际交流合作活动有关，同时天津市政府对天津天士力医疗健康投资有限公司作为中医药服务出口基地也进行了重点建设。

天津市中医药政策领域的排名显著提高，地区排名从第 11 位上升至第 2 位，全国排名从第 30 位上升至第 5 位，这与天津市政府出台相关的中医药传承创新发展政策有着密切关系。2020 年 7 月《天津市促进中医药传承创新发展的实施方案》出台，指出要健全中医药服务体系，加强中医药服务机构建设，筑牢基层中医药服务阵地，加强中医优势专科建设，做优做强专科专病，强化中医药在疾病预防中的作用，提升中医药特色康复能力。

但天津市中医医疗服务、中医药养生保健、中医药科研、中医药产业的发展却相对较弱，在东部地区和在全国范围内均处于中下游水平，亟待政府加强重视，加大对中医药科研的财政投入力度，提升中医医疗服务竞争力。《天津市促进中医药传承创新发展的实施方案》也提出要大力推动中医药质量提升和产业高质量发展。促进中医药产业创新发展，打造一批在全国具有影响力的中药品。在中医药科研方面提出加快推进中医药科研和创新，系统布局市级中医药科技创新基地，推动国家中医针灸临床医学研究中心和市部共建组分中药国家重点实验室建设。

9. 福建省

福建省 2018 年和 2019 年中医药传承创新发展评价综合竞争力在东部地区的排名均为第 9，2018 年在全国排第 22 位，2019 年排第 21 位，均属于下游水平。从各项一级指标来看，福建省的中医医疗服务和中医药教育发展较好，在东部地区和全国范围内均处于上游水平。但其他 5 项指标发展相对较弱，均排在本地区后半部分（排在第 6 名之后）。其中，中医药文化传播与对外交流在东部地区内 2018 年和 2019 年均排在第 9 位，处于下游水平，但从全国范围来看，中医药文化传播与对外交流 2018 年和 2019 年均排在第 13 位，处于中游水平。可见福建省中医药文化传播与对外交流领域在地区内优势不明显，但在全国来说还是实力不弱，东部地区内这一指标整体实力比较凸显。福建省中医药科研领域地区排名从第 7 位降至第 8 位，全国排名从第 19 位降至第 20 位，处于中下游水平，亟待政府加强对中医药科研领域的财政投入支持。中医药产业、中医药政策两个指标在区域排名和全国排名均为倒数，需要深入探究其发展不足的原因。

10. 辽宁省

辽宁省中医药传承创新发展评价综合竞争力处于中下游水平，2018 年和 2019 年的东部地区排名均排第 10 位，2018 年全国排名第 23，2019 年为第 25。其中优势较为明显的领域是中医药教育和中医药文化传播与对外交流领域，尽管辽宁省该两项指标在东部地区排名处于中下游，但从全国范围

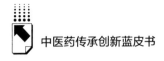
来看仍处于中上游水平，竞争力较为突出。中医医疗服务指标排名波动较大，地区排名从第 6 位降至第 9 位，全国排名从第 16 位降至第 24 位，中医医疗服务竞争力有所下降。辽宁省在中医药产业、中医药养生保健和中医药政策上的竞争力不甚明显，在东部地区排名和全国范围排名均处于中下游水平，仍存在很大的发展空间和投入需要，亟须政府进一步鼓励和支持。

11. 海南省

海南省 2018 年和 2019 年中医药传承创新发展评价综合竞争力在东部地区排名均为第 11 位，全国排名均为第 31 位，均处于末位，亟须政府重视中医药传承创新事业发展，制定相应的政策和规划。海南省中医医疗服务、中医药教育、中医药产业、中医药科研和中医药文化传播与对外交流 5 项指标在东部地区排名和全国排名倒数，处于下游水平。其中，中医药科研领域地区排名从第 11 位上升至第 9 位，全国排名从第 28 位上升至第 21 位，相比其他 4 项指标排名上升较为显著，中医药科研竞争力较上一年有了较大提高。目前发展相对较好的领域是中医药养生保健和中医药政策，地区排名和全国排名上升幅度较为明显。从整体来看，海南省目前中医药事业发展整体竞争力较弱，可以看到政府有改变现状的意向，但仍需较大的投入和发展的时间。

（三）东部地区提出和未提出建设"中医药强省"目标的省（市）综合竞争力情况比较

我国 2019 年有 19 个省（区、市）提出建设"中医药强省"目标，分别是广东省、湖南省、江苏省、浙江省、云南省、黑龙江省、安徽省、吉林省、四川省、河北省、湖北省、河南省、山东省、青海省、陕西省、江西省、天津市、广西壮族自治区、山西省。东部地区有 5 个省（市）未提出建设"中医药强省"目标，具体包括北京市、上海市、福建省、辽宁省、海南省；有 6 个省（市）提出建设"中医药强省"目标，但提出时间有先后，其中最早提出建设"中医药强省"目标的省份是广东省（2006 年 6 月 1 日），最新提出建设"中医药强省"目标的省份是山东省（2017 年 3 月 30 日），相差约 10 年时间，具体提出时间如表 2 所示。

表2　东部地区内各省（市）提出建设"中医药强省"目标的时间及分类

省（区、市）	提出时间	分类
广东	2006年6月1日	较早
天津	2007年	较早
江苏	2008年11月1日	较早
浙江	2008年11月18日	较早
河北	2016年11月10日	较晚
山东	2017年3月30日	较晚

　　根据是否提出建设"中医药强省"目标及提出时间的先后，对东部地区11个省（市）进行划分。以2010年1月1日为分界线，广东省、天津市、江苏省和浙江省为提出建设"中医药强省"目标时间较早的省（市），河北省和山东省为提出建设"中医药强省"目标时间较晚的省份，北京市、上海市、福建省、辽宁省、海南省为未提出建设"中医药强省"目标的省（市）。

　　由表3可看出，广东省、天津市、江苏省和浙江省作为东部地区内提出建设"中医药强省"目标时间较早的省（市），其中医医疗服务、中医药教育、中医药产业、中医药科研、中医药政策、中医药文化传播与对外交流6个方面在东部地区内排名靠前，特别是在中医医疗服务、中医药教育、中医药政策、中医药文化传播与对外交流4项指标上，广东省、天津市、江苏省和浙江省遥遥领先于提出建设"中医药强省"目标时间较晚和未提出建设"中医药强省"目标的省（市）。

　　东部地区提出建设"中医药强省"目标时间较晚的省（市）为河北省和山东省，其中医药竞争力整体处于中游水平。从各项指标来看，这两省在中医药产业指标上，2019年的全国平均排名甚至领先于提出建设"中医药强省"目标时间较早的省（市），但其余6个指标及综合排名均落后于建设目标提出时间较早的省（市）及东部地区平均排名，除中医医疗服务和中医药养生保健、中医药教育、中医药科研指标之外，其余3个指标及综合排名情况均优于未提出建设"中医药强省"目标的省（市）。

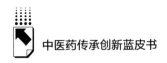
表3　2018~2019年提出与未提出建设"中医药强省"目标的东部地区各省（市）
中医药综合竞争力全国排名

项目	年份	中医医疗服务	中医药养生保健	中医药教育	中医药产业	中医药科研	中医药政策	中医药文化传播与对外交流	综合
提出建设"中医药强省"目标时间较早的省(市)平均排名	2018	15.50	13.50	11.50	11.50	11.25	10.75	3.75	7.75
	2019	15.50	22.25	9.75	9.25	15.00	6.75	3.75	8.00
提出建设"中医药强省"目标时间较晚的省(市)平均排名	2018	21.00	10.50	11.00	14.00	15.50	7.50	10.00	12.00
	2019	22.50	21.50	10.50	6.50	18.50	18.00	10.00	14.00
未提出建设"中医药强省"目标的省(市)/平均排名	2018	14.20	19.00	9.60	18.00	16.00	18.20	11.80	16.20
	2019	16.00	17.20	10.20	22.20	14.60	22.40	11.80	17.40
东部地区平均排名	2018	16.27	14.92	10.65	14.58	14.06	12.87	8.29	11.98
	2019	17.00	19.82	10.09	14.64	15.45	15.91	8.55	13.36

东部地区剩余5个尚未提出建设"中医药强省"目标的省（市），包括北京市、上海市两个直辖市，而这两个城市在2019年中医药养生保健和中医药科研指标上排名超过了东部地区提出建设"中医药强省"目标的所有省（市）。但从整体来看，除中医药养生保健和中医药科研指标以外，此类省（市）其余各项指标的排名均落后于较早提出建设"中医药强省"目标的省（市），特别是在中医药产业、中医药政策和中医药文化传播与对外交流3项指标上；除中医医疗服务、中医药科研和中医药教育指标之外，此类省（市）各项指标的排名均落后于较晚提出建设"中医药强省"目标的省（市）平均排名。

二　东部地区中医医疗服务竞争力分析

（一）东部地区中医医疗服务综合竞争力

如表4所示，在东部地区的11个省（市）中，2019年有6个省（市）

表4 2018年、2019年东部地区11个省（市）中医医疗服务综合竞争力评价得分及排名

单位：分

地区	年	中医疗资源			中医医疗服务效率			中医医疗费用			中医康复发展			总分	区域排名	全国排名
		得分	区域排名	全国排名	得分	区域排名	全国排名	得分	区域排名	全国排名	得分	区域排名	全国排名			
浙江	2018年	63.45	3	9	79.26	2	5	97.67	2	2	72.97	1	5	77.76	1	2
	2019年	70.20	2	11	78.59	2	5	98.78	1	1	73.01	2	7	79.76	1	2
北京	2018年	91.31	1	1	71.66	5	15	82.42	5	8	57.19	6	17	76.57	2	4
	2019年	91.29	1	1	72.21	5	13	81.21	6	10	58.72	6	16	76.75	2	6
上海	2018年	48.46	9	28	81.82	1	1	98.07	1	1	56.78	7	19	70.72	3	8
	2019年	56.97	11	31	80.98	1	1	96.21	2	2	56.42	9	22	72.39	4	9
福建	2018年	49.86	8	25	69.22	6	20	83.05	4	6	72.82	2	6	67.81	4	12
	2019年	60.25	8	26	68.64	7	20	84.01	3	7	75.70	1	4	71.46	5	11
江苏	2018年	53.13	7	22	74.58	3	11	83.11	3	5	52.08	9	26	65.58	5	15
	2019年	62.79	7	25	74.58	3	7	83.75	4	8	57.10	7	20	69.56	6	13
辽宁	2018年	58.29	5	17	59.81	11	28	81.01	6	11	62.88	4	14	65.07	6	16
	2019年	67.83	3	16	55.44	11	30	78.53	7	11	59.10	5	15	65.20	9	24

续表

地区		中医医疗资源			中医医疗服务效率			中医医疗费用			中医康复发展			总分	区域排名	全国排名
		得分	区域排名	全国排名	得分	区域排名	全国排名	得分	区域排名	全国排名	得分	区域排名	全国排名			
广东	2018年	47.11	10	29	72.18	4	14	71.36	9	21	71.81	3	7	64.82	7	18
	2019年	57.83	9	29	71.80	6	15	71.33	9	21	70.71	3	9	67.50	7	18
山东	2018年	57.15	6	20	66.96	7	22	76.68	7	13	59.02	5	16	64.74	8	20
	2019年	66.37	4	18	65.11	9	22	76.68	8	13	56.60	8	21	66.33	8	22
河北	2018年	58.33	4	16	66.45	9	24	73.26	8	18	56.68	8	21	63.61	9	22
	2019年	65.08	6	21	74.10	4	8	82.69	5	9	68.73	4	12	72.40	3	8
天津	2018年	65.97	2	7	66.60	8	23	69.40	10	23	36.92	10	29	60.54	10	27
	2019年	66.30	5	19	65.98	8	21	70.52	10	23	36.54	10	28	60.65	10	29
海南	2018年	42.30	11	31	61.53	10	26	64.07	11	28	31.16	11	31	50.01	11	31
	2019年	57.28	10	30	60.21	10	26	63.89	11	28	36.05	11	29	54.93	11	30
东部地区	2018年	—	—	18.64	—	—	17.18	—	—	12.36	—	—	17.36	—	—	15.91
	2019年	—	—	20.64	—	—	15.27	—	—	12.09	—	—	16.64	—	—	15.64

中医医疗服务综合竞争力指标全国排名位于全国平均水平以上（排名位于第16名之前），其中北京市、浙江省、上海市和河北省4个省（市）的中医医疗服务综合竞争力位居全国前十，处于上游水平。其中，河北省排名大幅提升，全国排名从2018年的第22名上升至2019年的第8名，中医医疗服务综合竞争力显著提高。《河北省进一步改善医疗服务行动计划实施方案（2018~2020年）》提出，要全面推广预约诊疗、不断完善远程医疗、加快推进智慧服务、夯实信息化建设基础等，从各方面提升河北省中医药医疗服务水平。上海市虽然中医医疗资源排名靠后，但在中医医疗服务效率方面，其人均就诊中医类医疗机构次数、中医医院病床使用率、医师人均每日担负诊疗人次、中医医院平均住院天数等指标位于全国前列。这可为中医医疗资源占有量偏少的省份提供借鉴，即提高医疗服务效率和医疗服务质量，使中医惠及更多人群。山东省、辽宁省、天津市和海南省此项指标排名居于全国后1/3（排名位于第20名之后），特别是海南省排名居末位，为东部地区最弱。这些省（市）中医医疗服务能力相对于本地区其他省份有所不足，需要采取一定措施予以提升。综合来看，东部地区整体的中医医疗服务综合竞争力为三大区域第一，东部地区的全国平均排名为15.64名，较2018年的平均排名有所上升，处于全国上游水平，说明东部地区中医医疗服务能力整体良好。

（二）东部地区提出与未提出建设"中医药强省"目标的省（市）中医医疗服务情况比较

由表5可看出，广东省、天津市、江苏省和浙江省是在2006~2008年提出建设"中医药强省"目标的，作为东部地区内提出时间最早的省（市），这4个省（市）在中医医疗服务效率和中医康复发展两个方面的全国排名领先于提出时间较晚和未提出建设"中医药强省"目标的省（市）。在中医医疗费用方面，提出时间较早的4个省（市）平均排名落后于未提出省（市）的平均排名，但领先于提出时间较晚的省（市）的平均排名。在中医医疗资源方面，提出时间较早的4个省（市）平均排名与提出时间

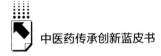

较晚和未提出建设"中医药强省"目标的省（市）的平均排名相差不大。未来不仅要提高中医医疗资源的配置水平，增加中医医疗资源的供给，还应注重中医医疗服务的推广，提高中医医疗服务的覆盖率，让更多人享受中医服务。

表5　东部地区提出与未提出建设"中医药强省"目标的
省（市）中医医疗服务竞争力全国排名

项目	中医医疗资源	中医医疗服务效率	中医医疗费用	中医康复发展	综合
提出建设"中医药强省"目标时间较早的省（区、市）平均排名	21.00	12.00	13.25	16.00	15.50
提出建设"中医药强省"目标时间较晚的省（区、市）平均排名	21.00	22.50	14.50	19.50	22.50
未提出建设"中医药强省"目标的省（区、市）平均排名	20.80	18.00	11.60	17.20	16.00
东部地区平均排名	20.91	16.64	12.73	17.18	17.00

　　东部地区提出建设"中医药强省"目标时间较晚的省份为河北省和山东省，但从数据上看，该类省份在中医医疗服务领域的发展一般，不是中医医疗服务强省，与其他两类省份具有一定的差距。从中医医疗服务的各项指标来看，河北省与山东省在中医医疗资源、中医康复发展、中医医疗服务效率、中医医疗费用的排名及综合排名均落后于提出时间较早和未提出的两类省份。由此可见，尽管河北省和山东省于2016年和2017年提出了建设"中医药强省"目标，但其中医医疗服务竞争力的提升仍应找准短板，精准施策。

　　东部地区剩余5个省（市）（北京市、上海市、福建省、辽宁省、海南省）均未提出建设"中医药强省"目标，但此类省（市）在中医医疗服务的4项指标和总分上的排名情况尚可，均处于中上游水平，与东部地区整体的平均排名相近。因此，各个省（市）应发挥自身优势，推动中医医疗服务的整体发展。

三 东部地区中医药养生保健竞争力分析

（一）东部地区中医药养生保健综合竞争力

如表6所示，在东部地区的11个省（市）中，有4个省（市）中医药养生保健综合竞争力指标全国排名位于全国平均水平以上（排名位于第16名之前），其中2019年仅有北京市的中医药养生保健综合竞争力位居全国前十。有4个省（市）的此项指标居于全国后1/3（排名位于第20名之后），尤其是河北省（第24名）、福建省（第27名）和辽宁省（第26名）。未来应完善市场准入及监管制度，优化中医药养生保健的发展环境；完善中医药养生保健服务人才培养培训体系，建设人才评价激励机制；大力推进产学研结合，对中医药养生保健进行深度开发，完善产业链；大力开展"中医药中国行"活动，传播中医药知识和易于掌握的养生保健技术方法，加强中医药非物质文化遗产保护和传承运用，实现中医药养生文化的创造性转化、创新性发展。综合看来，2019年东部地区11个省（市）中医药养生保健综合竞争力平均排名为19.82名，在三大区域中居第二位，处于全国中游位置。

表6 2018~2019年东部地区中医药养生保健综合竞争力评价得分及排名

单位：分

地区	年份	中医药养生保健状况		
		得分	区域排名	全国排名
北京	2018	75.96	1	1
	2019	71.19	1	6
江苏	2018	64.58	4	9
	2019	59.58	6	21
山东	2018	55.46	8	22
	2019	60.06	5	19
上海	2018	59.71	7	15
	2019	63.25	2	13

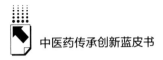

续表

地区	年份	中医药养生保健状况		
		得分	区域排名	全国排名
浙江	2018	71.1	2	3
	2019	61.97	4	16
河北	2018	52.95	10	27
	2019	58.75	8	24
天津	2018	65.44	3	7
	2019	56.96	11	29
广东	2018	62.45	5	10
	2019	58.89	7	23
海南	2018	60.71	6	14
	2019	62.86	3	14
福建	2018	53.75	9	25
	2019	57.61	10	27
辽宁	2018	48.18	11	31
	2019	58.21	9	26
东部地区	2018	—	—	14.91
	2019	—	—	19.82

（二）东部地区内提出与未提出建设"中医药强省"目标的省（市）中医药养生保健情况比较

东部地区最早提出建设"中医药强省"目标的省（市）是广东省、天津市、江苏省和浙江省，该类省（市）在每万人中医健康管理人数、0~3岁儿童中医健康管理率、65岁以上老人中医健康管理率和综合评价指标的排名上均落后于提出时间较晚和未提出的两类省（市），但在每万人中医治未病人次数指标的排名远远领先于提出时间较晚和未提出的两类省（市）（见表7）。未来应发挥中医药原创优势，加强资源整合，推进中医养生保健服务向产业化方向转型升级，促进中医养生保健服务可持续发展，推动健康中国建设，提高中医药在国民经济和社会发展中的贡献度。

表7　东部地区提出与未提出建设"中医药强省"目标的
省（市）中医药养生保健竞争力全国排名

项目	每万人中医治未病人次数排名	每万人中医健康管理人数排名	0~3岁儿童中医健康管理率排名	65岁以上老人中医健康管理率排名	综合
提出建设"中医药强省"目标时间较早的省(市)平均排名	14.25	23.5	24.00	22.75	22.25
提出建设"中医药强省"目标时间较晚的省(市)平均排名	19.50	16.5	17.50	21.50	21.50
未提出建设"中医药强省"目标的省(市)平均排名	16.40	19.40	20.20	19.20	17.20
东部地区平均排名	16.18	20.36	21.09	20.09	19.82

　　东部地区提出建设"中医药强省"目标时间较晚的省份为河北省和山东省，该两省在中医药养生保健领域发展均处于中游水平。在每万人中医治未病人次数指标上，排名远落后于未提出和提出时间较早省（市）的全国平均排名。在每万人中医健康管理人数和0~3岁儿童中医健康管理率指标上，远远领先于未提出和提出时间较早省（市）的全国平均排名。河北省和山东省无论是常住人口还是流动人口在健康体检特别是中医类医院中医健康体检方面和儿童健康管理方面都有更强意识，中医药养生保健的文化氛围也较好。在65岁以上老人中医健康管理率和综合评价指标上领先于提出时间较早的省（市），但落后于未提出的省（市）。未来不仅要提高当地中医药治未病的医疗水平，还应进行科普宣传，使治未病理念深入人心。

　　东部地区剩余5个省（市）（北京市、上海市、福建省、辽宁省、海南省）未提出建设"中医药强省"目标，但此类省（市）在每万人中医治未病人次数指标上的排名情况尚可，均处于中游水平。在总分排名上领先于提出时间较早和提出时间较晚的两类省（市）。

四 东部地区中医药教育竞争力分析

（一）东部地区中医药教育综合竞争力

如表 8 所示，东部地区的 11 个省（市）中，2018 年和 2019 年均有 9 个省（市）中医药教育综合竞争力指标全国排名位于全国平均水平以上（排

表 8 2018~2019 年东部地区中医药教育综合竞争力评价得分及排名

单位：分

地区	年份	中医教育与培养		
		得分	区域排名	全国排名
北京	2018	96.24	1	1
	2019	94.32	1	1
天津	2018	77.97	2	2
	2019	76.33	4	4
上海	2018	74.99	3	3
	2019	76.48	3	3
辽宁	2018	73.54	4	6
	2019	73.71	7	11
福建	2018	73.49	5	7
	2019	75.92	6	7
山东	2018	73.07	6	9
	2019	75.98	5	6
广东	2018	72.70	7	11
	2019	77.50	2	2
江苏	2018	72.44	8	12
	2019	73.44	8	13
河北	2018	72.41	9	13
	2019	72.97	9	15
浙江	2018	71.21	10	21
	2019	71.45	10	20
海南	2018	64.64	11	31
	2019	66.25	11	29
东部地区	2018	—	—	10.55
	2019	—	—	10.09

名位于第 16 名之前），5 个省（市）的中医药教育综合竞争力位于全国前十。2018 年北京市、天津市和上海市包揽全国前 3。2019 年排名有所变动，北京市、广东省和上海市包揽全国前 3。这些省（市）对于中医药传承教育的投入力度较大，较为重视中医药文化传承。2018 年仅浙江省和海南省的全国排名处于后 1/3（排名位于第 20 名之后），浙江省与排名上一位的河北省得分差距较小，仅海南省劣势较为明显，可能与海南省本省仅拥有一所中医药类高等院校有关，其中医药服务供不应求，因此应当加大教育投入力度，向中医药高等教育适当倾斜，提高中医药高等教育的质量和规模，积极申报国家中医药管理局中医药重点学科，培养更多高素质的中医药人才。2019 年海南省和浙江省全国排名上升，说明该两省中医药教育竞争力相较往年有所提升。东部地区中医药教育综合竞争力 2018 年全国排名的平均值为 10.55，2019 年相比 2018 年平均排名有所上升，在三大区域中居首位，与中、西部地区相比，东部地区各省（市）中医药高等教育实力较强，中医药教育成效显著，处于全国上游位置。在新的历史方位下，必须把中医药高层次人才培养摆到更加突出的战略位置，增强中医药高等教育的竞争力，用扎实显著的教育成效，全力推动中医药高等教育向世界一流医学教育前列迈进。

（二）东部地区提出与未提出建设"中医药强省"目标的省（区、市）中医药教育情况比较

东部地区较早提出建设"中医药强省"目标的省（市）是广东省、天津市、江苏省和浙江省，该类省（市）在每万人口中医研究生数、国家中医药管理局中医药重点学科数、中医药优势特色教育培训基地数和中医药教育竞争力综合评价指标上平均排名靠前，领先于提出时间较晚和未提出的两类省（市）。但在每万人口中医本科生数、被授予国家名中医称号的人数和中医住院医师规范化培训基地数年增长率指标上，其平均排名却落后于提出时间较晚和未提出的两类省（市）。由此可见，早期政策支持比较到位的东部地区省（市）需要在中医药教育发展领域继续保持优势，寻找新的增长

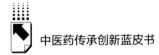
点。未来应加大教育投入和政策投入力度，不断完善中医药本科生生源评价标准和选拔体系，适度扩大本科生招生规模，调整本科生招生结构。除此之外，还应面向基层和临床一线的省级名中医、省级以上老中医药专家学术经验继承工作指导老师，或全国优秀中医药临床人才，积极组织申报国家名中医，严格审核流程，扩大国家名中医队伍。

表 9　东部地区提出与未提出建设"中医药强省"目标的
省（区、市）中医药教育竞争力全国排名

项目	每万人口中医研究生数	每万人口中医本科生数	国家中医药管理局中医药重点学科数	被授予国家名中医称号的人数	中医药优势特色教育培训基地数	中医住院医师规范化培训基地数年增长率	综合
提出建设"中医药强省"目标时间较早的省（区、市）平均排名	7.50	16.75	5.50	15.00	7.00	16.00	9.75
提出建设"中医药强省"目标时间较晚的省（区、市）平均排名	22.50	12.50	10.50	3.00	15.50	6.00	10.50
未提出建设"中医药强省"目标的省（区、市）平均排名	9.80	15.40	10.00	10.80	10.00	14.40	10.20
东部地区平均排名	11.27	15.36	8.45	10.91	9.91	13.45	10.09

　　东部地区提出建设"中医药强省"目标时间较晚的省份为河北省和山东省。但从中医药教育的各项指标来看，该两省中医药养生保健领域呈现两极分化的情况。该两省在每万人口中医研究生数、国家中医药管理局中医药重点学科数和中医药优势特色教育培训基地数指标上，排名落后于未提出和提出时间较早省（市）的平均排名，而在每万人口中医本科生数、被授予国家名中医称号的人数和中医住院医师规范化培训基地数年增长率指标的平均排名上则领先于以上两类省（市）。由此可见，提出建设"中医药强省"目标的省（市）在中医药教育新领域（国家名中医称号、中医

住院医师规范化培训基地等）发展较快。因此，未来应加大教育投入力度，扩大研究生招生规模，积极将当地具有明显优势和特色的学科申报和建设为中医药重点学科，继承发扬中医药的特色与优势，加快中医药学术发展，整体提高中医药临床疗效和服务能力，形成一批具有较高水平的中医药教育、科研和医疗基地，推动知识创新、技术创新，培养高层次的中医药专门人才。

东部地区剩余5个省（市）（北京市、上海市、福建省、辽宁省、海南省）未提出建设"中医药强省"目标，此类省（市）在每万人口中医研究生数、每万人口中医本科生数、国家中医药管理局中医药重点学科数、被授予国家名中医称号的人数、中医药优势特色教育培训基地数、中医住院医师规范化培训基地数年增长率和中医药教育竞争力综合排名上均处于中游水平。虽然这5个省（市）未提出建设"中医药强省"目标，但是均拥有中医药类高等院校，因此在中医药教育发展相关指标上实力较为均衡，未来发展潜力较大，应继续加大对于人才培养和学科建设的财政和政策投入力度，为全国输送优质中医药高等人才。

五　东部地区中医药产业竞争力分析

（一）东部地区中医药产业综合竞争力分析

如表10所示，在东部地区的11个省（市）中，2018年和2019年均有6个省（市）中医药产业综合竞争力指标全国排名位于全国平均水平以上（排名位于第16名之前）。2018年仅广东省（第1名）、北京市（第4名）、浙江省（第6名）排名位于全国前10。2019年排名有所变动，广东省仍位居全国和区域首位，浙江省（第3名）、山东省（第6名）和河北省（第7名）位于全国前10。广东省提出加强岭南重要基础研究，推进重要资源普查和南药濒危野生药用动植物野生抚育等关键技术研究，高质量发展中医药种植业。除此之外，粤港澳大湾区作为广东中医药产业聚集地，海外联系广

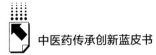

泛，在促进中医药学术交流、科研合作、产业发展方面，具有无可比拟的有利条件。其余 5 个省（市）中，2018 年和 2019 年均有 4 个省（市）此项指标居于全国后 1/3（排名位于第 20 名之后），其中海南省的中医药产业竞争力指标排名靠后，为东部地区最后（2018 年排在第 30 名、2019 年排在第 29 名），中医药产业发展相对滞后。东部地区各省（市）中医药产业综合竞争力 2018 年全国平均排名为 14.91 名，2019 年平均排名为 14.64 名，排名有所提升，为三大区域中第 1，中医药产业竞争力最强。在中药商业发展上，东部地区市场流通情况较为活跃，政策支持可为产业发展提供正向指引。

表 10　2018~2019 年东部地区省（市）中医药产业综合竞争力评价得分及排名

单位：分

地区	年份	中医药产业竞争力得分及排名		
		得分	区域排名	全国排名
广东	2018	83.99	1	1
	2019	87.24	1	1
北京	2018	79.44	2	4
	2019	74.26	6	13
浙江	2018	75.97	3	6
	2019	78.53	2	3
山东	2018	72.22	4	11
	2019	76.68	3	6
上海	2018	71.96	5	12
	2019	72.96	7	16
江苏	2018	71.92	6	13
	2019	74.64	5	11
河北	2018	68.50	7	17
	2019	75.73	4	7
辽宁	2018	67.07	8	20
	2019	64.93	10	27

地区	年份	中医药产业竞争力得分及排名		
		得分	区域排名	全国排名
福建	2018	64.22	9	24
	2019	66.07	9	26
天津	2018	63.81	10	26
	2019	69.29	8	22
海南	2018	60.74	11	30
	2019	62.49	11	29
东部地区	2018	—	—	14.91
	2019	—	—	14.64

（二）东部地区提出与未提出建设"中医药强省"目标的省（市）中医药产业情况比较

广东省、天津市、江苏省和浙江省是在2006~2008年提出建设"中医药强省"目标的，作为东部地区内提出时间最早的省（市），这4个省（市）在中药保护品种数和中成药类销售额占比指标上的东部地区内排名远远领先于提出时间较晚和未提出的两类省（市），说明"中医药强省"相关政策的实施推动了相关省（市）在中医药产业方面快速发展；在中药材类销售额占比、中药相关药品经营企业数、中药材产值和中药相关药品生产企业数指标上，领先于未提出建设"中医药强省"目标的省（市），但落后于提出时间晚的省（市）。由此可见，广东省、江苏省、浙江省和天津市的"中医药强省"建设仍需加大力度推进中药材生产销售。在药材播种面积方面，受到实际土地面积和种植条件的影响，提出时间较早的4个省（市）平均排名落后于提出时间较晚省（市）的平均排名，与未提出的省（市）的平均排名差距不大（见表11）。

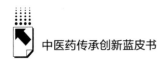
表11 东部地区内"中医药强省"建设省（区、市）中医药产业竞争力全国排名

项目	药材播种面积	中药保护品种数	中药材产值	中药相关药品生产企业数	中成药类销售额占比	中药材类销售额占比	中药相关药品经营企业数	综合
提出建设"中医药强省"目标时间较早的省（市）平均排名	23.75	2.75	21	15.5	5.25	9.25	10.25	9.25
提出建设"中医药强省"目标时间较晚的省（市）平均排名	16	7	10	7.5	12	5.5	10	6.5
未提出建设"中医药强省"目标的省（市）平均排名	26.8	20.6	25.4	22.8	15.8	13.2	20.8	22.2
东部地区平均排名	23.73	11.64	21	17.36	11.27	10.36	15	14.64

东部地区内提出建设"中医药强省"目标时间较晚的省份为河北省和山东省。该两省在药材播种面积、中药材产值、中药相关药品生产企业数、中药材类销售额占比和中药相关药品经营企业数指标上，排名领先于未提出和提出时间较早省（市）的平均排名，而在中成药类销售额占比指标上，领先于未提出建设"中医药强省"目标的省（市），但落后于提出建设"中医药强省"目标时间较早的省（市）。由此可见，在建设"中医药强省"目标的积极政策导向下，河北省和山东省中医药产业发展迅速，示范带动效应较为显著，未来仍需加大力度推进中成药生产销售。

东部地区有5个未提出建设"中医药强省"目标的省（市）（北京市、上海市、福建省、辽宁省、海南省），它们在中医药产业7项指标和综合排名上均处于中下游水平，明显落后于提出建设"中医药强省"目标的省（市）。未来应加强对中医药产业发展的重视程度，规范中医药种植流程，培养中医药种植人员，鼓励高新技术进入，提升中医药种植技术，从源头上提升中药材质量。提高产业集中度，关注龙头企业对于行业的带头作用，规范扶持微小企业，助力中医药企业规范化发展，提供更为优质的中医药产品。

六 东部地区中医药科研竞争力分析

（一）东部地区中医药科研综合竞争力分析

如表12所示，在东部地区的11个省（市）中，2018年和2019年分别有6个和5个省（市）中医药科研方面的综合竞争力指标位于全国平均水平以上（排名位于第16名之前），其中北京市在2018年和2019年区域排名和全国排名中均居首位。北京市中医药科研机构密集、设备齐全、科研队伍完备、人才济济，各大医学高校尤其是中医药相关高校承担了多项科研任务，形成了多个中医药科研的"国家队"。北京市作为我国首都，在政策上为中医药科研领域的发展创造了众多机会。改革开放以后，北京市大力发展中医学科建设与老中医师承传授，同时引导中医药临床单位将特色医疗经验与中医药科研单位的研究力量相结合，进一步推动北京市临床优势资源向科技资源转化。江苏省在2018年和2019年均位于区域第2位，全国第3位。江苏省中医药事业源远流长、学术流派纷呈、历代名医辈出，是最早实施中医药强省建设战略的省份之一，推动了中医药科研领域的大力发展。山东省在2018年和2019年均位于地区第3，2018年居全国第6，2019年居全国第9。山东省在中医药研究领域不断整合优化资源、提升创新能力，山东省中医药研究院率先建立起中医药基础科研平台、中医临床科研平台和中药推广平台，涵盖各专业的科研服务体系不断完善，成果转化硕果累累。但东部地区也有5个省（市）此项指标排名相对较后（排名位于第20名之后）。东部地区11个省（市）中医药科研综合竞争力2018年全国平均排名为14.18

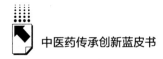

名，2019 年为 15.45 名，平均排名有所下降，在三大区域中排名第一，地区整体中医药科研实力处于上游水平。

表 12　2018~2019 年东部地区省（市）中医药科研发展综合竞争力
评价得分及排名

单位：分

地区	年份	中医药科研发展		
		得分	区域排名	全国排名
北京	2018	92.29	1	1
	2019	94.81	1	1
江苏	2018	75.52	2	3
	2019	67.89	2	3
山东	2018	72.12	3	6
	2019	63.40	3	9
广东	2018	71.74	4	7
	2019	61.57	6	18
上海	2018	69.89	5	10
	2019	62.58	4	12
浙江	2018	69.53	6	11
	2019	62.39	5	13
福建	2018	63.89	7	19
	2019	61.48	8	20
辽宁	2018	63.59	8	22
	2019	61.54	7	19
天津	2018	62.33	9	24
	2019	60.22	10	26
河北	2018	62.11	10	25
	2019	60.00	11	28
海南	2018	61.36	11	28
	2019	61.32	9	21
东部地区	2018	—	—	14.18
	2019	—	—	15.45

（二）东部地区提出与未提出建设"中医药强省"目标的省（市）中医药科研情况比较

广东省、天津市、江苏省和浙江省在 2006~2008 年提出建设"中医药强省"目标，作为东部地区内提出时间最早的省（市），"中医药强省"相关政策的实施推动了其在中医药科研方面快速发展，其中医药高校、科研机构较多，学术氛围较为浓厚，且经济水平较高，积累了丰硕的中医药科研成果（见表13）。

表 13　东部地区提出与未提出建设"中医药强省"目标的
省（市）中医药科研竞争力全国排名

项目	每万人口中医药科学研究与技术开发机构 R&D 经费	科学研究与技术开发机构 R&D 人员数	中医药学术论文发表数	中医药专利授予数	中医药课题立项数	综合
提出建设"中医药强省"目标时间较早的省(市)平均排名	15.00	18.00	12.50	14.50	13.75	15.00
提出建设"中医药强省"目标时间较晚的省(市)平均排名	23.00	19.00	17.50	14.50	22.00	18.50
未提出建设"中医药强省"目标的省(市)平均排名	11.00	13.60	15.60	10.20	13.40	14.60
东部地区平均排名	14.64	16.18	14.82	12.55	15.09	15.45

东部地区内提出建设"中医药强省"目标时间较晚的省份为河北省和山东省。该两省在中医药科研下的 5 项指标排名和综合排名大多落后于提出"中医药强省"建设目标时间较早的省（市）的平均排名，也落后于东部地

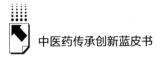
区内平均排名，甚至落后于未提出建设"中医药强省"目标的省（市）。河北省和山东省未来应加大对中医药科研发展的财政投入和政策支持力度，加强对中医药科研事业发展的重视。

东部地区有5个未提出建设"中医药强省"目标的省（市）（北京市、上海市、福建省、辽宁省、海南省），建议这些省（市）出台"中医药强省"或"中医药强市"的政策，明确中医药科研的目的和方向，完善中医药科研资源配置，建立高校中医药科研团队，搭建中医药科研特色平台，推动中医药信息化发展，加大中医药科研经费投入力度，推动中医药科研事业快速发展。

七　东部地区中医药政策竞争力分析

（一）东部地区中医药政策综合竞争力分析

如表14所示，东部地区的11个省（市）中，2018年有6个省（市）中医药政策指标综合竞争力排名位于全国前10位，且地区内排名前5的省（市）基本处于全国前7的位置，充分体现了东部地区各省（市）政府部门对中医药传承创新发展事业的重视与财政的支持。各级政府作为公立中医医院的办医主体，应积极制定和落实对公立中医医院基本建设、设备购置、重点学科发展、人才培养等政府投入政策。2019年排名变化较大，仅有4个省（市）中医药政策指标综合竞争力指标位于全国前10，依次为广东省（第1名）、天津市（第5名）、河北省（第8名）、江苏省（第10名）。上海市和山东省排名变化较大，分别从2018年的第5名和第8名下降至2019年的第30名和第28名。2019年有4个省（市）居全国后1/3（排名位于第20名之后），相较上一年新增一个省（市）。东部地区11个省（市）中医药政策竞争力2018年全国平均排名为13.55名，2019年为15.91名，排名有所下降，在三大区域中排名第2，整体中医药政策实力处于中游水平。

表14　2018年、2019年东部地区省（市）中医药政策综合竞争力评价得分及排名

单位：分

地区	年份	得分	区域排名	全国排名
浙江	2018	84.22	1	3
	2019	76.86	5	11
江苏	2018	83.49	2	4
	2019	77.28	4	10
上海	2018	82.95	3	5
	2019	68.78	11	30
广东	2018	82.51	4	6
	2019	84.85	1	1
河北	2018	80.33	5	7
	2019	80.14	3	8
山东	2018	79.97	6	8
	2019	69.65	10	28
辽宁	2018	73.93	7	19
	2019	71.95	8	21
海南	2018	73.62	8	20
	2019	74.15	6	16
福建	2018	73.46	9	21
	2019	71.04	9	25
北京	2018	71.89	10	26
	2019	72.50	7	20
天津	2018	69.87	11	30
	2019	80.98	2	5
东部地区	2018	—	—	13.55
	2019	—	—	15.91

（二）区域内提出与未提出建设"中医药强省"目标的省（市）中医药政策情况比较

广东省、天津市、江苏省和浙江省是在2006~2008年提出建设"中医药强省"目标的，作为东部地区提出时间最早的省（市），这4个省（市）

在省级政府机关中医药卫生政策占总卫生政策比例和综合评分指标上全国平均排名均领先于提出时间较晚和未提出的两类省（市）。在中医药年人均财政投入指标上，全国平均排名落后于未提出建设"中医药强省"目标的省（市），但领先于提出建设"中医药强省"目标时间较晚的省（市）。在省级卫健委中医药卫生政策占总卫生政策比例指标上，全国平均排名落后于提出建设"中医药强省"目标时间较晚和未提出建设"中医药强省"目标的两类省（市）。从整体上看，提出建设"中医药强省"目标的省（市）中医药政策综合总分平均排名突出，整体竞争力相对较强，但仍需政府加大对中医药事业发展的支持（见表15）。

表15　东部地区提出与未提出建设"中医药强省"目标的省（市）
中医药政策竞争力全国排名

项目	中医药年人均财政投入	省级卫健委中医药卫生政策占总卫生政策比例	省级政府机关中医药卫生政策占总卫生政策比例	是否提出建设"中医药强省"目标	综合
提出建设"中医药强省"目标时间较早的省(市)平均排名	15.57	19.25	11.25	1	6.75
提出建设"中医药强省"目标时间较晚的省(市)平均排名	27.5	14	20	12	18
未提出建设"中医药强省"目标的省(市)平均排名	14.2	15.2	12	20	22.4
东部地区平均排名	17.18	16.45	13.18	11.64	15.91

　　东部地区内提出建设"中医药强省"目标时间较晚的省份为河北省和山东省。此两省在省级卫健委中医药卫生政策占总卫生政策比例指标上全国平均排名领先于提出建设"中医药强省"目标时间较早的省（市）和未提出建设"中医药强省"目标的省（市）的平均排名，但在中医药年人均财

政投入指标上排名较为靠后，落后于以上两类省（市）和东部地区平均排名。同时，此两省在综合评分上也落后于提出建设"中医药强省"目标时间较早的省（市），但领先于未提出建设"中医药强省"目标的省（市）。可见建设"中医药强省"目标的提出对省域中医药政策的发展有重要的引领作用。

东部地区有 5 个未提出建设"中医药强省"目标的省（市）（北京市、上海市、福建省、辽宁省、海南省），这些省（市）的卫健委中医药卫生政策占总卫生政策比例和政府机关中医药卫生政策占总卫生政策比例指标上均处于中游水平。但从整体上看，提出建设"中医药强省"目标的省（市）中医药政策总分平均排名仍较靠后，处于下游水平，可见建设"中医药强省"目标政策导向有利于政府部门制定更多具体的中医药事业发展相关政策。

八 东部地区中医药文化传播与对外交流竞争力分析

（一）东部地区中医药文化传播与对外交流综合竞争力分析

如表 16 所示，东部地区的 11 个省（市）中，2018 年和 2019 年均有 10 个省（市）中医药文化传播与对外交流综合指标位于全国平均水平以上（排名位于第 16 名之前），有 8 个省（市）该项指标位于全国前 10。浙江省、江苏省、上海市、北京市和广东省包揽了东部地区和全国排名的前 5，中医药文化传播与对外交流竞争优势十分明显。坚持统筹兼顾、全面推进，妥善处理中医药文化事业与文化产业的关系、发展先进文化与弘扬优秀传统文化的关系、中医药文化自身发展与中医药文化走向世界的关系，推动中医药文化又好又快发展。而海南省处于地区内末位和全国第 29 名，提升空间较大，海南省有发展中医药健康旅游的天然优势，亟待有政策推动中医药文化交流事业的发展。从整体上看，东部地区 11 个省（市）中医药文化传播与对外交流竞争力全国平均排名为 8.55 名，在三大区域中排名第 1，中医药文化传播与对外交流整体发展处于上游水平。东部地区 11 个省（市）中医药文化传播与对外交流竞争力 2018 年和 2019 年全国平均排名均为 8.55 名，各项指标数据变化不大，呈现良好平稳发展态势。东部地区在三大区域中排名第 1，中医药文化传播与对外交流整体发展处于上游水平。

表 16   2018~2019 年东部地区省（市）中医药文化传播与对
外交流综合竞争力评价得分及排名

单位：分

地区	年份	得分	区域排名	全国排名
浙江	2018	95.18	1	1
	2019	94.47	1	1
江苏	2018	92.40	2	2
	2019	91.23	2	2
上海	2018	91.43	3	3
	2019	91.09	3	3
北京	2018	90.19	4	4
	2019	90.06	4	4
广东	2018	89.66	5	5
	2019	89.87	5	5
山东	2018	86.89	6	6
	2019	86.56	6	6
天津	2018	82.51	7	7
	2019	82.76	7	7
辽宁	2018	81.06	8	10
	2019	80.55	8	10
福建	2018	79.08	9	13
	2019	78.68	9	13
河北	2018	78.02	10	14
	2019	78.02	10	14
海南	2018	62.10	11	29
	2019	61.96	11	29
东部地区	2018	—	—	8.55
	2019	—	—	8.55

（二）东部地区提出与未提出建设"中医药强省"目标的省（市）中医药文化传播与对外交流情况比较

由表17可看出，广东省、天津市、江苏省和浙江省作为东部地区较早提出建设"中医药强省"目标的省（市），在中医药博物馆数量指标、中医药来华留学生数指标和综合得分上，全国平均排名均领先于提出建设"中医药强省"目标时间较晚和未提出建设"中医药强省"目标的两类省（市），说明"中医药强省"相关政策的颁布促进了中医药文化传播与对外交流的发展。中医药文化传播与对外交流的发展并不是孤立的，未来要继续抓好中医药教育、产业、科研、政策等其他方面的传承与发展工作，保持发展优势，推动中医药文化传播与对外交流发展。

表17　东部地区提出与未提出建设"中医药强省"目标的省（市）中医药文化传播与对外交流竞争力全国排名

项目	中医药博物馆数量	中医药百度搜索指数	中医药来华留学生数	综合
提出建设"中医药强省"目标时间较早的省(市)平均排名	6.00	8.25	5.25	3.75
提出建设"中医药强省"目标时间较晚的省(市)平均排名	7.00	6.00	15.50	10.00
未提出建设"中医药强省"目标的省(市)平均排名	11.4	12.80	10.4	11.80
东部地区平均排名	8.64	9.91	9.45	8.55

东部地区内提出建设"中医药强省"目标时间较晚的省份为河北省和山东省。在中医药博物馆数量指标综合得分上，此两省在全国平均排名均落后于提出建设"中医药强省"目标时间较早的省（市）平均排名，但领先于未提出建设"中医药强省"目标的省（市），但在中医药来华留学生数指标上排名较为靠后，落后于以上两类省（市）和东部地区平均排名。因此，河北省和山东省有待在建设"中医药强省"目标导向下进一步发展中医药

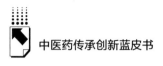
文化传播与对外交流事业。未来应继续加大中医药文化传播与对外交流政策的支持力度，推进对外开放进程、发展交通等，通过多方面的共同进步促进当地中医药文化传播与对外交流的发展。

东部地区有5个未提出建设"中医药强省"目标的省（市）（北京市、上海市、福建省、辽宁省、海南省），这些省（市）在中医药博物馆数量指标、中医药百度搜索指数指标和综合得分排名上均处于下游水平，落后于已经提出建设"中医药强省"目标的省（市），在中医药来华留学生数指标上处于中游水平。有必要通过"中医药强省"或"中医药强市"政策目标提升中医药文化活力。可以从当地的中医药历史中发掘当地的中医药特色，并做好宣传传播工作。关注人民群众的日常生活，将中医药健康科普工作深入人民群众的日常生活。重视互联网对中医药文化的传播作用，加强中医药高等院校的建设和中医药人才培养工作。

B.8
中国中医药（中部）竞争力报告

周尚成　梁珊珊*

摘　要： 本报告重点对中部地区（山西省、吉林省、黑龙江省、安徽省、江西省、河南省、湖北省、湖南省）8个省份的中医药传承与创新发展综合竞争力进行评价分析，通过对中医医疗服务、中医药养生保健、中医药教育、中医药产业、中医药科研、中医药政策和中医药文化传播与对外交流7个指标的排行榜比较分析，研究中部地区各省份中医药综合实力的发展情况。从区域中医药综合竞争力看，2019年中部地区排在三大区域第2，综合竞争力处于全国中游。区域整体中医药科研、中医药政策和中医药产业竞争力强，为中部地区优势；其次为中医药养生保健、中医药教育和中医药文化传播与对外交流，处于全国中游水平，其中，中医药养生保健相较于2018年，2019年有所进步；中医医疗服务方面相对弱势。从省域竞争力看，2018年湖南省的中医药综合竞争力为中部地区最强，黑龙江省为中部地区内最弱；2019年湖北省的中医药综合竞争力为中部地区最强，山西省为中部地区内最弱。

关键词： 中部地区　中医药　竞争力评价　指标体系

---

* 周尚成，管理学博士，广州中医药大学公共卫生与管理学院教授，博士生导师，主要研究方向为中医药管理、卫生管理与医疗保障；梁珊珊，广州中医药大学公共卫生与管理学院在读硕士研究生，主要研究方向为社会医学与卫生事业管理。

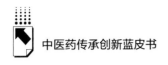

一 中部地区中医药竞争力分析

（一）区域综合竞争力：中部地区中医药传承创新发展评价综合竞争力位于全国中游水平

在东、中、西部三大区域中，中部地区各省份的中医药传承创新发展评价综合指数 2018 年全国平均排名为 16.25 名，2019 年全国平均排名为 16.63 名，而东部地区和西部地区 2019 年全国平均排名分别为 13.36 名和 18.00 名，中部地区 2019 年在三大区域中排名第 2，位于全国中游。如表 1 所示，中部的 8 个省份中，2018 年湖南省、吉林省、安徽省、河南省和湖北省共 5 个省份的中医药传承创新发展评价综合指数全国排名位于全国平均水平以上（排名位于第 16 名之前），分别为第 9 名、第 11 名、第 12 名、第 13 名和第 14 名；2019 年吉林省、湖北省、湖南省和河南省共 4 个省份的中医药传承创新发展评价综合指数排名位于全国平均水平以上（排名位于第 16 名之前）。2018 年、2019 年分别有 3 个和 4 个省综合指数低于全国平均水平。在中部地区中，安徽省和黑龙江省排名变动较大，其他省排名变动不明显，安徽省由 2018 年的第 12 名下降到 2019 年的第 23 名，而黑龙江省由 2018 年的第 27 名上升到 2019 年的第 17 名。

此外，中部地区 2019 年的中医药科研、中医药政策和中医药产业三项指标得分为三大区中最高，处于全国上游水平。中医药养生保健、中医药教育和中医药文化传播与对外交流三项指标 2019 年全国平均排名分别为 17.88 名、16.38 名和 15.13 名，在三大区域中均排第 2 名，处于全国中游位置。中医医疗服务指标全国平均排名为 17.75 名，为三大区中最后，居全国下游位置。

（二）区域内各省综合竞争力情况

湖南省 2018 年中医药传承创新发展评价综合竞争力为中部地区第 1，

表1 2018~2019年中部地区8个省份中医药传承创新发展综合评价得分及排名

单位：分

地区	年份	中医医疗服务		中医药养生保健		中医药教育		中医药产业		中医药科研		中医药政策		中医药文化传播与对外交流		总分	全国排名
		得分	全国排名	得分	全国排名	得分	全国排名	得分	全国排名	得分	全国排名	得分	全国排名	得分	全国排名		
湖南	2018	66.19	14	57.24	18	74.87	4	77.26	5	68.85	12	87.95	2	74.42	21	73.35	9
	2019	68.98	15	65.34	9	76.20	5	75.27	9	64.52	6	74.27	15	73.30	23	71.11	12
吉林	2018	64.79	19	53.86	24	73.40	8	64.02	25	67.58	14	91.54	1	76.15	19	72.15	11
	2019	66.95	19	80.65	1	71.80	19	69.71	20	64.07	7	74.79	14	77.15	17	71.89	11
安徽	2018	63.08	23	53.17	26	72.13	15	67.56	19	72.28	5	77.93	12	77.52	15	71.43	12
	2019	67.77	16	59.94	20	70.96	21	72.96	15	60.62	24	70.04	27	77.17	16	68.40	23
河南	2018	68.26	10	55.93	21	72.16	14	75.81	7	70.07	9	72.69	24	79.84	12	71.31	13
	2019	71.87	10	56.98	28	73.49	12	77.42	5	61.89	17	72.68	19	79.35	11	70.52	14
湖北	2018	70.35	9	57.02	19	72.82	17	69.16	15	64.09	17	70.80	27	80.06	11	70.63	14
	2019	72.40	8	63.34	12	71.88	12	75.40	8	60.56	25	80.79	6	79.13	12	72.07	10
江西	2018	63.88	21	51.59	28	72.13	16	64.91	23	63.94	18	75.59	18	81.55	9	70.05	18
	2019	66.47	21	58.46	25	74.86	8	69.62	21	60.81	22	68.82	29	82.07	9	68.56	22
山西	2018	59.06	29	49.97	29	69.41	25	69.15	16	64.18	16	77.51	15	74.82	20	68.24	26
	2019	61.36	28	60.76	18	67.78	27	67.46	24	62.38	14	82.85	2	76.66	18	68.30	24
黑龙江	2018	61.24	26	49.13	30	71.76	18	65.64	21	65.30	15	77.83	13	77.24	17	67.90	27
	2019	64.99	25	55.93	30	69.64	22	74.57	12	63.99	8	81.86	3	77.55	15	69.71	17
中部地区	2018	—	18.88	—	24.38	—	15.00	—	16.38	—	13.25	—	14.00	—	15.50	—	16.25
	2019	—	17.75	—	17.88	—	16.38	—	14.25	—	15.38	—	14.38	—	15.13	—	16.63

239

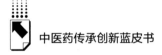
全国排名第9；2019年中医药传承创新发展评价综合竞争力为中部地区第3，全国排名第12，居于全国中上游水平，发展情况较好。湖南省在中医药教育、中医药产业、中医医疗服务、中医药科研和中医药政策5项指标排名上均居中部地区前列，其中，前两项指标是湖南省的优势点。2018年湖南省中医药养生保健指标的全国排名不佳（第18名），但是2019年湖南省的该指标全国排名上升至第9；中医药文化传播与对外交流2018年、2019年排名均位于全国后1/3（排名位于第20名之后），在中部地区及全国范围排名靠后，需要重点关注。

中部地区2018年、2019年中医药传承创新发展评价综合竞争力排名第2的是吉林省，吉林省在全国排名为第11名，整体竞争力处于区域内上游、全国中上游位置。从各项一级指标的排名来看，吉林省的中医药科研和中医药政策2项指标2018年、2019年均发展较好，特别是中医药政策指标2018年排名全国第1，中医药养生保健指标2019年排名全国第1。但吉林省中医药产业发展相对滞后，竞争力排名为中部地区最末、全国后1/3（排名位于第20名之后），需要补足短板。

安徽省2018年中医药传承创新发展评价综合竞争力为中部地区第3，全国排名第12；2019年中医药传承创新发展评价综合竞争力为中部地区第7，全国第23名，整体实力属于中部地区和全国的下游水平，排名变动较大。安徽省2018年在中医药科研方面相对具有优势，为中部地区第1、全国前10，但是2019年这项指标排名变动较大，排名位于全国第20名之后。在中医药教育及中医药文化传播与对外交流2项指标的排名上，安徽省均为中部地区中等水平，排名较为稳定，发展情况尚可。总体来说，安徽省在各项一级指标方面排名情况一般，没有优势领域，属于中部地区及全国范围中下游水平，需要加以重视。

中部地区2018年中医药传承创新发展评价综合竞争力排名第4的省份是河南省，其在全国排名为第13；河南省2019年中医药传承创新发展评价综合竞争力在中部地区排名第4，全国排名第14，整体竞争力处于中部地区、全国的中游位置。从各项一级指标的排名来看，河南省的中医药产业、中医医疗服务2项指标发展较好，2018 年、2019 年均位于中部地区前列，全国排名也居于前 10 的行列。河南省中医药科研指标排名变动较大，中医药文化传播与对外交流发展尚可，中医药养生保健发展相对滞后，2018 年和 2019 年的竞争力排名均为全国后 1/3（排名位于第 20 名之后）。河南省各项指标发展较不均衡，需要重点关注短板领域。

湖北省 2018 年中医药传承创新发展评价综合竞争力排名为中部地区第 5，全国第 14，2019 年中医药传承创新发展评价综合竞争力排名为中部地区第 1，全国第 10，整体实力属于区域内上游水平、全国中上游水平。其中，中医药医疗服务是湖北省指标中相对优势的方面，2018 年、2019 年该指标均为中部地区第 1，全国排名分别为第 9 名和第 8 名；其次为中医药文化传播与对外交流，湖北省在该方面发展情况较好，2018 年为中部地区第 2，2019 年为中部地区第 3，全国排名靠前。湖北省 2018 年在中医药政策、中医药教育 2 项指标方面发展一般，特别是中医药政策方面，该项指标排名为中部地区垫底、全国第 27 名；但是 2019 年这两项指标排名均有不同程度的上升，并且中医药政策指标在 2019 年中部地区排名上升到第 3、全国排名上升到第 6。而湖北省的中医药科研指标 2019 年排名情况一般，全国排名第 25，需要重点关注。总体来说，2019 年湖北省除了中医药科研排名一般，其他各项指标发展较为均衡。

江西省 2018 年中医药传承创新发展评价综合竞争力在中部地区内排名第 6，全国排名第 18；2019 年中医药传承创新发展评价综合竞争力在中部地区内排名第 6，全国排名第 22，为中下游水平。从各项指标的排名看，江西省中医药事业最大的优势领域为中医药文化传播与对外交流，排名为中部地区第 1，同时为全国前 10。而其他方面的竞争力表现相对不突出，中医药科研和中医药政策排名 2019 年均有不同程度的下降，并且排名变动较大。中医药养生保健、中医医疗服务和中医药产业 3 项指标 2018 年、2019 年均位于全国后 1/3（排名位于第 20 名之后），需要重点关注。整体来看，江西省中医药事业发展不均衡，整体竞争力排名处于中等。

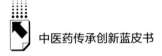

中部地区2018年中医药传承创新发展评价综合竞争力排名第7的是山西省，该省在全国排名第26；2019年山西省中医药传承创新发展评价综合竞争力区域排名第8，全国排名第24。山西省中医药事业各项指标排名均较靠后，2018年相对突出的是中医药产业，指标排名为中部地区第4、全国中游水平；2019年相对突出的是中医药政策，指标排名为中部地区第1，全国第2。中医药科研发展位于中部地区中等水平，发展状况尚可。中医药产业排名变动较大，由2018年的第16名下降至2019年的第24名。山西省在中医医疗服务、中医药教育和中医药文化传播与对外交流方面发展有限，此3项指标排名2018年、2019年均为中部地区末位，在全国范围内也属于下游水平，竞争力相对较弱。山西省中医药事业整体发展水平一般，竞争力居于中部地区及全国中下游水平。

中部地区2018年中医药综合竞争力排名第8的省份是黑龙江省，该省中医药传承创新发展评价综合竞争力在全国排名第27位；2019年黑龙江省中医药综合竞争力区域排名第5、全国排名第17，属于区域内及全国中游水平。从7项指标排名来看，黑龙江省最具优势的方面是中医药政策，2018年排名为区域内第4、全国第13，2019年排名为区域内第2、全国第3；其次是中医药科研，2018年在中部地区排名第5、全国第15，2019年区域内排名第3、全国第8。黑龙江省中医药产业排名变动较大，由2018年的第21名上升至2019年的第12名。但黑龙江省有2项指标两年排名均居于全国后1/3（排名位于第20名之后），特别是中医药养生保健，2018年及2019年竞争力排名为中部地区最后，全国排名第30。综合来看，黑龙江省政策、科研领域投入力度相对较大，但需要重点关注短板领域。

（三）中部地区提出建设"中医药强省"目标的省份综合竞争力情况比较

我国2019年有19个省（区、市）提出建设"中医药强省"目标，分别是天津市、河北省、山西省、吉林省、黑龙江省、江苏省、浙江省、安徽省、江西省、山东省、河南省、湖北省、湖南省、广东省、广西壮族自治区、四川省、云南省、陕西省和青海省。中部地区的 8 个省份均为提出建设"中医药强省"目标的省份，但提出建设"中医药强省"目标的时间有先后，其中最早提出建设"中医药强省"目标的省份是湖南省（2007 年），最晚提出建设"中医药强省"目标的省份是河南省和江西省（2017 年），具体提出时间如表 2 所示。

表 2　中部地区各省份提出建设"中医药强省"目标的时间及分类

省份	提出建设"中医药强省"目标的时间	分类
湖　南	2007 年	较早
湖　北	2008 年	较早
黑龙江	2011 年	中等
山　西	2013 年	中等
安　徽	2016 年	较晚
吉　林	2016 年	较晚
河　南	2017 年	较晚
江　西	2017 年	较晚

根据中部地区提出建设"中医药强省"目标的时间先后，以 2010 年 1 月 1 日与 2015 年 1 月 1 日为分界线，对中部地区 8 个省份进行划分，分类结果如表 2 所示。在中部地区中，湖南省和湖北省为提出建设"中医药强省"目标时间较早的省份，黑龙江省和山西省为提出建设"中医药强省"目标时间中等的省份，安徽省、吉林省、河南省、江西省为提出建设"中医药强省"目标时间较晚的省份。

由表 3 可以看出，湖南省和湖北省作为中部地区内提出建设"中医药强省"目标时间较早的省份，2018 年和 2019 年在中医医疗服务、中医药教育、中医药产业 3 个方面在中部地区内排名靠前，遥遥领先于提出时间中等和较晚的两类省份。湖南省和湖北省中医药养生保健平均排名变动较大，从 20.00 上升到 10.50。总体平均排名领先于提出时间中等和较晚的两类省份及中部地区平均排名。

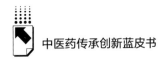
表 3 2018～2019 年中部地区内提出建设"中医药强省"目标的省份
中医药综合竞争力全国排名

项目	年份	中医医疗服务	中医药养生保健	中医药教育	中医药产业	中医药科研	中医药政策	中医药文化传播与对外交流	综合
提出建设"中医药强省"目标时间较早的省份平均排名	2018	11.50	20.00	12.00	10.00	14.50	14.50	16.00	11.50
	2019	11.50	10.50	8.50	8.50	15.50	10.50	17.50	11.50
提出建设"中医药强省"目标时间中等的省份平均排名	2018	27.50	26.00	21.50	18.50	15.50	14.00	18.50	26.50
	2019	26.50	24.00	22.50	18.00	11.00	2.50	16.50	19.00
提出建设"中医药强省"目标时间较晚的省份平均排名	2018	18.25	16.75	13.25	18.50	11.50	13.75	13.75	13.50
	2019	16.50	18.50	17.25	15.25	17.50	22.25	13.25	18.00
中部地区平均排名	2018	18.88	19.88	15.00	16.38	13.25	14.00	15.50	16.25
	2019	17.88	17.75	16.38	14.25	15.38	14.38	15.13	16.63

中部地区内提出建设"中医药强省"目标时间中等的省份为黑龙江省和山西省，但从数据上看，该类省份中医药整体发展一般，中医药竞争力较弱。从各项指标来看，中医药政策指标发展情况较好，2019 年该指标排名遥遥领先于提出建设"中医药强省"目标时间较早和较晚两类省份的全国平均排名；中医药科研的排名与其余两类省份差距不大，发展尚可；其余 5 个指标的排名及综合排名均落后于提出时间较晚的省份及中部地区平均排名，但是部分指标与提出时间较晚的省份差距在逐渐缩小。由此可见，黑龙江省和山西省虽提出了建设"中医药强省"目标，但其中医药事业发展仍然较缓慢。

中部地区剩余 4 个省份提出建设"中医药强省"目标的时间较晚，此类省份各项指标的 2018 年排名情况较好，除了中医药文化传播与对外交流，其余各项指标 2019 年排名情况一般。这 4 个省份在中医药文化传播与对外交流指标上，全国平均排名甚至超过了中部地区率先提出建设"中医药强省"目标的省份。中医医疗服务、中医药养生保健、中医药教育和中医药产业4项指标平均排名介于提出建设"中医药强省"目标较早和中等省份之间，且中医药政策排名变动较大，从13.75名下降至22.25名。提出建设"中医药强省"目标时间较晚的省份各项指标与中部地区整体的平均排名相近。

二 中部地区中医医疗服务竞争力分析

（一）中部地区中医医疗服务综合竞争力分析

如表4所示，中部地区的8个省份2018年、2019年仅有3个省份中医医疗服务综合竞争力指标全国排名位于全国平均水平以上（排名位于第16名之前），分别为湖北省、河南省和湖南省。但同时也应注意到，2018年及2019年中部地区均有一半的省份此项指标居于全国后1/3（排名位于第20名之后）。其中，山西省为中部地区的最后1名，2018年、2019年在全国排名分别为第29、第28，中医医疗服务综合竞争力相对较弱。而安徽省此项指标排名变动较大，2019年相较于2018年上升了7个名次，其他省份排名较为稳定，没有太大变动。综合来看，中部地区中医医疗服务综合竞争力发展情况一般，区域内排名第1的湖北省2018年的全国排名也仅为第9名；中部区域2018年中医医疗服务综合得分全国平均排名为18.88名，2019年平均排名为17.75名，整体排名变化不大，2019年中医医疗服务综合竞争力为三大区域第3，处于全国下游位置。

（二）中部地区提出建设"中医药强省"目标的省份中医医疗服务情况比较

湖南省和湖北省分别在2007年和2008年提出建设"中医药强省"目标，作为中部地区提出时间较早的两个省份，其在中医医疗资源、中医医疗

表4　2018～2019年中部省份中医疗服务综合竞争力评价得分及排名

单位：分

地区	年份	中医医疗资源			中医医疗服务效率			中医疗费用			中医康复发展			综合		
		得分	区域排名	全国排名	得分	区域排名	全国排名	得分	区域排名	全国排名	得分	区域排名	全国排名	总得分	区域排名	全国排名
湖北	2018	54.68	6	21	75.40	1	9	82.98	1	7	70.92	2	9	70.35	1	9
	2019	65.08	6	21	74.10	1	8	82.69	2	9	68.73	3	12	72.40	1	8
河南	2018	57.91	5	18	71.56	3	17	74.10	4	17	71.37	1	8	68.26	2	10
	2019	69.08	4	14	71.08	2	16	74.25	4	19	73.83	1	6	71.87	2	10
湖南	2018	59.29	3	14	71.52	4	18	74.98	3	16	59.31	5	15	66.19	3	14
	2019	71.57	1	9	70.76	3	17	76.06	3	15	55.96	7	23	68.98	3	15
吉林	2018	61.54	1	12	59.32	7	29	70.26	6	22	69.57	3	10	64.79	4	19
	2019	69.50	2	12	58.99	7	28	70.18	6	24	69.62	2	11	66.95	5	19
江西	2018	48.96	7	27	69.92	5	19	73.19	5	19	65.87	4	13	63.88	5	21
	2019	59.07	7	27	68.79	5	19	73.09	5	20	66.10	4	13	66.47	5	21
安徽	2018	45.58	8	30	71.57	2	16	81.43	2	10	55.77	7	22	63.08	6	23
	2019	59.04	8	28	70.45	4	18	84.11	1	6	58.24	6	17	67.77	4	16
黑龙江	2018	59.00	4	15	60.18	6	27	69.32	7	24	56.68	6	20	61.24	7	26
	2019	67.42	5	17	59.62	6	27	69.69	7	25	63.20	5	14	64.99	7	25
山西	2018	59.92	2	13	56.77	8	30	64.25	8	27	55.12	8	23	59.06	8	29
	2019	69.31	3	13	56.07	8	29	62.94	8	30	55.71	8	24	61.36	8	28
中部地区	2018	—	—	18.75	—	—	20.63	—	—	17.75	—	—	15.00	—	—	18.88
	2019	—	—	17.63	—	—	20.25	—	—	18.50	—	—	15.00	—	—	17.75

服务效率、中医医疗费用以及总分排名4个方面在中部地区领先于提出时间中等和较晚的两类省份，并且领先于中部地区的平均排名。仅在中医康复发展方面，湖南省和湖北省落后于提出时间较晚省份的平均排名（见表5）。

表5　2019年中部地区提出建设"中医药强省"目标的省份
中医医疗服务竞争力全国排名

项目	中医医疗资源	中医医疗服务效率	中医医疗费用	中医康复发展	综合
提出建设"中医药强省"目标时间较早的省份平均排名	15.00	12.50	12.00	17.50	11.50
提出建设"中医药强省"目标时间中等的省份平均排名	15.00	28.00	27.50	19.00	26.50
提出建设"中医药强省"目标时间较晚的省份平均排名	20.25	20.25	17.25	11.75	16.50
中部地区平均排名	17.63	20.25	18.50	15.00	17.75

　　中部地区内提出建设"中医药强省"目标时间中等的省份为黑龙江省和山西省，但从数据上看，该两省在中医医疗服务领域发展一般。中医医疗服务的各项指标之间发展不平衡，排名差距较大，仅在中医医疗资源指标上的排名与提出时间较早省份的全国平均排名一致，并列第一，其余3个指标的排名及综合排名均落后于提出时间较早和较晚的省份及中部地区平均排名。由此可见，虽然这两省于2015年前提出了建设"中医药强省"目标，但至2019年，其中医医疗服务竞争力仍然相对较弱。

　　中部地区剩余4个省份提出建设"中医药强省"目标的时间较晚，此类省份的各项指标排名情况尚可，特别是在中医康复发展指标上，此类省份的全国平均排名甚至超过了本区域率先提出建设"中医药强省"目标的湖南省和湖北省。其他指标方面，除中医医疗资源指标的平均排名较落后外，此类省份的平均排名情况介于提出时间较早和中等的省份之间，与中部地区整体的平均排名相近。

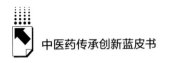

三 中部地区中医药养生保健竞争力分析

（一）中部地区中医药养生保健综合竞争力分析

如表6所示，在中部地区的8个省份中，2018年区域内排名最高的湖南省，其中医药养生保健综合竞争力也仅为全国第18，而2019年有3个省份的中医药养生保健指标位于全国前16，吉林省居区域第1，同时也是全国第1。2019年安徽省、江西省、河南省和黑龙江省4个省份的此项指标居于全国后1/3（排名位于第20名之后），特别是黑龙江省，其全国排名第30，排名较后。中部地区中，大部分省份此项排名变动比较明显，吉林省从2018年的全国第24名上升到2019年的全国第1名，山西省从2018年的全国第29名上升至2019年的第18名，而河南省则下降了7个名次。综合看来，2019年中部地区8个省份中医药养生保健综合竞争力全国平均排名为17.88名，为三大区域第2，处于全国中游位置。

表6 2018~2019年中部地区的省份中医药养生保健综合竞争力评价得分及排名

单位：分

地区	年份	得分	区域排名	全国排名
安徽	2018	53.17	5	26
	2019	59.94	5	20
江西	2018	51.59	6	28
	2019	58.46	6	25
湖北	2018	57.02	2	19
	2019	63.34	3	12
吉林	2018	53.86	4	24
	2019	80.65	1	1
山西	2018	49.97	7	29
	2019	60.76	4	18
湖南	2018	57.24	1	18
	2019	65.34	2	9

地区	年份	得分	区域排名	全国排名
河南	2018	55.93	3	21
	2019	56.98	7	28
黑龙江	2018	49.13	8	30
	2019	55.93	8	30
中部地区	2018	—	—	24.38
	2019	—	—	17.88

（二）中部地区提出建设"中医药强省"目标的省份中医药养生保健情况比较

中部地区最早提出建设"中医药强省"目标的省份是湖南省和湖北省，该类省份在中医养生保健方面各个指标的全国排名明显领先于提出时间中等和较晚的两类省份（见表7）。

表7　2019年中部地区提出建设"中医药强省"目标的省份
中医药养生保健竞争力全国排名

项目	每万人中医治未病人次数	每万人中医健康管理人数	0~3岁儿童中医健康管理率	65岁以上老人中医健康管理率	综合
提出建设"中医药强省"目标时间较早的省份平均排名	19.50	5.50	8.00	5.50	10.50
提出建设"中医药强省"目标时间中等的省份平均排名	25.00	14.00	16.00	13.00	24.00
提出建设"中医药强省"目标时间较晚的省份平均排名	23.50	11.50	13.25	11.25	18.50
中部地区平均排名	22.88	10.63	12.63	10.25	17.88

黑龙江省和山西省分别于2011年和2013年提出了建设"中医药强省"目标。从数据上看，该类省份中医药养生保健事业发展一般，在各项指标上，该类省份的全国排名情况均落后于提出时间较早、较晚的省份及中部地

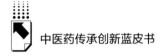

区平均排名，且各项指标与提出时间较晚的省组差距较小，与提出时间较早省份组差距较大。由此可见，至2019年，黑龙江省和山西省中医药养生保健竞争力仍然相对较弱。

中部地区剩余4个省份提出建设"中医药强省"目标的时间较晚，此类省份各项指标的排名情况尚可，中医药养生保健的各项指标平均排名均位于提出建设"中医药强省"目标时间较早、中等两类省份之间，与中部地区整体的平均排名相近。

四 中部地区中医药教育竞争力分析

（一）中部地区中医药教育综合竞争力分析

如表8所示，中部地区的8个省份中，2018有5个省份中医药教育综合竞争力指标全国排名位于全国平均水平以上（排名位于第16名之前），2019年有3个省份位于全国平均水平以上；2018年、2019年位于区域第1的省份均为湖南省，分别居全国第4和第5。而山西省两年中医药教育竞争力指标排名靠后，为中部最后，2018年、2019年分别居全国第25和第27，中医药教育实力相对较弱。同时，吉林省、安徽省和江西省排名变动较大，吉林省从2018年的全国第8下降到2019年的全国第19，安徽省下降了6个名次，江西省则上升了8个名次。总体上看，中部地区中医药教育综合竞争力2018年全国平均排名为15.00名，2019年有略微下降，为16.38名，居三大区域第2，中医药教育实力尚佳，处于全国中游位置。

表8　2018年、2019年中部地区各省份中医药教育综合竞争力评价得分及排名

单位：分

地区	年份	得分	区域排名	全国排名
湖南	2018	74.87	1	4
	2019	76.20	1	5
吉林	2018	73.40	2	8
	2019	71.80	5	19

地区	年份	得分	区域排名	全国排名
河南	2018	72.16	3	14
	2019	73.49	3	12
安徽	2018	72.13	4	15
	2019	70.96	6	21
江西	2018	72.13	5	16
	2019	74.86	2	8
黑龙江	2018	71.76	6	18
	2019	69.64	7	22
湖北	2018	71.24	7	20
	2019	72.82	4	17
山西	2018	69.41	8	25
	2019	67.78	8	27
中部地区	2018	—	—	15.00
	2019	—	—	16.38

（二）中部地区提出建设"中医药强省"目标的省份中医药教育情况比较

湖南省和湖北省分别在 2007 年、2008 年提出建设"中医药强省"目标，作为中部地区提出时间较早的省份，其在每万人口中医本科生数、中医药优势特色教育培训基地数、中医住院医师规范化培训基地数年增长率 3 个方面在中部地区排名靠前，在中医药教育总分排名上同样排名突出，领先建设目标提出时间中等、较晚的两类省份，但是在被授予国家名中医称号的人数指标上落后于提出时间中等和较晚的两类省份（见表 9）。总体来看，该类省份在中医药教育领域的发展情况良好，竞争力强。

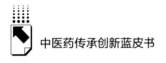

表9 2019年中部地区提出建设"中医药强省"目标的省份
中医药教育竞争力全国排名

项目	每万人口中医研究生数	每万人口中医本科生数	国家中医药管理局中医药重点学科数	被授予国家名中医称号的人数	中医药优势特色教育培训基地数	中医住院医师规范化培训基地数年增长率	综合
提出建设"中医药强省"目标时间较早的省份平均排名	17.00	9.00	12.00	20.00	5.50	12.00	11.00
提出建设"中医药强省"目标时间中等的省份平均排名	13.00	20.00	11.50	15.00	15.00	24.00	24.50
提出建设"中医药强省"目标时间较晚的省份平均排名	18.50	10.25	13.25	7.25	13.25	14.00	15.00
中部地区平均排名	16.75	12.38	12.50	12.38	11.75	16.00	16.38

中部地区提出建设"中医药强省"目标时间中等的省份为黑龙江省和山西省,从数据上看,该类省份在中医药教育方面的各个指标发展不均衡,指标间排名差距较大,其中每万人口中医研究生数、国家中医药管理局中医药重点学科数2项指标排名突出,领先于提出建设目标时间较早、较晚的两类省份。但在每万人口中医本科生数、中医药优势特色教育培训基地数及中医住院医师规范化培训基地数年增长率3项指标上排名情况不佳,均落后于其他两类省份,总分也落后于中部地区平均排名。

中部地区剩余4个省份提出建设"中医药强省"目标的时间较晚,此类省份各项指标的排名情况一般,在被授予国家名中医称号的人数指标上平均排名情况领先于其他两类省份。但在每万人口中医研究生数、国家中医药管理局中医药重点学科数2个指标上,此类省份的平均排名均落后于其他两类省份及中部地区排名。在剩余的3个指标上,此类省份的平均排名介于其他两类省份平均排名之间。

五 中部地区中医药产业竞争力分析

（一）中部地区中医药产业综合竞争力分析

如表10所示，在中部地区的8个省份中，2018年有4个省份的中医药产业综合竞争力指标全国排名位于全国平均水平以上（排名位于第16名之前）；2019年有5个省份中医药产业综合竞争力指标位于全国平均水平以上。2018年湖南省中医药产业竞争力位于区域第1，全国第5。而2019年河南省区域排名第1，全国第5。黑龙江省和山西省排名变动较大，黑龙江省从2018年的第21名上升到2019年的第12名；山西省从2018年的第16名下降到2019年的第24名，为2019年中部地区最后。江西省和吉林省2年的排名均靠后，其中医药产业发展相对滞后。中部地区8个省份的中医药产业综合竞争力2018年全国平均排名为16.38名，2019年有所上升，为14.25名，在三大区域中居第1，中医药产业实力尚佳。

表10　2018~2019年中部地区各省份中医药产业综合竞争力评价得分及排名

单位：分

地区	年份	得分	区域排名	全国排名
湖南	2018	77.26	1	5
	2019	75.26	3	9
河南	2018	75.81	2	7
	2019	77.42	1	5
湖北	2018	69.16	3	15
	2019	75.40	2	8
山西	2018	69.15	4	16
	2019	67.46	8	24

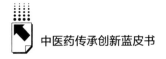

地区	年份	得分	区域排名	全国排名
安徽	2018	67.56	5	19
	2019	72.96	5	15
黑龙江	2018	65.64	6	21
	2019	74.57	4	12
江西	2018	64.91	7	23
	2019	69.62	7	21
吉林	2018	64.02	8	25
	2019	69.71	6	20
中部地区	2018	—	—	16.38
	2019	—	—	14.25

（二）中部地区提出建设"中医药强省"目标的省份中医药产业情况比较

如表 11 所示，中部地区较早提出建设"中医药强省"目标的省份是湖南省和湖北省，在中医药产业竞争力方面，除中药相关药品生产企业数、中成药类销售额占比指标落后于提出建设目标时间较晚的省份外，这两省在其他各项指标上的排名均遥遥领先于提出时间中等、较晚的两类省份，但这两省的中医药产业综合排名突出，中医药产业整体竞争力强。

黑龙江省和山西省是中部地区提出建设"中医药强省"目标时间相对中等的省份，从各项指标排名上看，这两个省份的中医药产业发展状况一般，仅在中药保护品种数和中药材产值指标上排名略高于提出时间较晚的省份，其余各项指标及总分上，这两个省份的排名均落后于提出时间较早、较晚的省份及中部地区平均排名。黑龙江省和山西省虽提出了建设"中医药强省"目标，但中医药产业发展较缓慢。

表11 2019年中部地区提出建设"中医药强省"目标的省
中医药产业竞争力全国排名

项目	药材播种面积	中药保护品种数	中药材产值	中药相关药品生产企业数	中成药类销售额占比	中药材类销售额占比	中药相关药品经营企业数	综合
提出建设"中医药强省"目标时间较早的省份平均排名	7.50	11.00	6.50	14.50	17.50	10.00	4.50	8.50
提出建设"中医药强省"目标时间中等的省份平均排名	16.50	14.50	8.50	15.00	18.00	24.50	16.50	18.00
提出建设"中医药强省"目标时间较晚的省份平均排名	13.75	15.75	17.00	6.00	12.25	17.75	13.00	15.25
中部地区平均排名	12.88	14.25	12.25	10.38	15.00	17.50	11.75	14.25

中部地区剩余4个省份提出建设"中医药强省"目标的时间较晚，此类省份中医药产业各项指标的排名情况尚可，该类省份在中药相关药品生产企业数、中成药类销售额占比2项指标上领先于提出时间较早、中等的省份，中药保护品种数、中药材产值落后于提出时间较早、中等的省份，其他指标排名均处于提出时间较早和中等省份之间。

六 中部地区中医药科研竞争力分析

（一）中部地区中医药科研综合竞争力分析

如表12所示，在中部地区的8个省份中，2018年有6个省份的中医药科研综合竞争力指标位于全国平均水平以上（排名位于第16名之前），依次

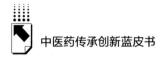

表 12　2018 年、2019 年中部地区各省份中医药科研
综合竞争力评价得分及排名

单位：分

地区	年份	中医药科研		
		得分	区域排名	全国排名
安徽	2018	72.28	1	5
	2019	60.62	7	24
河南	2018	70.07	2	9
	2019	61.89	5	17
湖南	2018	68.85	3	12
	2019	64.52	1	6
吉林	2018	67.58	4	14
	2019	64.07	2	7
黑龙江	2018	65.30	5	15
	2019	63.99	3	8
山西	2018	64.18	6	16
	2019	62.38	4	14
湖北	2018	64.09	7	17
	2019	60.56	8	25
江西	2018	63.94	8	18
	2019	60.81	6	22
中部地区	2018	—	—	13.25
	2019	—	—	15.38

次为安徽省（第 5 名）、河南省（第 9 名）、湖南省（第 12 名）、吉林省
（第 14 名）、黑龙江省（第 15 名）和山西省（第 16 名）；2019 年有 4 个
省份位于全国平均水平以上，区域排名第 1 的是湖南省，其全国排名第 6。
2018 年江西省的此项指标排名相对较后，为中部地区最末，但在全国仍处
于中游水平。2019 年有 4 个省份排名相对落后。其中，安徽省排名变动较

大，从 2018 年的第 5 名下降到 2019 年的第 24 名。中部地区 8 个省份的中医药科研综合竞争力 2018 年全国平均排名为 13.25 名，2019 年平均排名为 15.38 名，略微下降，但仍在三大区域中排名第 1，区域整体中医药科研实力较强。

（二）中部地区提出建设"中医药强省"目标的省份中医药科研情况比较

如表 13 所示，湖南省和湖北省分别于 2007 年和 2008 年提出建设"中医药强省"目标，该类省份在中医药课题立项数指标上排名领先于提出时间中等、较晚的两类省份。在每万人口中医药科学研究与技术开发机构 R&D 经费、科学研究与技术开发机构 R&D 人员数、中医药学术论文发表数和中医药专利授予数 4 个指标方面，湖南省和湖北省的平均排名仅次于提出时间中等省份的平均排名。整体来看，湖南省和湖北省作为中部地区提出建设"中医药强省"目标时间最早的省份，其中医药科研水平较高，与中部地区整体平均水平相一致。

表 13　2019 年中部地区提出建设"中医药强省"目标的省份中医药科研竞争力全国排名

项目	每万人口中医药科学研究与技术开发机构 R&D 经费	科学研究与技术开发机构 R&D 人员数	中医药学术论文发表数	中医药专利授予数	中医药课题立项数	综合
提出建设"中医药强省"目标时间较早的省份平均排名	18.00	15.50	17.50	14.00	14.50	15.50
提出建设"中医药强省"目标时间中等的省份平均排名	15.50	9.50	7.50	10.00	18.00	11.00
提出建设"中医药强省"目标时间较晚的省份平均排名	19.25	18.00	18.50	16.75	15.00	17.50
中部地区平均排名	18.00	15.25	15.50	14.38	15.63	15.38

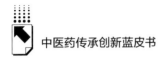
中部地区提出建设"中医药强省"目标时间中等的省份为黑龙江省和山西省，从指标排名上看，该类省在每万人口中医药科学研究与技术开发机构 R&D 经费、科学研究与技术开发机构 R&D 人员数、中医药学术论文发表数、中医药专利授予数以及中医药科研综合总分上均领先于提出时间较早和较晚省。其中科学研究与技术开发机构 R&D 人员数和中医药学术论文发表数 2 项指标排名突出。但在中医药课题立项数量上，该类省排名均落后于提出时间较早、较晚的省。综合来看，此类省中医药科研方面发展均衡，整体竞争力在中部地区相对较强。

中部地区有 4 个省份提出建设"中医药强省"目标的时间较晚，此类省份的各项指标排名情况一般，除了中医药课题立项数领先于提出时间中等的省份，其他 4 项指标的排名以及中医药科研总分排名均落后于提出时间较早和中等的省，且落后于中部地区的平均排名。综合来看，该类省份需要加强中医药科研的发展，提高竞争力。

七　中部地区中医药政策竞争力分析

（一）中部地区中医药政策综合竞争力分析

如表 14 所示，中部地区的 8 个省份中，2018 年、2019 年分别有 5 个省份中医药政策的综合竞争力指标位于全国平均水平以上（排名位于第 16 名之前）。2018 年吉林省该指标为中部地区第 1，同时为全国第 1；而 2019 年山西省为中部地区第 1，全国第 2。2018 年、2019 年分别有 2 个省份此项指标居于全国后 1/3（排名位于第 20 名之后）。2018 年湖北省位于中部地区最后一名，全国排名第 27；而 2019 年江西省位于中部地区最后一名，其全国排第 29，中医药政策扶持力度相对较小。整体上看，中部地区各省份中医药政策扶持力度差异较大，中部地区 8 个省份的中医药政策竞争力2019 年全国平均排名为 14.38 名，排名变化不大，在三大区域中排名第 1，中医药政策整体实力处于上游水平。

表14　2018年、2019年中部地区各省份中医药政策综合竞争力评价得分及排名

单位：分

地区	年份	中医药政策		
		得分	区域排名	全国排名
吉林	2018	91.54	1	1
	2019	74.79	4	14
湖南	2018	87.95	2	2
	2019	74.27	5	15
安徽	2018	77.93	3	12
	2019	70.04	7	27
黑龙江	2018	77.83	4	13
	2019	81.86	2	3
山西	2018	77.51	5	15
	2019	82.85	1	2
江西	2018	75.59	6	18
	2019	68.82	8	29
河南	2018	72.69	7	24
	2019	72.68	6	19
湖北	2018	70.80	8	27
	2019	80.79	3	6
中部地区	2018	—	—	14.00
	2019	—	—	14.38

（二）中部地区提出建设"中医药强省"目标的省份中医药政策情况比较

如表15所示，湖南省和湖北省分别在2007年和2008年提出建设"中医药强省"目标，作为中部区域内提出时间较早的省份，该类省份在是否提出建设"中医药强省"目标指标方面排名突出，在中部地区内的排名领先于提出时间中等、较晚的两类省份。在省级政府机关中医药卫生政策占总卫生政策比例和省级卫健委中医药卫生政策占总卫生政策比例方面，该类省份的排名介于提出时间中等和较晚省份之间。但在中医药年人均财政投入方

面，该类省份远远落后于其他两类省份。整体来看，湖南省和湖北省作为中部地区提出建设"中医药强省"目标时间较早的省份，其中医药政策竞争力一般。

表15 2019年中部地区提出建设"中医药强省"目标的省份
中医药政策竞争力全国排名

项目	中医药年人均财政投入	省级政府机关中医药卫生政策占总卫生政策比例	省级卫健委中医药卫生政策占总卫生政策比例	是否提出建设"中医药强省"目标	综合
提出建设"中医药强省"目标时间较早的省份平均排名	27.00	12.00	18.50	1.00	10.50
提出建设"中医药强省"目标时间中等的省份平均排名	17.00	11.50	5.50	9.00	2.50
提出建设"中医药强省"目标时间较晚的省份平均排名	20.75	20.75	21.00	12.00	22.25
中部地区平均排名	21.38	16.25	16.50	8.50	14.38

黑龙江省和山西省是中部地区内提出建设"中医药强省"目标时间相对中等的省份，从指标排名上看，该两省在中医药年人均财政投入、省级政府机关中医药卫生政策占总卫生政策比例、省级卫健委中医药卫生政策占总卫生政策比例3项指标以及中医药政策总分上排名突出，领先于提出时间较早和较晚的两类省份。整体来看，该类省中医药政策排名情况好，中医药政策竞争力强。

中部地区剩余4个省份提出建设"中医药强省"目标的时间较晚，此类省份各项指标的排名情况一般。除了中医药年人均财政投入指标排名介于其他两类省份之间，其他3个指标以及中医药政策总分排名均落后于提出时间较早和中等的两类省份。

八 中部地区中医药文化传播与对外交流竞争力分析

（一）中部地区中医药文化传播与对外交流综合竞争力分析

如表16所示，中部地区的8个省份中，2018年、2019年排区域第1的为江西省，其全国排名第9。2018年、2019年湖南省此项指标位于中部地区最后，分别为全国第21名、第23名。整体上看，中部地区8个省份的中医药文化传播与对外交流竞争力2018年全国平均排名为15.50名，2019年有略微上升，在三大区域中排名第2，中医药文化传播与对外交流整体发展处于中游水平。

表16 2018年、2019年中部地区各省份中医药文化
传播与对外交流综合竞争力评价得分及排名

单位：分

地区	年份	得分	区域排名	全国排名
江西	2018	81.55	1	9
	2019	82.07	1	9
湖北	2018	80.06	2	11
	2019	79.13	3	12
河南	2018	79.84	3	12
	2019	79.35	2	11
安徽	2018	77.52	4	15
	2019	77.17	5	16
黑龙江	2018	77.24	5	17
	2019	77.55	4	15
吉林	2018	76.15	6	19
	2019	77.15	6	17
山西	2018	74.82	7	20
	2019	76.66	7	18

地区	年份	得分	区域排名	全国排名
湖南	2018	74.42	8	21
	2019	73.30	8	23
中部地区	2018	—	—	15.50
	2019	—	—	15.13

（二）中部地区提出建设"中医药强省"目标的省份中医药文化传播与对外交流情况比较

如表17所示，中部地区较早提出建设"中医药强省"目标的省份是湖南省和湖北省，从排名上看，该类省份在中医药来华留学生数、中医药百度搜索指数两项指标上的区域内排名领先于提出时间中等、较晚的两类省份。但在中医药博物馆数量指标、中医药文化传播与对外交流综合总分上，湖南省和湖北省落后于提出时间中等、较晚的两类省份。

表17　2019年中部地区提出建设"中医药强省"目标的省份
中医药文化与对外交流传播竞争力全国排名

项目	中医药博物馆数量	中医药百度搜索指数	中医药来华留学生数	综合
提出建设"中医药强省"目标时间较早的省平均排名	21.50	11.00	10.00	17.50
提出建设"中医药强省"目标时间中等的省平均排名	12.00	18.50	15.00	16.50
提出建设"中医药强省"目标时间较晚的省平均排名	11.00	13.25	15.75	13.25
中部区域平均排名	13.88	14.00	14.13	15.13

中部地区内提出建设"中医药强省"目标时间中等的省份为黑龙江省和山西省，该类省份在中医药百度搜索指数指标上情况不佳，均落后于其他

两类省份。在中医药来华留学生数、中医药博物馆数量及总分上排名介于较早提出建设目标和较晚提出建设目标的省份之间。

中部地区剩余 4 个省份提出建设"中医药强省"目标的时间较晚，此类省份在中医药博物馆数量及中医药文化传播与对外交流综合总分上平均排名领先于其他两类省份。但在中医药来华留学生数方面，此类省份的平均排名均落后于其他两类省份及中部区域平均排名。整体来看，提出时间较晚的省份中医药文化传播与对外交流的各项指标排名较为均衡，竞争力较好。

B.9
中国中医药（西部）竞争力报告

周尚成　梁珊珊*

摘　要： 本报告重点对西部地区（内蒙古自治区、广西壮族自治区、重庆市、四川省、贵州省、云南省、西藏自治区、陕西省、甘肃省、青海省、宁夏回族自治区、新疆维吾尔自治区）12个省（区、市）中医药传承创新发展评价综合竞争力进行分析。通过对中医医疗服务、中医药养生保健、中医药教育、中医药产业、中医药科研、中医药政策和中医药文化传播与对外交流7个排行榜的比较分析，研究西部地区各省（区、市）中医药综合实力的发展情况。从区域中医药综合竞争力看，西部地区在三大区域中排名第三，综合竞争力相对较弱，处于全国下游。区域整体中医医疗服务、中医药养生保健方面竞争力强，为西部地区优势；中医药教育、中医药产业、中医药科研、中医药政策、中医药文化传播与对外交流方面相对弱势。从省域竞争力看，2019年四川省、重庆市的中医药综合竞争力位于西部地区前列，西藏自治区为西部地区内排名最后。

关键词： 西部地区　中医药　竞争力评价　指标体系

---

* 周尚成，管理学博士，广州中医药大学公共卫生与管理学院教授，博士生导师，主要研究方向为中医药管理、卫生管理与医疗保障；梁珊珊，广州中医药大学公共卫生与管理学院在读硕士研究生，主要研究方向为社会医学与卫生事业管理。

一 西部地区中医药竞争力分析

（一）西部地区综合竞争力：中医药传承创新发展评价综合竞争力位于全国下游

在东、中、西部三大区域中，西部地区中医药传承创新发展评价综合指数2019年全国平均排名相较于2018年有所提升，由19.17名提升到18.00名，而东部地区和中部地区2019年全国平均排名为13.36名和16.63名，西部地区在三大区域中排名第3，位于全国下游。如表1所示，在西部地区12个省（区、市）中，2018年、2019年均有4个省（区、市）的中医药传承创新发展评价综合指数全国排名位于全国平均水平以上（排名位于第16名之前），分别是四川省、重庆市、陕西省和云南省；其余8个综合指数低于全国平均水平的省（区、市）排名没有发生太大变化，其中宁夏回族自治区、广西壮族自治区、青海省、新疆维吾尔自治区和西藏自治区的综合指数排名居于全国后1/3。整体上看，西部地区的重庆市和四川省的中医药综合实力在全国具有竞争力，是西部地区中经济相对发达的省（市）。陕西省和云南省的中医药综合竞争力2018年、2019年全国排名情况较好，通过分析发现，陕西省和云南省均有个别指标的平均排名领先。相比于区域内排名第一、第二的两个省（市），陕西省和云南省的发展路径对西部区域内其他省（区、市）更具有借鉴意义。

此外，2019年西部地区省（区、市）中医医疗服务和中医药养生保健两项指标全国平均排名为三大区域中最高，处于全国上游水平。但是中医药教育、中医药产业、中医药科研、中医药政策和中医药文化传播与对外交流位于三大区域最末，居于全国下游位置。

（二）西部地区各省（区、市）综合竞争力情况

四川省2018年中医药传承创新发展评价综合竞争力为西部地区第1，全国排名第6；2019年中医药传承创新发展评价综合竞争力为西部地区第2，

表1 2018年、2019年西部地区各省（区、市）中医药传承创新综合评价得分及排名

单位：分

地区	年份	中医医疗服务		中医药养生保健		中医药教育		中医药产业		中医药科研		中医药政策		中医药文化传播与对外交流		总分	全国排名
		得分	全国排名	得分	全国排名	得分	全国排名	得分	全国排名	得分	全国排名	得分	全国排名	得分	全国排名		
四川	2018	72.32	7	59.28	17	72.86	10	75.11	8	75.59	2	75.77	17	82.29	8	75.10	6
	2019	75.39	7	61.00	17	74.45	9	78.27	4	66.38	4	81.35	4	82.56	8	74.23	5
重庆	2018	76.77	3	70.21	5	65.53	30	83.87	2	73.58	4	70.77	28	72.36	23	74.32	7
	2019	81.55	1	71.98	4	69.03	25	74.13	14	85.00	2	71.81	22	74.11	21	75.53	2
陕西	2018	66.95	13	69.83	6	71.47	19	74.16	10	67.62	13	79.15	11	76.51	18	73.12	10
	2019	69.50	14	73.83	3	72.96	16	75.07	10	63.08	11	80.28	7	76.57	19	72.92	7
云南	2018	61.75	25	64.77	8	69.24	26	79.84	3	63.65	21	76.35	16	77.45	16	70.39	15
	2019	67.53	17	78.78	2	71.98	18	79.73	2	62.06	16	74.85	13	76.10	20	72.72	8
内蒙古	2018	80.26	1	59.36	16	66.15	29	62.48	28	63.28	23	79.42	9	71.21	24	70.13	17
	2019	79.68	3	63.50	11	67.77	28	67.05	25	63.16	10	71.15	24	72.15	24	69.50	18
甘肃	2018	74.55	6	62.16	11	70.95	22	71.16	14	62.10	26	79.16	10	64.75	27	70.02	19
	2019	77.16	5	68.24	8	69.30	23	72.91	17	60.71	23	73.45	18	65.38	27	69.88	16

续表

地区	年份	中医医疗服务		中医药养生保健		中医药教育		中医药产业		中医药科研		中医药政策		中医药文化传播与对外交流		总分	全国排名
		得分	全国排名	得分	全国排名	得分	全国排名	得分	全国排名	得分	全国排名	得分	全国排名	得分	全国排名		
贵州	2018	62.76	24	61.33	13	70.89	23	74.17	9	63.86	20	72.95	23	72.57	22	69.69	20
	2019	66.51	20	64.72	10	74.09	10	72.81	18	60.21	27	71.73	23	73.62	22	69.02	20
宁夏	2018	74.85	5	72.27	2	66.70	28	68.08	18	60.50	29	73.28	22	61.68	30	68.36	24
	2019	78.75	4	71.98	5	65.06	31	62.75	28	60.00	28	70.43	26	61.08	30	67.55	27
广西	2018	59.29	28	54.97	23	71.78	17	65.10	22	71.55	8	72.34	25	70.96	25	68.28	25
	2019	62.21	27	58.95	22	73.10	14	70.24	19	65.25	5	74.07	17	70.85	25	67.75	26
青海	2018	65.04	17	70.41	4	67.54	27	61.54	29	60.19	30	77.64	14	67.66	26	67.15	28
	2019	64.35	26	70.71	7	65.89	30	62.32	30	60.00	28	75.33	12	68.21	26	66.65	28
新疆	2018	68.03	11	61.66	27	74.44	5	62.87	27	61.76	27	66.61	31	62.83	28	65.68	29
	2019	70.00	12	54.02	31	69.25	24	67.72	23	62.18	15	68.18	31	63.52	28	65.27	29
西藏	2018	57.07	30	56.32	20	69.85	24	60.11	31	60.09	31	70.52	29	60.00	31	63.25	30
	2019	54.02	31	62.62	15	68.12	26	60.98	31	60.00	28	77.74	9	60.20	31	63.34	30
西部地区	2018	—	14.17	—	11.42	—	21.67	—	16.75	—	19.50	—	19.58	—	23.17	—	19.17
	2019	—	13.92	—	11.25	—	21.17	—	18.42	—	16.42	—	17.17	—	23.42	—	18.00

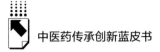

全国排名第 5，居全国上游水平，发展情况较好。2019 年，四川省 7 项指标的全国排名均居西部地区前列，其中医药政策从 2018 年的全国第 17 名上升到 2019 年的第 4 名；其余 6 项指标全国排名变化不大，除中医药养生保健外均居全国前 10，特别是中医药科研、中医药产业两项指标的竞争力排名稳定，且中医药科研实力处于全国前列，是四川省的突出优势项。整体来看，四川省各项中医药事业发展均衡、稳定，综合竞争力居全国上游水平。

重庆市 2018 年中医药传承创新发展评价综合竞争力为西部地区第 2，全国第 7；2019 年中医药传承创新发展评价综合能力为西部地区第 1，全国第 2，居全国上游水平。从各项指标的排行榜来看，重庆市的中医医疗服务、中医药养生保健及中医药科研 3 项指标排名均处于西部地区前列，但中医药产业排名变动较大，从 2018 年的第 2 名下降到 2019 年的第 14 名。重庆市中医药教育、中医药政策和中医药文化传播与对外交流 3 项指标 2019 年的全国排名有所上升，但是 3 项指标的竞争力仍处于全国后 1/3 的位置，需要补足其短板。

陕西省 2018 年、2019 年中医药传承创新发展评价综合竞争力为西部地区第 3，2018 年全国排名第 10，2019 年全国排名上升至第 7，整体实力属于中上游水平。陕西省中医药养生保健领域发展优势明显，且中医药政策扶持力度相对较大，2019 年该指标排名为西部地区第 2 名。中医药教育指标排名变动较大，从 2018 年的全国第 19 名上升到 2019 年的全国第 16 名。中医医疗服务、中医药产业和中医药科研发展尚可，处于西部地区上游或中上游水平，但是中医药文化传播与对外交流指标排名相对靠后，处于全国中下游水平，仍有较大的发展和提升的空间。

云南省 2018 年、2019 年中医药传承创新发展评价综合竞争力为西部地区第 4，2018 年全国排名第 15，2019 年上升至第 8，整体实力属西部地区与全国中上游水平。从各项指标的排名上看，云南省中医药事业最大的优势为中医药产业，2018 年和 2019 年排名均位于全国前 3，且 2019 年排名上升至西部地区第 1。此外，中医医疗服务、中医药养生保健、中医药科研和中医药政策排名对比2018年，2019年均有一定程度的上升，其中，中医药养生保健排名从2018年的全国第8名上升至2019年的全国第2名，位于西部地区第1，但其他指标排名仍位于全国中游水平。云南省中医药文化传播与对外交流指标排名虽然位于西部地区前列，但是在全国范围内排名仅位于中游水平，仍有发展的空间。整体来看，云南省中医药事业发展不均衡，综合竞争力仍有提升的空间。

内蒙古自治区2018年中医药传承创新发展评价综合竞争力排在西部地区第5、全国第17，2019年中医药传承创新发展评价综合竞争力位于西部地区第6、全国第18，整体竞争力处于区域内、全国中下游水平。从各项指标的排名来看，内蒙古自治区的中医医疗服务发展情况良好，2018年和2019年均居西部地区前列，是内蒙古自治区的突出优势。中医药养生保健和中医药科研两年内排名上升幅度较大，2019年位于西部地区前列。中医药政策则从2018年的全国第9下降到2019年的全国第24。内蒙古自治区中医药教育、中医药产业发展相对滞后，竞争力排行居西部地区下游、全国后1/3位置，需要补足短板。

甘肃省2018年中医药传承创新发展评价综合竞争力排名为西部地区第6、全国第19；2019年中医药传承与创新发展评价综合竞争力排名位于西部地区第5、全国第16，处于区域内、全国中游位置，发展情况尚可。甘肃省各项指标的发展也不均衡，中医医疗服务发展相对突出，为西部地区、全国前列；中医药养生保健2019年发展较好。但甘肃省的其他指标排名情况不佳，其中中医药科研指标2019年排名仅为西部地区第8、全国第23；中医药文化传播与对外交流指标在全国排名靠后，2018年、2019年均为第27，因此需加大相关领域的发展力度。

贵州省2018年、2019年中医药传承创新发展评价综合竞争力均为西部地区第7，全国第20，总体实力排名变化不大。贵州省中医药事业发展最突出的是中医药养生保健，2019年该指标排名为西部地区第7、全国第10；但贵州省中医药产业评分排名有所下降，从2018年的全国第9下降至2019年的全国第18；其他指标方面发展有限，基本为西部地区中游至中下游水

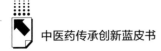

平，在全国排名亦靠后，属于全国后 1/3。贵州省中医药整体发展水平尚可，竞争力在区域内及全国均为中游水平，但是仍然有提升的空间。

宁夏回族自治区 2018 年、2019 年中医药传承创新发展评价综合竞争力在西部地区排名第 8、全国第 24；2019 年位于区域第 9、全国第 27，处于全国中下游位置。宁夏回族自治区最具优势的方面是中医医疗服务竞争力，2018 年、2019 年排名均为西部地区内前 3，全国排名分别位于第 5 和第 4；其次为中医药养生保健竞争力，2018 年、2019 年全国排名分别位于第 2 和第 5。相较之下，宁夏回族自治区中医药文化传播与对外交流、中医药产业、中医药科研、中医药教育、中医药政策 5 个领域的竞争力较弱，这些指标的排名在西部地区及全国范围内靠后，发展相对滞后，其中，中医药产业和中医药政策的全国排名均有下降。综合看来，宁夏回族自治区中医药事业发展整体情况尚可，但各项指标发展不均衡，需要重点关注短板领域。

广西壮族自治区 2018 年中医药传承创新发展评价综合竞争力位于西部地区第 9、全国排名第 25；2019 年位于西部地区第 8、全国第 26，处于区域内中下游、全国下游水平。由 7 项指标排名可见，广西壮族自治区在中医药科研方面的排名最为突出，2018 年、2019 年排名均为区域内第 3，全国排名分别位于第 8 和第 5；中医药教育方面发展尚可，处于区域内中上游、全国中游水平。而另外 5 项指标排名靠后，特别是中医医疗服务竞争力排名相对靠后，中医医疗服务发展较弱，值得重点关注。

青海省 2018 年、2019 年中医药传承创新发展评价综合竞争力综合排名均为区域内第 10，全国第 28，整体排名靠后，属于西部地区、全国下游水平。从各项指标的排行榜来看，中医药养生保健和中医药政策为青海省排名相对突出的领域，中医药养生保健指标发展情况较好，中医药政策 2018 年、2019 年的排名均为西部地区第 4，全国排名分别为第 14 和第 12。但青海省其他 5 个指标对应的领域发展相对落后，特别是中医药教育和中医药产业两个方面，2019 年青海省排名均为区域内第 11 名，全国范围内排名靠后，竞争力相对较弱，需要重点关注短板领域。

新疆维吾尔自治区中医药事业发展情况较弱，2018 年、2019 年中医药传承创新发展评价综合竞争力排名均为西部地区第 11、全国第 29。该区中医药事业同样存在发展不均衡的现象，其中发展情况最为稳定的是中医药医疗服务，该指标 2018 年、2019 年排名分别为全国第 11 和第 12；中医药教育排名变动较大，从 2018 年的全国第 5 下降到 2019 年的全国第 24。其余指标排名靠后，特别是在中医药政策、中医药养生保健两项指标上，新疆维吾尔自治区 2018 年、2019 年均排在西部地区第 12，2019 年同时为全国最后一名，竞争力较弱，处于区域内及全国下游。

西藏自治区 2018 年、2019 年中医药传承创新发展评价综合竞争力排名均为西部地区第 12，全国排名第 30。从该区的各项指标可发现，西藏自治区中医药事业发展相对缓慢、滞后，2018 年 7 个指标的全国排名均较为靠后，其中的中医医疗服务、中医药教育、中医药产业、中医药科研、中医药文化与对外交流传播 5 个方面的竞争力在西部地区内排名靠后。2019 年，西藏自治区中医药养生保健和中医药政策排名均有一定程度的上升，均位于全国前 15。其中，中医药政策排名上升幅度最大，由 2018 年的全国第 29 上升到 2019 年的第 9。中医药养生保健指标排名由 2018 年的全国第 20 上升至 2019 年的全国第 15。由此可见，西藏自治区中医药综合竞争力排名虽然位于全国末位，但是中医药养生保健和中医药政策 2 个领域均有发展，其他指标仍有很大的发展空间和投入需要。

（三）西部地区提出与未提出建设"中医药强省"目标的各省（区、市）综合竞争力情况比较

我国 2019 年有 19 个省（区、市）提出建设"中医药强省"目标，分别是天津市、河北省、山西省、吉林省、黑龙江省、江苏省、浙江省、安徽省、江西省、山东省、河南省、湖北省、湖南省、广东省、广西壮族自治区、四川省、云南省、陕西省和青海省。西部地区的 12 个省（区、市）中，云南省、四川省、青海省、陕西省和广西壮族自治区 5 个省（区）为

提出建设"中医药强省"目标的省（区），其余7个省（区、市）未提出建设"中医药强省"目标。西部地区中最早提出建设"中医药强省"目标的省份是四川省（2006年），最新提出建设"中医药强省"目标的省是陕西省（2017年），具体提出时间如表2所示。

表2　西部地区各省（区、市）提出与未提出建设"中医药强省"目标的时间及分类

省(区、市)	是否提出"中医药强省"建设目标	"中医药强省"建设目标提出时间
四川	是	2006 年
云南	是	2010 年
广西	是	2011 年
青海	是	2017 年
陕西	是	2017 年
内蒙古	否	未提出
重庆	否	未提出
贵州	否	未提出
西藏	否	未提出
甘肃	否	未提出
宁夏	否	未提出
新疆	否	未提出

由表3可看出，云南省、四川省、青海省、陕西省和广西壮族自治区作为西部地区提出建设"中医药强省"目标的省（区），在中医药养生保健、中医药教育、中医药产业、中医药科研、中医药政策、中医药文化传播与对外交流6个指标的排名上，以及中医药传承创新发展评价综合排名上，这类省（区）的平均排名均遥遥领先于未提出建设"中医药强省"目标的省（区、市），也远高于西部地区平均排名水平。提出建设"中医药强省"目标的省（区）组仅在中医医疗服务指标上排名稍靠后，落后于未提出建设"中医药强省"目标的省（区、市）。

表3 2019 年西部地区提出与未提出建设"中医药强省"目标的各省（区、市）中医药综合竞争力全国排名

项目	年份	中医医疗服务	中医药养生保健	中医药教育	中医药产业	中医药科研	中医药政策	中医药文化传播与对外交流	综合
已提出建设"中医药强省"目标的省（区、市）平均排名	2018	18.00	11.60	19.80	14.40	14.80	16.60	18.60	16.80
	2019	18.20	10.20	19.00	13.00	12.80	10.60	19.60	15.00
未提出建设"中医药强省"目标的省（区、市）平均排名	2018	11.43	11.29	23.00	18.43	22.86	21.71	26.43	20.86
	2019	10.86	12.00	20.29	22.29	19.00	21.86	26.14	20.14
西部地区平均排名	2018	14.17	11.42	21.67	16.75	19.50	19.58	23.17	19.17
	2019	13.92	11.25	19.75	18.42	16.42	17.17	23.42	18.00

内蒙古自治区、重庆市、贵州省、西藏自治区、甘肃省、宁夏回族自治区和新疆维吾尔自治区未提出建设"中医药强省"目标，这类省（区、市）的多个指标均落后于西部地区提出建设"中医药强省"目标的省（区、市）。但是其在中医药教育指标上的差距与提出建设"中医药强省"省（区）的排名差距在缩小；而在中医药产业、中医药科研、中医药政策和中医药文化传播与对外交流四个指标上，与提出建设"中医药强省"目标的省（区）仍有较大的差距，显示出此类省（区、市）在这些指标上的整体排名情况不佳，全国排名靠后。但在中医医疗服务指标上，未提出建设"中医药强省"目标的省（区、市）的平均排名领先于提出建设"中医药强省"目标的省（区），2018 年、2019 年平均排名分别为 11.43 名和 10.86 名，中医医疗服务整体竞争力尚佳。

二 西部地区中医医疗服务竞争力分析

（一）西部地区中医医疗服务综合竞争力分析

如表 4 所示，在西部地区的 12 个省（区、市）中，2018 年、2019 年均

表 4　2018、2019 年西部地区各省（区、市）中医医疗服务综合竞争力评价得分及排名

单位：分

| 地区 | 年份 | 中医医疗资源 | | | 中医疗服务效率 | | | 中医医疗费用 | | | 中医康复发展 | | | 综合 | | |
		得分	区域排名	全国排名	得分	区域排名	全国排名	得分	区域排名	全国排名	得分	区域排名	全国排名	总得分	区域排名	全国排名
内蒙古	2018	81.60	1	2	68.33	10	21	93.17	1	3	78.78	3	3	80.26	1	1
	2019	86.36	1	2	64.03	10	24	93.13	2	4	75.21	4	5	79.68	2	3
重庆	2018	64.82	6	8	79.69	3	4	72.30	7	20	93.41	1	1	76.77	2	3
	2019	79.39	3	4	79.84	3	4	75.33	6	17	93.00	1	1	81.55	1	1
宁夏	2018	57.85	9	19	74.55	8	12	93.15	2	4	77.35	4	4	74.85	3	5
	2019	68.48	9	15	71.99	9	14	93.42	1	3	84.17	2	2	78.75	3	4
甘肃	2018	69.97	4	5	81.73	1	2	77.46	4	12	68.80	5	11	74.55	4	6
	2019	79.43	2	3	80.18	1	2	75.09	7	18	72.88	5	8	77.16	4	5
四川	2018	61.85	8	11	79.97	2	3	68.99	8	25	80.28	2	2	72.32	5	7
	2019	71.61	7	8	79.88	2	3	70.59	8	22	80.07	3	3	75.39	5	7
新疆	2018	67.43	5	6	75.63	6	8	60.89	11	30	67.49	6	12	68.03	6	11
	2019	70.71	8	10	75.86	4	6	62.97	11	29	69.69	6	10	70.00	6	12

续表

地区	年份	中医医疗资源			中医医疗服务效率			中医医疗费用			中医康复发展			综合		
		得分	区域排名	全国排名	得分	区域排名	全国排名	得分	区域排名	全国排名	得分	区域排名	全国排名	总得分	区域排名	全国排名
陕西	2018	62.28	7	10	75.10	7	10	75.99	6	15	53.60	8	24	66.95	7	13
	2019	75.20	5	6	72.68	7	11	76.13	5	14	51.31	9	26	69.50	7	14
青海	2018	75.67	2	3	65.54	11	25	76.01	5	14	39.06	10	27	65.04	8	17
	2019	77.92	4	5	63.48	11	25	77.60	4	12	33.77	11	30	64.35	10	26
贵州	2018	52.40	10	23	76.96	4	6	64.75	9	26	57.10	7	18	62.76	9	24
	2019	65.88	10	20	73.46	6	20	68.13	9	26	57.36	7	19	66.51	9	20
云南	2018	49.61	12	26	76.46	5	7	81.60	3	9	38.63	11	28	61.75	10	25
	2019	64.54	11	22	73.89	5	9	85.04	3	5	45.07	10	27	67.53	8	17
广西	2018	51.13	11	24	72.32	9	13	60.07	12	31	53.51	9	25	59.29	11	28
	2019	63.51	12	23	72.43	8	12	58.22	12	31	52.72	8	25	62.21	11	27
西藏	2018	75.14	3	4	53.07	12	31	61.25	10	29	34.13	12	30	57.07	12	30
	2019	71.78	6	7	49.98	12	31	65.35	10	27	23.90	12	31	54.02	12	31
西部地区	2018	—	—	11.75	—	—	11.83	—	—	18.17	—	—	15.42	—	—	14.17
	2019	—	—	10.42	—	—	13.42	—	—	17.33	—	—	15.58	—	—	13.92

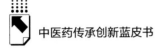
有 7 个省（区、市）的中医医疗服务综合竞争力指标全国排名位于全国平均水平以上（排名位于第 16 名之前），其中有 5 个省（区、市）的此项指标排名位居全国前 10。内蒙古自治区中医医疗服务综合竞争力指标排名 2018 年为西部地区第 1 和全国第 1，2019 年名次有略微下降，居西部地区第 2 和全国第 3；重庆市中医医疗服务综合竞争力指标排名由 2018 年的区域第 2、全国第 3 上升至 2019 年区域第 1 和全国第 1，中医医疗服务整体较强。其余 5 个省（区、市）此项指标排名靠后，特别是西藏自治区，位于西部地区、全国末位，中医医疗服务综合竞争力相对较弱。综合来看，西部地区排名后 3 的省（区、市）与西部地区排名前 9 的省（区、市）中医医疗服务竞争力排名差距较大，整个区域内同时存在全国第 1 和倒数第 1，区域内省（区、市）发展不均衡。但西部地区整体中医医疗服务综合竞争力为三大区域第 1，2018 年全国平均排名为 14.17 名，2019 年为 13.92 名，略有上升，处于全国上游位置，具有竞争优势。

（二）西部地区提出与未提出建设"中医药强省"目标的各省（区、市）中医医疗服务情况比较

由表 5 可看出，云南省、四川省、青海省、陕西省和广西壮族自治区作为西部地区提出建设"中医药强省"目标的省（区），在中医医疗服务效率、中医医疗费用 2 个指标上，平均排名均领先未提出建设"中医药强省"目标的省（区、市），也高于西部地区的平均排名。但在中医医疗资源和中医康复发展 2 个指标上，提出建设"中医药强省"目标的省（区）的平均排名相对落后于未提出"中医药强省"目标的省（区、市），尤其是在中医康复发展领域，提出建设"中医药强省"目标的省（区）平均排名在 20 名之后，此项指标整体排名较靠后，与未提出建设"中医药强省"目标的省（区、市）差距较大，原因可能是提出建设"中医药强省"目标的省（区、市）的常住人口基数较大，因此中医康复人均资源拥有量相较未提出建设"中医药强省"目标的省（区、市）有所不足。

表5 2019年西部地区提出与未提出建设"中医药强省"目标的省（区、市）中医医疗服务竞争力全国排名

项目	中医医疗资源	中医医疗服务效率	中医医疗费用	中医康复发展	综合
提出建设"中医药强省"目标的省（区、市）平均排名	12.80	12.00	16.80	22.20	18.20
未提出建设"中医药强省"目标的省（区、市）平均排名	8.71	13.00	17.71	10.86	10.86
西部地区平均排名	10.42	12.58	17.33	15.58	13.92

内蒙古自治区、重庆市、贵州省、西藏自治区、甘肃省、宁夏回族自治区和新疆维吾尔自治区未提出"中医药强省"建设目标，此类省（区、市）在中医医疗资源、中医康复发展及中医医疗服务的平均排名均领先于提出建设"中医药强省"目标的省（区）的平均排名。特别是在中医康复发展指标上，未提出建设"中医药强省"目标的省（区、市）与提出建设"中医药强省"目标的省（区）指标的平均排名差值较大，未提出建设"中医药强省"目标的省（区、市）明显领先。整体上看，未提出建设"中医药强省"目标的省（区、市）平均排名相对靠前，中医医疗服务综合竞争力相对较强。

三 西部地区中医药养生保健竞争力分析

（一）西部地区中医药养生保健综合竞争力分析

如表6所示，在西部地区12个省（区、市）中，2018年、2019年均有9个省（区、市）中医药养生保健综合竞争力指标全国排名位于全国平均水平以上（排名位于第16名之前），其中2018年有5个省（区、市）此项指标排名居全国前10，2019年有7个省（区、市）此项指标排名居全国前10。2018年西部地区排名最高的是宁夏回族自治区，中医药养生保健综合

竞争力排名为全国第 2 名；2019 年西部地区排名最高的是云南省，全国排名为第 2 名。2019 年西部地区有 2 个自治区的此项指标排名居于全国后 1/3（排名位于第 20 名之后），分别是广西壮族自治区（第 22 名）和新疆维吾尔自治区（第 31 名）。西部地区中，云南省、内蒙古自治区和新疆维吾尔自治区此项指标全国排名变动较大，其他省（区、市）排名变动不大，云南省 2018 年全国排名为第 8 名，2019 年全国排名第 2 名，上升 6 个名次；内蒙古自治区从 2018 年的全国第 16 名上升至 2019 年的全国第 11 名；而新疆维吾尔自治区从 2018 年的全国第 20 名下降至 2019 年的全国第 31 名。综合来看，2018 年西部地区 12 个省（区、市）中医药养生保健综合竞争力全国平均排名为 11.42 名，2019 年平均排名变化不大，为三大区域第 1，中医药养生保健竞争力较强，处于全国上游位置。

**表 6　2018 年、2019 年西部地区省（区、市）中医药养生保健竞争力
综合评价得分及排名**

单位：分

地区	年份	中医药养生保健状况		
		得分	区域排名	全国排名
重庆	2018	70.21	3	5
	2019	71.98	3	4
陕西	2018	69.83	4	6
	2019	73.83	2	3
四川	2018	59.28	10	17
	2019	61.00	10	17
贵州	2018	61.33	8	13
	2019	64.72	7	10
宁夏	2018	72.27	1	2
	2019	71.98	4	5
青海	2018	70.41	2	4
	2019	70.71	5	7
广西	2018	54.97	12	23
	2019	58.95	11	22

地区	年份	中医药养生保健状况		
		得分	区域排名	全国排名
云南	2018	64.77	5	8
	2019	78.78	1	2
内蒙古	2018	59.36	9	16
	2019	63.50	8	11
甘肃	2018	62.16	6	11
	2019	68.24	6	8
西藏	2018	62.13	7	12
	2019	62.62	9	15
新疆	2018	56.32	11	20
	2019	54.02	12	31
西部地区	2018	—	—	11.42
	2019	—	—	11.25

（二）西部地区提出与未提出建设"中医药强省"目标的省（区、市）中医药养生保健情况比较

如表 7 所示，西部地区内，云南省、四川省、青海省、陕西省和广西壮族自治区 5 个省（区）已先后提出建设"中医药强省"目标，这些省（区）在每万人中医健康管理人数和 65 岁以上老人中医健康管理率指标的平均排名明显领先于未提出建设"中医药强省"目标的省（区、市），每万人中医治未病人次数、0~3 岁儿童中医健康管理率的平均排名略微领先于未提出建设"中医药强省"目标的省（区、市）。在中医药养生保健综合排名上，提出建设"中医药强省"目标的省（区）的平均排名较突出，但是与未提出建设"中医药强省"目标的省（区、市）的平均排名相差不是很大。

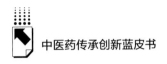

表 7　2019 年西部地区提出建设"中医药强省"目标的省（区、市）
中医药养生保健竞争力全国排名

项目	每万人中医治未病人次数	每万人中医健康管理人数	0～3 岁儿童中医健康管理率	65 岁以上老人中医健康管理率	综合
提出"中医药强省"建设省（区、市）平均排名	11.20	14.40	12.80	15.00	10.20
未提出"中医药强省"建设省（区、市）平均排名	11.29	16.29	13.71	16.71	12.00
西部地区平均排名	11.25	15.50	13.33	16.00	11.25

　　内蒙古自治区、重庆市、贵州省、西藏自治区、甘肃省、宁夏回族自治区和新疆维吾尔自治区未提出建设"中医药强省"目标，此类省（区、市）在中医药养生保健竞争力各指标上均落后于提出建设"中医药强省"目标的省（区），也落后于西部地区的平均水平。其中每万人中医治未病人次数、0～3 岁儿童中医健康管理率指标的平均排名略微落后于提出建设"中医药强省"目标的省（区、市）平均排名。在中医药养生保健综合排名上，未提出建设"中医药强省"目标的省（区、市）平均排名为 12.00 名，与提出建设"中医药强省"目标的省（区、市）平均排名差距相差不是很大。

四　西部地区中医药教育竞争力分析

（一）西部地区中医药教育综合竞争力分析

　　如表 8 所示，西部地区的 12 个省（区、市）中，2018 年仅有 2 个省（区）中医药教育综合竞争力指标全国排名位于全国平均水平以上（排名位于第 16 名之前），分别为新疆维吾尔自治区和四川省。2019 年有 3 个省（区）全国排名位于全国平均水平以上，分别是四川省、贵州省和广西壮族自治区。2018 年西部地区有 8 个省（区、市）的中医药教育竞争力指标排名靠后（排名位于第 20 名之后），2019 年西部地区有 7 个省（区、市）的中医药教育竞争力指标排名靠后，其中宁夏回族自治区、内蒙古自治区和重庆市排名为西部地区及全国倒数，中医药教育实力相对较弱。从两年发展来看，个别省份中医药教育排名变动较大，新疆维吾尔自治区从 2018 年的第 5 名下降至 2019 年的第 24 名，而贵州省则上升了 13 个名次，云南省上升了 8 个名次。西部地区中医药教育综合竞争力 2018 年、2019 年全国排名变动不大，在三大区域中居第 3，中医药教育实力较弱，处于全国下游位置。

表 8 2018 年、2019 年西部地区各省（区、市）中医药教育竞争力综合评价得分及排名

地区	年份	中医药教育		
		得分	区域排名	全国排名
新疆	2018	74.44	1	5
	2019	69.25	7	24
四川	2018	72.86	2	10
	2019	74.45	1	9
广西	2018	71.78	3	17
	2019	73.10	3	14
陕西	2018	71.47	4	19
	2019	72.96	4	16
甘肃	2018	70.95	5	22
	2019	69.30	6	23
贵州	2018	70.89	6	23
	2019	74.09	2	10
西藏	2018	69.85	7	24
	2019	68.12	9	26
云南	2018	69.24	8	26
	2019	71.98	5	18

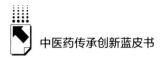
续表

地区	年份	中医药教育		
		得分	区域排名	全国排名
青海	2018	67.54	9	27
	2019	65.89	11	30
宁夏	2018	66.70	10	28
	2019	65.06	12	31
内蒙古	2018	66.15	11	29
	2019	67.77	10	28
重庆	2018	65.53	12	30
	2019	69.03	8	25
西部地区	2018	—	—	21.67
	2019	—	—	21.17

（二）西部地区提出与未提出建设"中医药强省"目标的省（区、市）中医药教育情况比较

如表9所示，云南省、四川省、青海省、陕西省和广西壮族自治区作为西部地区提出建设"中医药强省"目标的省（区），在每万人口中医本科生数、每万人口中医研究生数、国家中医药管理局中医药重点学科数、中医药优势特色教育培训基地数和中医住院医师规范化培训基地数年增长率5个方面的指标排名上，以及中医药教育综合排名上，均领先于未提出建设"中医药强省"目标的省（区、市），也高于西部地区平均排名水平。在被授予国家名中医称号的人数指标上，提出建设"中医药强省"目标的省（区）落后于未提出建设"中医药强省"目标的省（区、市）。从整体上看，提出建设"中医药强省"目标的省（区）在西部地区内的平均排名靠前，中医药教育领域发展情况良好，竞争力相对较强。

表9 2019年西部地区提出与未提出建设"中医药强省"目标的省（区、市）中医药教育竞争力全国排名

项目	每万人口中医研究生数	每万人口中医本科生数	国家中医药管理局中医药重点学科数	被授予国家名中医称号的人数	中医药优势特色教育培训基地数	中医住院医师规范化培训基地数年增长率	总排名
提出建设"中医药强省"目标的省（区、市）平均排名	17.40	15.80	18.60	13.20	13.40	12.60	17.40
未提出建设"中医药强省"目标的省（区、市）平均排名	21.57	21.29	25.57	6.29	15.86	16.71	23.86
西部地区平均排名	19.83	19.00	22.67	9.17	14.83	15.00	21.17

西部地区未提出建设"中医药强省"目标的省（区、市）有内蒙古自治区、重庆市、贵州省、西藏自治区、甘肃省、宁夏回族自治区和新疆维吾尔自治区，这类省（区、市）在被授予国家名中医称号的人数指标上的平均排名明显领先于提出建设"中医药强省"目标的省（区）平均排名。但在中医药教育方面的其余5个指标领域中，未提出建设"中医药强省"目标的省（区、市）平均排名较落后，特别是在国家中医药管理局中医药重点学科数指标上，未提出建设"中医药强省"目标的省（区、市）平均排名仅为25.57名，与提出建设"中医药强省"目标的省（区）平均排名18.60名差距相对较大，需要重点关注。

五 西部地区中医药产业竞争力分析

（一）西部地区中医药产业综合竞争力分析

如表10所示，在西部地区的12个省（区、市）中，2018年有6个省（市）中医药产业综合竞争力指标全国排名位于全国平均水平以上（排名前

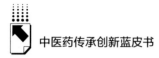

16 名），2019 年有 4 个省（市）中医药产业综合竞争力指标全国排名位于全国平均水平以上（排名前 16 名）；其中，重庆市和贵州省排名变动较大，重庆市全国排名从 2018 年的第 2 名下降至 2019 年的第 14 名，贵州省

表 10　2018、2019 年西部各省（区、市）中医药产业综合竞争力评价得分及排名

单位：分

地区	年份	中医药产业状况		
		得分	区域排名	全国排名
重庆	2018	83.87	1	2
	2019	74.13	4	14
云南	2018	79.84	2	3
	2019	79.73	1	2
四川	2018	75.11	3	8
	2019	78.27	2	4
贵州	2018	74.17	4	9
	2019	72.81	6	18
陕西	2018	74.16	5	10
	2019	75.07	3	10
甘肃	2018	71.16	6	14
	2019	72.91	5	17
宁夏	2018	68.08	7	18
	2019	62.75	10	28
广西	2018	65.10	8	22
	2019	70.24	7	19
新疆	2018	62.87	9	27
	2019	67.72	8	23
内蒙古	2018	62.48	10	28
	2019	67.05	9	25
青海	2018	61.54	11	29
	2019	62.32	11	30
西藏	2018	60.11	12	31
	2019	60.98	12	31
西部地区	2018	—	—	16.75
	2019	—	—	18.42

从 2018 年的全国第 9 名下降至 2019 年的第 18 名。2018 年和 2019 年均有 5 个省（区）此项指标排名居于全国后 1/3（排名位于第 20 名之后）。西部地区各省（区、市）中医药产业综合竞争力差异较大，区域内此项指标 2018 年排名第 1 的重庆市，在全国排名第 2 名；2019 年区域内排名第一的是云南省，全国排名第 2 名。而西藏自治区中医药产业竞争力指标排名靠后，仅为全国第 31 名，中医药产业发展相对滞后，需要加大中医药产业的投入力度。西部地区各省（区、市）中医药产业综合竞争力 2018 年全国平均排名为 16.75，2019 年平均排名为 18.42，排名有所下降，位于三大区域中第 3，中医药产业实力一般。

（二）西部地区提出与未提出建设"中医药强省"目标的省（区、市）中医药产业情况比较

西部地区内，云南省、四川省、青海省、陕西省和广西壮族自治区 5 个省（区）已先后提出建设"中医药强省"目标，这些省（区）在中医药产业的药材播种面积、中药保护品种数、中药材产值、中药相关药品生产企业数、中成药类销售额占比、中药材类销售额占比和中药相关药品经营企业数 7 项指标上的平均排名均遥遥领先于未提出建设"中医药强省"的省（区、市）的平均排名，且各指标平均排名相差较大。此外，提出建设"中医药强省"目标的省（区）中医药产业综合总分平均排名突出，远超出西部地区平均排名，中医药产业领域发展情况良好，整体竞争力强。

内蒙古自治区、重庆市、贵州省、西藏自治区、甘肃省、宁夏回族自治区和新疆维吾尔自治区未提出建设"中医药强省"目标，此类省（区、市）在所有中医药产业类指标及中医药产业综合总分上平均排名均落后于提出建设"中医药强省"目标的省（区、市）平均排名。此外，未提出建设"中医药强省"目标的省（区、市）在中药相关药品生产企业数、中成药类销售额占比、中药材类销售额占比以及中药相关药品经营企业数指标上的平均排名均位于第 20 名之后，整体中医药产业竞争力弱，居于全国后列（见表 11）。

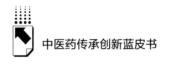
表11 2019年西部地区提出与未提出建设"中医药强省"目标的省（区、市）中医药产业竞争力全国排名

项目	药材播种面积	中药保护品种数	中药材产值	中药相关药品生产企业数	中成药类销售额占比	中药材类销售额占比	中药相关药品经营企业数	综合
提出建设"中医药强省"目标的省（区、市）平均排名	9.80	16.60	10.80	12.40	18.20	16.60	16.20	13.00
未提出建设"中医药强省"目标的省（区、市）平均排名	11.86	19.14	15.71	22.57	23.00	22.71	22.29	22.29
西部地区平均排名	11.00	18.08	13.67	18.33	21.00	20.17	19.75	18.42

六 西部地区中医药科研竞争力分析

（一）西部地区中医药科研综合竞争力分析

如表12所示，在西部地区的12个省（区、市）中，2018年有4个省（区、市）中医药科研方面的综合竞争力指标位于全国平均水平以上（排名位于第16名之前），依次为四川省（第2名）、重庆市（第4名）、广西壮族自治区（第8名）和陕西省（第13名）。2019年有6个省（区、市）中医药科研方面的综合竞争力指标位于全国平均水平以上（排名位于第16名之前），相比2018年，2019年增加了新疆维吾尔自治区、内蒙古自治区。而贵州省、宁夏回族自治区、青海省和西藏自治区的此项指标排名相对较后，排在全国后1/3（排名位于第20名之后）。其中，新疆维吾尔自治区、内蒙古自治区和云南省此项排名变动明显，排名上升幅度较大，说明这些地区近两年重视中医药科研的发展。西部地区各省（区、市）的中医药科研综合竞争力差距较大，2018年全国平均排名为19.50名，2019

年全国平均排名为 16.42 名，平均排名有较大的提升，在三大区域中排名第 3，区域整体中医药科研实力一般。

表 12　2018 年、2019 年西部地区各省（区、市）中医药科研综合竞争力评价得分及排名

单位：分

地区	年份	得分	区域排名	全国排名
四川	2018	75.59	1	2
	2019	66.38	2	4
重庆	2018	73.58	2	4
	2019	85.00	1	2
广西	2018	71.55	3	8
	2019	65.25	3	5
陕西	2018	67.62	4	13
	2019	63.08	5	11
贵州	2018	63.86	5	20
	2019	60.21	9	27
云南	2018	63.65	6	21
	2019	62.06	7	16
内蒙古	2018	63.28	7	23
	2019	63.16	4	10
甘肃	2018	62.10	8	26
	2019	60.71	8	23
新疆	2018	61.76	9	27
	2019	62.18	6	15
宁夏	2018	60.50	10	29
	2019	60.00	10	28
青海	2018	60.19	11	30
	2019	60.00	10	28
西藏	2018	60.09	12	31
	2019	60.00	10	28
西部地区	2018	—	—	19.50
	2019	—	—	16.42

（二）西部地区提出与未提出建设"中医药强省"目标的省（区、市）中医药科研情况比较

如表 13 所示，云南省、四川省、青海省、陕西省和广西壮族自治区作为西部地区提出建设"中医药强省"目标的省（区），在每万人口中医药科学研究与技术开发机构 R&D 经费、科学研究与技术开发机构 R&D 人员数、中医药学术论文发表数、中医药专利授予数、中医药课题立项数 5 个方面的指标上，以及中医药科研综合指标上，这类省（区）的平均排名均领先于未提出"中医药强省"建设目标的省（区、市），也高于西部地区的平均排名，特别是在科学研究与技术开发机构 R&D 人员数和中医药课题立项数这两个指标上，提出建设"中医药强省"目标的省（区、市）明显领先于未提出建设"中医药强省"目标的省（区、市），平均排名的差值超过 6。从整体上看，提出建设"中医药强省"目标的省（区）在西部区域内的平均排名靠前，中医药科研领域发展情况良好，竞争力相对较强。

表 13 2019 年西部地区提出建设"中医药强省"目标的省（区、市）
中医药科研竞争力全国排名

项目	每万人口中医药科学研究与技术开发机构 R&D 经费	科学研究与技术开发机构 R&D 人员数	中医药学术论文发表数	中医药专利授予数	中医药课题立项数	总排名
提出"中医药强省"目标的省（区、市）平均排名	13.60	11.80	14.20	13.60	13.00	12.80
未提出"中医药强省"目标的省（区、市）平均排名	16.71	18.14	18.86	17.14	19.14	19.00
西部区域平均排名	15.42	15.50	16.92	15.67	16.58	16.42

西部地区未提出建设"中医药强省"目标的省（区、市）有内蒙古自治区、重庆市、贵州省、西藏自治区、甘肃省、宁夏回族自治区和新疆维吾尔自治区，这类省（区、市）在中医药科研各三级指标上平均排名均落后于提出建设"中医药强省"目标的省（区）平均排名，并且差距较大，未提出建设"中医药强省"目标的省（区、市）中医药科研领域发展情况一般，竞争能力弱，需要重点关注发展。

七 西部地区中医药政策竞争力分析

（一）西部地区中医药政策综合竞争力分析

如表14所示，在西部地区的12个省（区、市）中，2018年有4个省（区）中医药政策的综合竞争力指标排名位于全国平均水平以上（排名位于第16名之前），依次为内蒙古自治区（第9名）、甘肃省（第10名）、陕西省（第11名）、青海省（第14名）。2019年有5个省（区）中医药政策的综合竞争力指标排名位于全国平均水平以上（排名位于第16名之前），依次为四川省（第4名）、陕西省（第7名）、西藏自治区（第9名）、青海省（第12名）和云南省（第13名），其中四川省、西藏自治区排名变动较大，四川省从2018年的第17名上升至2019年的第4名，西藏自治区上升了20名。其余7个省（区、市）中，2019年有5个省（区）的此项指标排名均居全国后1/3（排名位于第20名之后），其中内蒙古自治区排名变动较大，从2018年的全国第9名下降至2019年的第24名；西部地区中医药政策综合竞争力排名最后的是新疆维吾尔自治区，该自治区此项指标在全国排名为第31名，中医药政策扶持力度相对较小。从整体上看，西部地区12个省（区、市）中医药政策竞争力2018年全国平均排名为19.58名，2019年为17.17名，排名有所上升，在三大区域中排名第3，中医药政策整体实力一般。

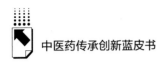

表14　2018年、2019年西部地区各省（区、市）中医药政策综合竞争力评价得分及排名

单位：分

地区	年份	得分	区域排名	全国排名
内蒙古	2018	79.42	1	9
	2019	71.15	10	24
甘肃	2018	79.16	2	10
	2019	73.45	7	18
陕西	2018	79.15	3	11
	2019	80.28	2	7
青海	2018	77.64	4	14
	2019	75.33	4	12
云南	2018	76.35	5	16
	2019	74.85	5	13
四川	2018	75.77	6	17
	2019	81.35	1	4
宁夏	2018	73.28	7	22
	2019	70.43	11	26
贵州	2018	72.95	8	23
	2019	71.73	9	23
广西	2018	72.34	9	25
	2019	74.07	6	17
重庆	2018	70.77	10	28
	2019	71.81	8	22
西藏	2018	70.52	11	29
	2019	77.74	3	9
新疆	2018	66.61	12	31
	2019	68.18	12	31
西部地区	2018	—	—	19.58
	2019	—	—	17.17

（二）西部地区提出与未提出建设"中医药强省"目标的省（区、市）中医药政策情况比较

如表15所示，西部地区内，云南省、四川省、青海省、陕西省和广西

壮族自治区 5 个省（区）先后提出建设"中医药强省"目标，在是否提出建设"中医药强省"目标以及总分上，这类省（区、市）的平均排名领先于未提出的省（区、市）的平均排名，尤其是在是否提出建设"中医药强省"目标这一指标排名上，两类省（区、市）的平均排名差值达 13，差距较大。但此类省（区）在中医药年人均财政投入、省级政府机关中医药卫生政策占总卫生政策比例和省级卫健委中医药卫生政策占总卫生政策比例指标上的平均排名落后于未提出建设"中医药强省"目标的省（区、市）。从整体上看，提出建设"中医药强省"目标的省（区）中医药政策综合总分平均排名突出，中医药政策扶持力度较大，整体竞争力相对较强。

表15　2019 年西部地区提出与未提出建设"中医药强省"目标的省（区、市）中医药政策竞争力全国排名

项目	中医药年人均财政投入	省级政府机关中医药卫生政策占总卫生政策比例	卫健委中医药卫生政策占总卫生政策比例	是否提出建设"中医药强省"目标	综合
提出建设"中医药强省"目标的省（区、市）平均排名	14.60	16.40	19.60	7.00	10.60
未提出建设"中医药强省"目标的省（区、市）平均排名	9.00	14.29	16.86	20.00	21.86
西部地区平均排名	11.33	15.17	18.00	14.58	17.17

内蒙古自治区、重庆市、贵州省、西藏自治区、甘肃省、宁夏回族自治区和新疆维吾尔自治区 7 个省（区、市）未提出建设"中医药强省"目标，此类省（区、市）在中医药年人均财政投入、省级政府机关中医药卫生政策占总卫生政策比例和省级卫健委中医药卫生政策占总卫生政策比例指标上平均排名明显领先于提出建设"中医药强省"目标的省（区、市）平均排名，说明此类省（区、市）的政府机关对于中医药卫生政策的参与度普遍较高。整体上看，未提出建设"中医药强省"目标的省（区、市）中医药政策综合总分的平均排名为 21.86 名，整体排名相对靠后，居于全国后列，中医药政策方面扶持力度相对较弱。

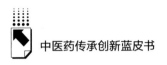
八 西部地区中医药文化传播与对外交流竞争力分析

（一）西部地区中医药文化传播与对外交流综合竞争力分析

如表16所示，在西部地区的12个省（区、市）中，2018年、2019年仅有四川省的中医药文化传播与对外交流综合竞争力指标位于全国平均水平以上（排名位于第16名之前）；其余省（区、市）中医药文化传播与对外交流发展情况一般，与区域内排名第1的四川省差距较大，其中西藏自治区两年均为西部区域最后、全国第31名。整体上看，西部地区12个省（区、市）中医药文化传播与对外交流竞争力两年排名变动不大，其2019年的排名均与2018年基本持平。整体上看，2018年该指标的全国平均排名为23.17名，2019年全国平均排名为23.42名，排名变化不大，在三大区域中排名末位，区域整体中医药文化传播与对外交流发展情况不佳，处于全国下游水平。

表16 2018年、2019年西部地区各省（区、市）中医药文化传播与对外
交流综合竞争力评价得分及排名

单位：分

地区	年份	得分	区域排名	全国排名
四川	2018	82.29	1	8
	2019	82.56	1	8
云南	2018	77.45	2	16
	2019	76.10	3	20
陕西	2018	76.51	3	18
	2019	76.57	2	19
贵州	2018	72.57	4	22
	2019	73.62	5	22
重庆	2018	72.36	5	23
	2019	74.11	4	21
内蒙古	2018	71.21	6	24
	2019	72.15	6	24

续表

地区	年份	得分	区域排名	全国排名
广西	2018	70.96	7	25
	2019	70.85	7	25
青海	2018	67.66	8	26
	2019	68.21	8	26
甘肃	2018	64.75	9	27
	2019	65.38	9	27
新疆	2018	62.83	10	28
	2019	63.52	10	28
宁夏	2018	61.68	11	30
	2019	61.08	11	30
西藏	2018	60.00	12	31
	2019	60.20	12	31
西部地区	2018	—	—	23.17
	2019	—	—	23.42

（二）西部地区提出与未提出建设"中医药强省"目标的省（区、市）中医药文化传播与对外交流情况比较

如表17所示，云南省、四川省、青海省、陕西省和广西壮族自治区作为西部区域内提出建设"中医药强省"目标的省（区），在中医药来华留学生数、中医药博物馆数量、中医药百度搜索指数3个指标，以及中医药文化传播与对外交流综合指标上，其平均排名均领先于未提出建设"中医药强省"目标的省（区、市），也高于西部地区平均排名，特别是在中医药文化传播与对外交流综合排名上，提出建设"中医药强省"目标的省（区、市）与未提出建设"中医药强省"目标的省（区、市）平均排名的差值达6.54，领先优势明显。从整体上看，提出建设"中医药强省"目标的省（区、市）在西部地区内的平均排名靠前，中医药文化传播与对外交流发展情况良好，竞争力相对较强。

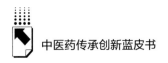

表 17 2019 年西部地区提出与未提出建设"中医药强省"目标的省（区、市）
中医药文化传播与对外交流竞争力全国排名

项目	中医药博物馆数量	中医药百度搜索指数	中医药来华留学生数	综合
提出建设"中医药强省"目标的省（区、市）平均排名	16.60	17.80	17.00	19.60
未提出建设"中医药强省"目标的省（区、市）平均排名	18.57	26.43	22.57	26.14
西部地区平均排名	17.75	22.83	20.25	23.42

内蒙古自治区、重庆市、贵州省、西藏自治区、甘肃省、宁夏回族自治区和新疆维吾尔自治区未提出建设"中医药强省"目标，此类省（区、市）在中医药文化传播与对外交流下属的所有指标及综合指标上的平均排名均落后于提出建设"中医药强省"目标的省（区、市）的平均排名。此外，未提出建设"中医药强省"目标的省（区、市）在中医药来华留学生数、中医药百度搜索指数 2 个指标及中医药文化传播与对外交流综合指标上的平均排名均位于第 20 之后，整体排名相对靠后，居于全国后列。

案 例 篇
Case Studies

B.10
江苏省中医药传承创新发展报告

吕艳霞　董琬月　李湘君　高丽娜　朱小颖　徐爱军*

摘　要： 本报告从服务体系、服务能力、科技创新、资源配置、文化发展、信息化、对外交流等七个方面分析江苏省中医药传承创新政策和发展情况。江苏省逐渐形成以省、市、县级中医医院和中医专科医院为主体，涵盖医疗、保健、康复、预防，以综合医院、乡镇卫生院（社区卫生服务中心）中医科室和村卫生室为重要力量，并以中医诊所、门诊部及中医"坐堂医"等为补充的中医药服务体系。江苏省基层中医药发展在全国位于领先水平，中医医院服务能力强，中医类医疗机构诊疗人次和病床使用率均居于全国前列。同时，江苏省中医药文化底蕴丰厚，

* 吕艳霞，南京中医药大学卫生经济管理学院讲师，研究方向为卫生管理、中医药管理；董琬月，南京中医药大学养老服务与管理学院讲师，研究方向为健康管理；李湘君，南京中医药大学卫生经济管理学院副教授，研究方向为卫生管理、医疗保险；高丽娜，南京中医药大学卫生经济管理学院教授，研究方向为产业经济学；朱小颖，南京中医药大学养老服务与管理学院讲师，研究方向为卫生管理；徐爱军，南京中医药大学卫生经济管理学院教授，研究方向为卫生管理、中医药管理。

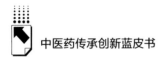

流派众多，高层次人才汇聚。中医学术流派工作室、国医大师传承工作室、5个中医药传承创新工程项目储备库等方面优势较为明显。

关键词： 中医药　传承创新　江苏省

江苏是中医药大省，中医药历史悠久，历代名医辈出，流派纷呈，在中医药发展史上具有重要的地位和影响。吴门、孟河医派享誉海内外。江苏是我国最早开办中医院、成立中医院校的省（区、市）之一，拥有我国第一批中医院士、第一批中医教材、第一批中医师资、第一批中医学博士点。

近年来，江苏省各级政府先后发布多项促进中医药发展的政策文件，提出了促进中医药发展的诸多措施，极大地促进了全省中医药的传承与创新发展。

2020年10月1日起实施的《江苏省中医药条例》，明确了政府对中医药事业发展的主体责任，从建设符合中医药特点的中医药服务体系、加强中医药人才培养与科学研究、中医药的保护和发展、中医药传承和文化传播、中医药事业的保障等方面着力，为江苏省中医药事业进一步发展指明了方向。

《"健康江苏2030"规划纲要》强调从发展中医治未病服务、推进中医药传承创新、强化中药资源保护利用三个方面促进中医药发展。《江苏省中医药发展战略规划（2016～2030年）》为中医药发展工作提出了八项工作任务。《江苏省"十四五"中医药发展规划》从完善现代中医药服务体系建设、提升中医药服务能力、提升中医药公共卫生应急能力、发展基层中医药服务、推动中医药科技振兴、夯实中医药人才发展基础、做强做优中医药产业、弘扬中医药文化、推动中医药开放发展等九个方面来促进中医药传承与创新发展。明确到2025年，江苏中医药强省建设彰显更高水平。

以上一系列政策文件为江苏省中医药事业的发展提供了政策保障，本报告从服务体系、服务能力、科技创新、资源配置、文化发展、信息化、对外交流等七个方面分析江苏省中医药传承创新情况。

一 中医药服务体系方面

（一）政策与措施

1. 中医药服务体系建设政策与措施

2017 年推进中医医院建设发展取得较大成果，江苏省中医院、常州市中医医院、徐州市中医院、泰州市中医院、盐城市中医院等 5 所中医院和江苏省中医药研究院被纳入中医药传承创新工程项目储备库。2018 年组织修订《江苏省中医医院评审办法》，启动中医院评审附加标准制定工作，形成三级中医医疗机构附加标准意见稿。

《江苏省中医药条例》要求建设符合中医药特点的中医药服务体系。根据需求和能力情况，合理配置中医药服务资源，制定中医医疗机构设置规划；充分考虑中医药的特点和发展需求，加强中医服务体系建设；要求中医医疗机构的办院模式、评价和管理体现中医药特点，遵循中医药发展规律；对不同类型、不同层级的中医医疗机构在中医药相关科室设置和中医药服务上提出不同要求；发展中医养生保健服务，明确中医养生保健机构提供非医疗类健康服务的具体范围和内容；支持有条件的中医医疗机构研发中药制剂，设置中医经典病房；强调中医医疗机构的医务人员配比要以中医药专业技术人员为主；借鉴中医药在新冠肺炎疫情防控中的作用，规定了中医药参与公共卫生应急管理、传染病防治等方面的内容。

2. 中医药健康服务体系建设政策与措施

2016 年江苏省中医药局制定《关于加强中医药健康服务在慢病管理和社区养老等方面工作的意见》，指导各地实施好中医药预防保健及康复服务能力建设项目。扩大中医药健康服务范围，鼓励中医机构探索"医养结合"

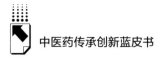
模式。"十三五"期间，全省有 1 家县级中医院被列入第一批中央预算内投资计划，获中央预算内投资 1800 万元。

3. 中医药健康扶贫体系政策与措施

2017 年盐城市盐都区中西医结合医院、南通启东市中医院、徐州市铜山区中医院、扬州仪征市中医院和泰州泰兴市中医院等 5 家县级中医院被列入健康扶贫工程建设项目库。2018 年江苏省中医药研究院、常州市中医医院 2 个传承工程和如皋市中医院 1 个健康扶贫工程被纳入中央投资计划。

4. 中医医联体建设政策与措施

推动中医医联体建设，对不同级别中医医院提出相应的发展要求，推广中医药综合服务模式。地级城市三级中医医院要重点对口支援县级中医医院，县级中医医院要积极探索县乡村一体化管理模式。推动基层医疗卫生机构的中医药特色诊疗区建设，推广中医药综合服务模式，开展乡村医生中医药知识培训，不断提升基层中医药服务能力。

5. 中医药疫情防控服务体系建设政策与措施

《江苏省中医药条例》指出，县级及以上地方人民政府应当将中医医疗机构纳入公共卫生应急管理、传染病防治体系，建立中西医协同机制、中医药参与应急救治工作的协调机制，加强中医药应急物资、设施、设备、技术与人才资源储备和基地建设，将中医药专业人员纳入紧急医学救援队伍，发挥中医药在传染病防治、突发公共卫生事件应急中的优势。

发生突发公共卫生事件时，省人民政府的中医药主管部门应当组织专家研究制定中医药防治方案，选派中医药专业技术人员参与紧急医学救援，开展中西医联合救治。相关医疗机构可以按照省人民政府中医药主管部门确定的固定处方开展中药的集中调配服务。

（二）传承创新成果

1. 中医医疗机构发展情况

截至 2020 年底，江苏省有 156 家中医医院、41 家中西医结合医院，中医类医院总量较 2015 年增加 68 家，增长 52.71%。其中，三级有 44 家，二级有 63 家，一级有 54 家；公立中医类医院 81 家，民营中医类医院 116 家。全省有中医类门诊部 308 家（民营 299 家）、中医类诊所 2184 家（民营 2158 家），二者较 2015 年合计增加 107.01%。全省中医类医疗机构共有 2689 个，较 2015 年增加了 1349 个，增长幅度为 100.67%，占全省医疗机构总数的 7.68%，2015 年占比仅为 4.20%。"十三五"期间中医类医疗机构数量和占比均有大幅度增加。整体来看，以省、市、县级中医医院和中医专科医院为主体，以综合医院中医科室和基层医疗卫生机构中医科室为重要力量，以中医诊所、门诊部、中医"坐堂医"诊所等为补充，涵盖预防、保健、医疗、康复等功能的中医药服务体系不断完善。

2. **中医类医院基础建设情况**

继续实施中医类医院建设和改造项目，全省中医医院建设发展水平明显提升，覆盖城乡的中医药服务体系进一步完善，中医药资源规模进一步扩大。2020 年末，江苏省中医类医院房屋建筑面积为 529.98 万平方米，较 2015 年增长 40.86%，其中业务用房面积为 448.68 万平方米，较 2015 年增长 39.50%。省级中医药服务体系建设方面，启动了江苏省中医医院的中医传承创新工程项目建设，完成江苏省中西医结合医院的外科病房项目主楼部分的装修工程，完成江苏省第二中医院的门急诊项目安装工程。地方中医药服务体系建设方面，盐城市中医院新建 2000 余平方米的治未病中心。南通市公立中医医院主要建筑面积达标率为 63%。宿迁市泗洪县中医院新建 2 万平方米的老年康复中心，市中西医结合医院新建 6000 平方米的康复护理院。淮阴市中医院通过三级甲等中医院复评审，市一院、市二院被评为全国中医药工作示范单位，市妇幼保健院、淮阴医院被列入省中医药工作示范单位建设项目。连云港市县区中医医院均达到二甲中医医院标准，所有县区公立中医医院基本达到县中医医院综合能力建设推荐标准。南京市 30 万平方米市中医院新院区建成并投入使用。溧水区、江宁区、浦口区中医院达到三级中医院建设标准。徐州市多家中医院通过等级复评。扬州市全国第一家正式授牌的"国医书院"扬州国医书院建成投用。

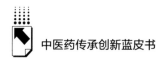

二 中医药服务能力方面

（一）政策与措施

1. 中医医疗服务政策与措施

2016年制定下发《关于在防治重大疑难疾病和传染病中进一步发挥中医药作用的意见》。继续组织实施三批5家三级中医院医疗设备标准化建设项目。2017年实施第二届国医大师学术经验传承研究室建设、中医机构服务能力建设项目。2018年修订完成《江苏省中医重点专科建设管理办法》，进一步规范中医重点专科建设管理。

将中医医疗机构纳入区域卫生发展规划和医疗机构设置规划，科学配置中医医疗服务资源。实施公立中医医疗机构的标准化建设，全面建成以中医类医院为主体、综合医院等其他类别医疗机构的中医药科室为骨干、基层医疗卫生机构为基础、中医门诊部和诊所为补充，覆盖城乡的中医医疗服务体系。支持被列入健康扶贫工程、中医药传承创新工程的项目建设，强化基层医疗卫生机构中医综合服务区（中医馆、国医堂）的建设。深化综合医院中医药工作示范单位创建活动，推动综合医院中西医临床协作试点。加强各级各类中医重点专科和特色专科建设。

继续完善中医药参与突发公共卫生应急工作的协调机制，加强中医医院急诊、重症监护等综合急救能力建设。努力发展中医非药物疗法，探索中医药诊疗模式的创新。继续探索推动中医医疗联合体建设，允许中药院内制剂在一定范围内调剂使用。推动分级诊疗、双向转诊和对口支援工作，探索完善中医类别医师多点执业的方法和形式。

2. 中医药基层服务能力政策与措施

推进基层中医药服务能力提升工程建设，认真落实《江苏省乡镇卫生院、社区卫生服务中心中医综合服务区（中医馆）建设标准与评价细则》《江苏省村卫生室、社区卫生服务站中医综合服务区建设指南》，推动中医馆标准化建设，并印发《关于加强基层医疗卫生机构中医馆和中医阁建设的通知》，加强基层医疗机构的中医综合服务区建设。

进一步强化中医药适宜技术基地建设，印发《关于开展中医药适宜技术推荐和遴选工作的通知》，组织中医药适宜技术推广和培训师资省级培训班。

3. 中医养生保健服务政策与措施

江苏省卫健委、江苏省中医药管理局共同出台《关于开展家庭医生预约上门服务的指导意见》和《江苏省家庭医生工作室建设管理指南》，将中医药内容纳入其中。推动治未病健康工程开展。印发《关于进一步推进实施治未病健康工程的意见》，进一步发挥中医药在治未病、慢病防治、健康保健中的重要作用。

支持社会力量举办中医养生保健机构，加强医疗机构中医治未病中心建设。研发不同健康状态人群的中医健康干预方案或指南（服务包），指导健康体检机构规范开展中医特色健康管理服务，鼓励中医医师、中医医院依法为中医养生保健机构提供技术支持。推广中医传统运动，开展药膳食疗服务，加强中医特色康复服务能力建设，实施中医药特色康复服务能力提升工程。建立县级中医医院与基层康复机构的双向转诊机制，在居家养老服务中心和基层康复机构推广适宜中医康复技术。

4. 中医养老服务政策与措施

完成编制《江苏省中医药健康服务发展战略规划（2016～2030年）》，推动中医医院老年病科建设，探索实践具有中医特色的医养融合服务模式。鼓励有条件的养老机构设置以慢性病防治和老年病为主的中医诊室，开展中医健康服务。创新老年人中医特色健康管理，开发多元化多层次的中医药健康管理服务包，延伸提供居家和社区中医药健康养老服务。

（二）传承创新成果

1. 总体服务能力

（1）门诊服务情况

2020年，全省中医类医院总诊疗人次达4753.61万人次（其中民营类

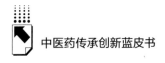

509.49 万人次），较 2015 年增长 5.25%，占全省医院诊疗人次的 19.77%。中医门诊部提供 172.28 万人次（其中民营类 161.22 万人次）的诊疗服务，较 2015 年增长 73.77%；中医诊所提供 425.28 万人次（其中民营类 417.68 万人次）的诊疗服务，较 2015 年增长 26.83%；其他医疗机构中医类临床科室提供 1680.28 万人次的诊疗服务，较 2015 年增长 4.79%。

（2）住院服务情况

2020 年，全省中医类医院入院人次达 175.15 万人次（其中民营类 30.09 万人次），较 2015 年增长 15.19%，占全省医院总入院人次的 15.82%，比 2015 年提高 0.59 个百分点。全省中医类医院出院人次为 175 万人次（其中民营类 30.04 万人次），较上年增长 15.24%，占全省医院总出院人次的 15.80%；其他医疗机构中医类临床科室出院人次为 18.23 万人次，较 2015 年增长 74.45%。

（3）医师工作量

2020 年，全省中医医院医师日均担负诊疗 7.8 人次（其中公立中医医院 8.1 人次，民营中医医院 5.1 人次），比 2015 年减少 2.4 人次；中西医结合医院 6.9 人次（其中公立中西医结合医院 7.6 人次，民营中西医结合医院 5.7 人次），比 2015 年减少 1.8 人次。中医医院的医师日均负担住院 1.8 床日（其中公立医院 1.8 床日，民营医院 1.8 床日），比 2015 年减少 0.5 床日；中西医结合医院 1.5 床日（其中公立医院 1.3 床日，民营医院 1.9 床日），比 2015 年减少 0.4 床日。

（4）病床使用率及住院者平均住院日

2020 年，全省中医医院病床使用率为 77.13%（其中公立医院 78.53%，民营医院 68.84%），比 2015 年下降 12.58 个百分点；中西医结合医院为 66.71%（其中公立医院 68.10%，民营医院 65.24%），比 2015 年下降 12.33 个百分点。

2020 年，全省中医医院出院者平均住院日为 9.02 日（其中公立医院 9.2 日，民营医院 8.1 日），较 2015 年减少 0.53 日；中西医结合医院为 9.26 日（其中公立医院 9.2 日，民营医院 9.3 日），较 2015 年减少

0.09 日。

（5）患者疾病负担

2020 年，全省中医医院患者次均门诊费用为 318.8 元（其中公立医院 317.6 元，民营医院 331.9 元），比 2015 年增加 81.7 元；中西医结合医院 为 304.7 元（其中公立中西医结合医院 322.8 元，民营中西医结合医院 264.2 元），比 2015 年增加 55.5。中医医院的住院患者人均住院费用为 11010.4 元（其中公立医院 11440.1 元，民营医院 8309.7 元），比 2015 年 增加 2363.7 元；中西医结合医院为 9429.5 元（其中公立医院 11978 元，民 营医院 6578.6 元），比 2015 年增加 911.1 元。

（6）其他核心指标建设

县级医院综合能力提升，中医科室服务能力增强。91% 的县级中医医院 达到县中医医院综合能力建设推荐标准，93% 和 89% 的三级和二级综合医院 中医科、中药房达到国家建设标准。建设区域中医诊疗中心 6 个，新增 4 个 全国综合医院中医药工作示范单位，成立 1 支国家中医应急队伍。新增一大 批国家级、省级中医重点专科。中医药防治重大疾病和应对突发事件能力进 一步提高，在新冠肺炎疫情防控中，中医药发挥了重要作用。

2. 基层服务能力

（1）基层服务能力概述

目前江苏省所有的乡镇卫生院能够提供中医药服务，所有的社区卫生服 务站配备 1 名或 1 名以上中医类别医师（能够提供中医药服务的临床类别医 师），95% 的村卫生室能够提供中医药服务且至少配有 1 名以中医药服务为 主的乡村医生。累计建成省级中医药特色社区卫生服务中心 120 个、省级乡 镇卫生院示范中医科 237 个。71% 的县（市、区）成为全国基层中医药工作 先进单位。县域内基层医疗机构中医药适宜技术推广覆盖率达 99%。社区 卫生服务站、乡镇卫生院村卫生室能够开展不少于 4 类的中医药适宜技术， 社区卫生服务中心、乡镇卫生院可开展的中医药适宜技术种类不少于 6 类。 65 岁以上老年人中医药健康管理率提升至 47%，0~36 个月儿童中医药健康 管理率达 61%。

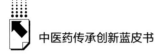

（2）中医馆、中医阁建设

各地市广泛开展中医馆与中医阁建设。苏州市共有中医类门诊部 39 个、中医诊所 341 个，按标准建成中医馆 105 家、中医阁 268 家。盐城市全市建成乡镇卫生院（社区卫生服务中心）中医馆 158 个，覆盖率为 99.4%；建成中医阁 2047 个，覆盖率为 91.2%。南通市建成 121 个中医馆，中医馆建设标准化率达 100%；同步推进中医阁建设，建成标准化中医阁 330 家。淮安市建成 118 个省级中医药特色社区卫生服务中心、14 个省级乡镇卫生院示范中医科、88 个中医馆建设项目。连云港市全市 100% 的乡镇卫生院和社区卫生服务中心建成了"中医馆"，30% 的村卫生室和社区卫生服务站建成了"中医阁"。扬州市基层医疗机构中所有的社区卫生服务中心和乡镇卫生院分别设立中医馆或国医堂，社区卫生服务站、村卫生室中医阁比例达95.79%。镇江市"中医馆"建成率达 95%。

3. 中医药康养服务

江苏康缘药业股份有限公司以云台山自然资源为依托，打造了集中医药创新研发、中医药工业制造、中医药文化传承与发展、中医药养生康疗、绿色生态自然景观于一体的中医药健康旅游基地。泰州市认定了 35 家中医药健康旅游示范基地（项目）并获评"'一带一路'国际健康旅游目的地"。

三　中医药科技创新方面

（一）政策与措施

培育和建设中医药科技服务机构，推进中医药产学研合作基地建设，打造高水平的中医药技术创新和成果转化平台，建立健全以国家、省级中医药科研机构为核心，以医疗机构、企业和高等院校为主体，以中医临床研究基地为支撑，多学科、多部门一起参与的协同创新体系。

1. 中医临床基地政策与措施

推进国家中医临床研究基地设立开放课题，深化重点病种研究。2017

年江苏省中医院国家中医临床研究基地顺利通过验收，正式确认命名。2018年江苏省中西医结合医院成功入选第二批国家中医临床研究基地。设立国家中医临床研究基地和中国中医科学院江苏分院开放课题。

2. 中药研发创新政策与措施

探索适合中医药特点的新药开发模式，研发基于经典名方、医疗机构中药制剂的中药新药，推动重大新药创制。重点支持中医药基础研究、前沿和重大关键共性技术研究。持续推进中药标准化项目。强化"中医药现代化"专项等重大项目的管理与实施。建立符合中医药自身发展规律的科技创新体系、科技评价体系和科技管理体系。推行中医药科研课题立项、科技成果评审独立评议和同行评议制度。

13个国家中医药管理局重点研究室通过阶段评估。3个全国中药特色炮制基地建设进展顺利。启动省级中医临床研究基地申报工作。共32个省级中医药重点学科完成建设周期，在人才培养、技术创新、科研攻关、学术发展等方面取得显著成绩。推进中医药古籍整理、中医药传统知识调查和中药资源普查试点工作，编制《江苏省中医药传统知识保护名录》。举办中医药科研能力提升培训班，加强中医药科研方法的培训。建立科技项目管理平台，健全科研管理工作规范，加强课题过程监管。

（二）传承创新成果

"十三五"期间建设省级中医临床研究基地12个、中医临床医学中心15个、中医重点学科45个。实施中医药科技发展专项，立项支持部署了41个中医药相关项目，省拨经费4065万元。针对慢性疾病、传染病和重大疾病，围绕创新基本理论、研发特色产品、解决关键技术、传承名医经验、优化干预方案、提升诊疗水平等重点领域和重要环节，开展协同攻关。

截至2019年底，新增国家中医药重点研究室2个、国家中药炮制技术传承基地3个，获得国家中医药重点研发计划项目3项、国家科技进步奖二等奖和国家技术发明奖各1项。各地中医科技创新发展存在一定的差异，其中南通、淮阴、连云港、无锡等市均建有国家级中医临床重点科室，这些地

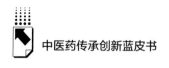
区中医临床技术发展处于相对领先水平；泰州市依托国家级医药高新区，在中药研发方面处于领先水平。

四 中医药资源配置方面

（一）政策与措施

1. 中医药高层次人才培养的政策与措施

突出高层次人才培养。系统培养中医首席科学家、中医学科带头人、优秀中医临床人才，建设优秀中医药学术团队。完善中西医结合人才培养政策措施，实施中医药领军人才和重点人才培养计划，探索名医名家培养新模式，建立名老中医药专家学术传承保障机制。实施中医药传承工程，开展名老中医药专家学术思想传承研究。实施孟河医派传承创新工程和吴门医派特色传承发展方案，成立淮安市山阳医派传承发展研究中心，加强具有江苏地方特色的中医学术流派研究。挖掘民间中医诊疗技术和方药，加强中药验方保存、研究、评价及推广应用。

2. 中医药基层人才队伍建设政策与措施

2017年贯彻落实《国务院办公厅关于深化医教协同进一步推进医学教育改革与发展的意见》《国家中医药管理局、教育部关于医教协同深化中医药教育改革与发展的指导意见》，协助起草印发《省政府办公厅关于深化医教协同进一步推进医学教育改革发展的实施意见》，建立医学人才培养联席会议制度。加强中医药人才培养规划，将中医药人才队伍建设列入《"健康江苏2030"规划纲要》《江苏省中医药发展战略规划（2016～2030年）》《江苏省"十三五"卫生与健康暨现代医疗卫生体系建设规划》《江苏省"十三五"中医药事业发展规划》《江苏省"十三五"卫生计生人才发展规划》，并加以推进。

2018年印发《全国和省名老中医药专家传承工作室基层工作站建设实施方案》，组织45个全国和省名老中医药专家传承工作室，在基层医疗机构建设 68 个工作室，推进优质中医药资源下沉，加强基层医疗机构的中医科室建设，培养优秀基层中医人才。做好农村订单定向医学生（中医专业）免费培养工作。鼓励毕业生、在职在岗中医药人才、离退休老中医药专家到基层服务。建立中医药人才供需平衡机制，加强中医药各类人才的开发和储备。深化医教协同，积极推进中医药院校综合改革。加强中医师承教育，实施中医住院医师规范化培训。推动中医药特有工种职业技能培训，完善职业资格证书制度，建立适应中医药健康服务规律的职业技能鉴定体系。健全中医药毕业后教育体系，切实强化中医药继续教育管理。

3. 确有专长人员医师资格培养政策与措施

2018 年落实《中医医术确有专长人员医师资格考核注册管理暂行办法》，起草印发《江苏省中医医术确有专长人员医师资格考核注册管理实施细则》，规定以师承方式学习中医的，应连续跟师学习中医满 5 年（一年不少于 50 周，每周学习时间不少于 6 个半天），并于 2019 年和 2020 年分别组织了相关考试。

4. 中药材资源方面政策与措施

开展中药材品种资源普查工作，建设中药材资源监测和信息网络，切实加强对中药材资源的有效保护、科学开发和合理利用。加大道地中药材资源保护力度，开展江苏道地中药材认定工作，建立道地药材追溯体系，推动形成道地药材优质优价体系。推进中药材绿色种植，鼓励省内大型中医机构、中药生产企业在国内道地中药材产区建立产业化、规范化、规模化中药材生产种植基地。加强中药材生产技术创新研究，发展道地中药材产地深加工技术，建立中药材生产流通全过程质量管理和追溯体系。培育中药材种植专业化合作组织，推广应用中药材生产信息化管理系统，促进中药产业向集约化、规模化方向发展。

（二）传承创新成果

1. 中医床位配置情况

截至 2020 年末，江苏省每千人口拥有中医床位 0.81 张，比 2015 年减

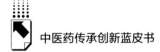

少0.02张。2020年末，江苏全省中医实有床位68988张（其中民营医疗机构的中医床位14536张），较2015年增加17384张，增长率为33.69%，中医实有床位占全省床位的12.89%。全省中医类医院实有床位59610张（其中民营机构11632张），较上年增加560张，增长率为0.95%，中医类医院实有床位占全省医院实有床位的14.14%。非中医类医疗机构中医临床科室床位9373张，较上年增加1641张，增长率为21.22%。

2. 中医人力资源配置情况

截至2020年末，每千人口中医执业（助理）医师数为0.41人，比2015年增加0.14人。2020年末，全省中医药人员数达42839人（其中民营机构13417人），比2015年末增加14931人，增长53.50%。中医类别执业（助理）医师34795人（其中民营机构10788人），比2015年增加13323人，增长62.05%；中药师7335人（其中民营机构2393人），比2015年增加1494人，增长25.58%。中医药人员占全省卫生技术人员总数的6.43%。

3. 中医药高端人才建设情况

江苏省共有6名"国医大师"（见表1），除了"国医大师"，"十三五"期间江苏省共培育出中医药优秀学术团队12个，中医药领军人才36名，优秀中医临床人才85名，中药特色技术传承人才72名，中医护理骨干人才121名以及中西医结合人才200名。建设30多个老中医药专家传承工作室，遴选100多位名老中医药专家学术经验继承人。完成一大批中医住院医师、中医专科医师培训。

表1 江苏省国医大师情况

姓名	性别	单位	当选届
周仲瑛	男	南京中医药大学	第一届
朱良春	男	南通市中医院	第一届
徐景藩	男	江苏省中医院	第一届
干祖望	男	江苏省中医院	第二届
夏桂成	男	江苏省中医院	第二届
邹燕勤	女	南京中医药大学	第三届

五 中医药文化发展方面

（一）政策与措施

实施中医药文化保护提升工程，加强中医药文物设施保护和非物质文化遗产传承。完成江苏省中医药博物馆建设，促进中医药文化宣传教育基地建设和发展。

开展中医药健康文化素养提升工程，着力加强中医药文化科普队伍建设，打造政府主导、部门配合、社会参与、群众受益的中医药文化公共服务体系。推进中医药文化大众传播，开展中医药惠民服务行动，举办中医药文化大讲堂，促进中医药文化知识进社区、进乡村、进家庭、进校园、进机关、进企业。强化中医药舆情监测与应对，继续开展全省中医药文化建设和信息宣传工作培训。

探索和发展中医药健康旅游。充分发挥江苏中医药和旅游资源的独特优势，推动中医药健康服务与旅游产业有机融合，开发具有江苏特色的中医药健康旅游产品和线路，努力打造具有国际知名度的中医药健康旅游品牌。支持泰州市首批国家中医药健康旅游示范区创建单位、苏州李良济中医药体验中心、句容茅山康缘中华养生谷首批国家中医药健康旅游示范基地创建单位的建设。积极推动中医药健康旅游标准化体系研究，推进中医药健康旅游服务专业化和标准化。鼓励、支持社会力量发展中医药健康旅游。

（二）传承创新成果

建成国家级中医药文化宣传教育基地 2 个，省级中医药文化宣传教育基地 5 个。全省共开展中医药健康巡讲活动 27000 余次。完成中医药文化人才培训超 28 万人次。

连续组织开展"中医药就在你身边"中医药文化科普巡讲活动，在常

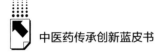
州市、如皋市、连云港市、盐城市等地开展省级巡讲活动，全省13个省辖市组织市级巡讲活动，市县区覆盖率达到100%。2016年和2017年，各地各单位共举办中医药健康讲座149场次和2008场次。连续四届组织开展江苏省中医药文化科普宣传周活动，2016年派出医护、志愿者5696人次，2017年派出中医药文化科普工作人员2343人次。印制"中医药就在你身边"中医药文化科普丛书，免费发放给群众，该套丛书荣获第29届华东地区科技出版社优秀科技图书二等奖并被评为2016年江苏省优秀科普作品。开展中医药文化宣传教育基地、中医机构文化建设，组织省级中医药文化基地评审，积极组织申报国家级中医药健康旅游示范区、基地（项目）。成功举办中医中药中国行——江苏省中医药健康文化推进行动暨江苏省岐黄校园行活动启动仪式。研究制订《江苏省中医药文化建设发展行动计划》《江苏省岐黄校园行活动实施方案》，组织开展中医药进校园活动。联合武警江苏省边防总队积极开展中医药进边防活动，为武警官兵送医送药，提供中医药健康服务，并宣讲国家《中医药法》。

六　中医药信息化方面

（一）政策与措施

建设江苏省省级中医药数据中心，完成与省、市、县卫生信息平台的全面对接，实现业务系统的应用整合、互联互通、高效协同和信息共享。建设覆盖所有中医医院的网络体系，整合各级各类中医药综合信息平台，建设中医药信息枢纽，融入国家和省有关信息系统。支持中医药机构与通信和网络运营商、信息技术企业等开展各种形式的合作，积极发展智慧中医医疗，建立智能化医疗信息服务平台。完善以中医电子病历为核心的中医医院信息系统建设，完善全省中医医院信息化基础设施建设和基层医疗卫生机构中医诊疗区健康信息平台建设。完善医院预约诊疗服务平台，探索在线中医诊疗和药品配送入户等新型中医药服务模式。

持续开展中医院信息化基础设施建设。2017 年印发《关于规范中医住院医师规范化培训信息平台使用加强过程管理的通知》，健全完善中医住培信息管理平台，开发应用相关 App，强化住培过程管理，提高管理效能。推进全省基层医疗机构中医诊疗区（中医馆）健康信息平台建设，截至 2018 年底，已接入省级中医药数据中心中医馆健康信息平台的中医馆累计达 1042 个。

（二）传承创新成果

中医医疗机构信息化建设不断推进，智慧医院、远程中医会诊逐步开展，患者合理就诊，医疗资源优化配置。与省全民健康信息平台的互联互通、高效协同和信息共享进一步实现，中医药智能化、信息化水平进一步提高。

七　中医药对外交流合作方面

（一）政策与措施

支持中医机构参与"一带一路"建设，与共建国家在中医医疗服务、中药研发、人才培养、科学研究、养生保健、中医药文化传播和推广等领域积极开展多种形式的中医药国际交流与合作，积极做好中医医疗机构、中医药院校承担国家国际合作项目申报立项和验收工作。

推动中医药服务贸易。以国际市场需求为导向，鼓励有条件的中医药机构提供境外中医药医疗、教育、养生、保健、文化等服务，加快打造覆盖中医药全产业链的国际知名品牌。

（二）传承创新成果

江苏省对外与俄罗斯、意大利、匈牙利、乌兹别克斯坦等国家开展了多种形式的中医药合作交流，扩大中医药文化在国际上的影响力。对内与贵州、上海、浙江、安徽等省（区、市）开展合作交流，促进省际中医药

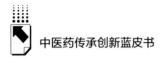

发展。

各设区市也积极加强中医药文化对外传播交流工作。盐城市中医院和俄罗斯圣彼得堡现代医疗技术医院达成合作意向；选派两名中医医师前往马耳他执行为期一年的对外医疗援助任务；按照省对口帮扶要求，派出 22 名中医药技术骨干前往贵州省龙里县中医院驻点帮扶。南通市中医院加强与意大利锡耶纳市及锡耶纳大学医院的中医文化与技术交流、疫情防控合作。海安市中医院加快推进中国—乌兹别克斯坦中医中心建设。泰州市与柬埔寨吴哥国际医院签署项目合作协议，获评"'一带一路'国际健康旅游目的地"。无锡市中医医院与匈牙利布达佩斯共建的"国际友好医院"项目被纳入市委市政府"一带一路"重点项目。

B.11
四川省中医药传承创新发展报告

杨义 胡越 何佳*

摘　要： 四川已从中医药大省迈向中医药强省。2021年《中国中医药事业省际竞争力报告》结果显示，四川省中医药传承创新发展评价指标总得分74.23分，全国综合排名第5。近年来，四川省委省政府对中医药发展给予了强有力的政策保障，将中医药融入全省经济社会发展大局，完善中医药发展相关政策法规和规划布局，构建起了具有四川特色和优势的中医药支撑体系和治理体系，中医药发展迎来天时地利人和的大好时机。四川省探索了中医药传承创新发展"四川模式"：中医药事业、产业、文化"三位一体"高质量协同发展，第一、第二、第三产业联动，国内国际互动，中医药工作高质量发展格局基本形成。但四川省中医药发展还存在一些问题和短板，中医药服务体系还不够完善、中药材产业集约化发展程度不高、中医药创新性融合发展不足。未来四川省中医药发展还需紧跟经济社会发展变化，紧贴人民群众健康需要，利用四川独特资源禀赋，充分发挥中医药在健康四川建设中的独特作用，助力国家中医药综合改革示范区建设，做强做实中医药传承创新发展强省。

关键词： 中医药　传承创新　"三位一体"　四川模式　中医药强省

* 杨义，博士，成都中医药大学管理学院教授，主要研究方向为社会医学与卫生事业管理、中医药管理；胡越，成都中医药大学管理学院在读研究生，主要研究方向为中医药管理、卫生人力资源管理；何佳，成都中医药大学管理学院在读研究生，主要研究方向为社会医学与卫生事业管理、中医药管理。

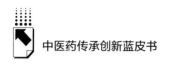

一 四川省中医药传承与创新发展概况

（一）四川省中医药传承与创新发展评价得分及排名情况

2006 年，四川省率先在全国提出建设"中医药强省"目标，目前已从中医药大省迈向中医药强省。2021 年广州中医药大学课题组发布的《中国中医药事业省际竞争力报告》，从 7 个方面 48 个指标评价了中医药传承创新发展情况，结果显示，2019 年四川省中医药传承创新发展评价指标总得分74.23 分，全国综合排名第 5。从 7 个一级指标来看，四川省在全国 31 个省（区、市）中的排名由高到低依次为中医药政策（81.35 分，第 4 名）、中医药产业（78.27 分，第 4 名）、中医药科研（66.38 分，第 4 名）、中医医疗服务（75.39 分，第 7 名）、中医药文化传播与对外交流（82.56 分，第 8 名）、中医药教育（74.45 分，第 9 名）、中医药养生保健（61.00 分，第 17名）。

四川省在中医药政策、中医药产业和中医药科研方面具有一定的优势和竞争力，中医药养生保健方面尚需进一步加强，需增加中医医疗费用的投入，加速中医医疗服务模式创新，推动中医药事业、产业、文化"三位一体"深度融合和第一、第二、第三产业联动，促进四川省中医药高质量发展。

（二）四川省中医药传承与创新发展环境

四川是中医药文化发祥地之一，灿烂的巴蜀文化和独特的自然气候条件，孕育了一代代中医名家，培植了丰富的川产药材，积淀了浓厚的中医药文化。川派中医药源远流长，川派中医屹立杏林 2000 余年，历代名医辈出，有文献记载的四川医家达 1000 余人。四川自古便享有"中医之乡、中药之库"和"无川药不成方"的美誉，川医、川药、川人和川方凝聚成四川优秀传统文化的精髓，生生不息。

党的十一届三中全会后，四川省中医药事业进入恢复时期。全省认真学习贯彻中共中央转发的卫计委党组《关于认真贯彻党的中医政策，解决中医队伍后继乏人问题的报告》，开展了对老中医、老药工、老草药医、民族医及其带徒情况的调查和建卡工作。1980年全省召开中医和中西医结合工作会议，提出抓紧继承和总结名老中医学术经验、大力培养中医药人才、积极发展中医教研基地3项工作要求。1984年省委省政府在全国率先召开全省振兴中医工作会议，印发《关于振兴四川中医事业的决定》，率先以党委、政府名义提出"振兴中医"的口号。1985年国家卫计委授予四川省"振兴中医事业的先声"奖旗。自1986年起，省政府设立中医专项资金，扶持全省中医事业。中医药服务网络逐步完善，中医特色专科得到长足发展，在内科、妇科、儿科、骨伤科、针灸科、痔漏科等方面均有专著问世。1987年四川省中医管理局正式挂牌成立，是全国建立的第一个有独立管理职能的省级中医管理机构。1997年《四川省中医条例》颁布，这是全国最早出台的地方性中医药法规之一，为四川省中医药发展提供了坚强的法律保障。该条例于2001年3月、2004年9月和2009年11月进行过三次修订完善。1999年科技部、国家中医药管理局等5部门和省政府在成都共建"中药现代化科技产业（四川）基地"，这是全国第一个由部省共建的国家中药现代化科技产业基地。2006年省委省政府召开全省中医药发展大会，印发《关于加快中医药发展的决定》，确定了建设中医药强省的总体目标。同年10月，省政府在全国首次开展十大名中医评选表彰，授予"四川省首届十大名中医"称号。

党的十八大以来，随着"一带一路"建设、成渝地区双城经济圈建设、西部大开发、乡村振兴等一系列重大战略在川叠加交汇，为建设新时代中医药强省创造了更好条件。省委省政府坚持"中西医并重，传承发展中医药事业"的方针政策，中医药发展迎来天时地利人和的大好时机。2017年四川省启动中医药传承与创新项目工程，2019年率先修订发布《四川省中医药条例》（第五版）以完善中医药法制、保障中医药传承创新发展，2021年提出中医药强省建设"十大行动"计划，2022年启动国家中医药综合改革

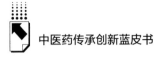

示范区建设。四川省中医药事业、产业、文化"三位一体"协同发展，第一、第二、第三产业联动，形成国内国际互动的发展新模式，中医药工作高质量发展格局基本形成。国家中医药局多次肯定四川在中医药高位统筹、顶层引领、锐意创新等方面的工作以及在产业发展、能力提升、中西并重等方面的典型经验，体现了中医药大省的作为和担当。

到 2025 年，四川中医药整体实力和发展质量有望全国领先，中医药传承创新能力和文化软实力全国领先，中医药服务水平、全产业链发展及保障能力全国领先，成为全国中医药高质量发展排头兵。

二 四川省中医医疗服务情况

（一）中医医疗资源

覆盖四川省城乡的中医药服务网络已基本建成，中医药服务体系更加健全。截至 2021 年末，获建国家中医药传承创新工程 6 个，建成全国基层中医医药工作先进单位 104 个，数量全国第二。建立特色突出、层级分明、专业齐全、中西医互补的中医重点专科体系，获准建设 17 个国家区域中医专科诊疗中心，数量居全国第二。建有县级中医药适宜技术推广基地 183 个，推广中医药适宜技术 103 项。建立覆盖全省、辐射西部和影响全国的中医药骨伤应急系统。成都、南充、绵阳 3 市成为国家社会办中医试点地区。

开展中医药服务"增量提质"工程。建设 7 个国家中医特色重点医院，建设 20~30 个省重大疾病中医药防治中心、10 个省中医经典传承中心，建成 30~50 个省级区域中医（专科）诊疗中心。实施 1~3 个国家级、10~20个省级重大疑难疾病中西医临床协作试点项目，争创 1~2 个国家中西医协同"旗舰"医院。建设 1~2 个民族医医药区域制剂中心、50 个民族医医药重点专科。建成省藏医医院、藏羌医医院、彝医医院。持续推进省中医药数据中心建设，完善省级远程中医医疗协同管理平台，打造 20~30 个具有中医特色的"互联网+"示范中医医院。

2021年末，全省中医类医疗卫生机构总数达8166个，其中中医类诊所最多，有7728家，占94.64%，中医类医院达到343家。2020年末，建成乡镇卫生院和社区卫生服务中心中医馆4225个、社区卫生服务站和村卫生室"中医阁"41662个，98.8%的二级以上公立综合医院设有中医科和中药房。2015~2021年各类中医类医疗卫生机构数量均呈增长趋势，其中中医类门诊部增长最多（139.47%）（见图1）。

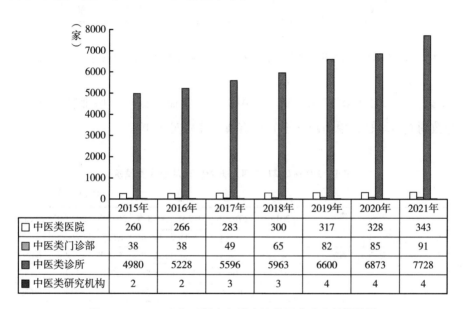

（家）	2015年	2016年	2017年	2018年	2019年	2020年	2021年
□ 中医类医院	260	266	283	300	317	328	343
▨ 中医类门诊部	38	38	49	65	82	85	91
▦ 中医类诊所	4980	5228	5596	5963	6600	6873	7728
■ 中医类研究机构	2	2	3	3	4	4	4

图1 2015~2021年四川省各类中医类医疗卫生机构数量

2021年末，全省中医类医疗卫生机构床位总数为84041张，其中中医医院床位总数最多，有83988张，占99.94%，每千常住人口中医医院床位数为1.0张。近年来中医医院床位数占中医类医疗卫生机构床位数的比重总体比较稳定，均保持在99.89%~99.94%（见图2）。

2021年末，全省中医药卫生人员总数73042人。其中中医类别执业（助理）医师最多，有64217人，占比87.92%，中医类别执业（助理）医师数占执业（助理）医师数比例为25.65%，每千常住人口中医类别执业

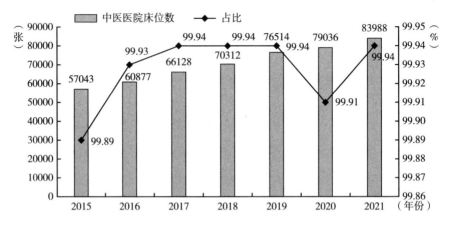

图2 2015~2021年四川省中医医院床位数及占中医类医疗卫生机构床位数的比重

（助理）医师数为0.77人。近年来中医类别执业（助理）医师和见习中医师数均有所增长，中药师（士）数有所下降（见表1）。

表1 2015~2021年四川省中医药从业人数情况

单位：人，%

指标	2015年	2016年	2017年	2018年	2019年	2020年	2021年
中医药人员总数	53154	54385	57241	59736	64721	67847	73042
中医类别执业（助理）医师数	45481	46906	49614	52139	56478	59596	64217
见习中医师数	1230	1040	1114	828	1240	1129	1195
中药师（士）	6443	6439	6513	6769	7003	7122	7630
中医类别执业（助理）医师数占执业（助理）医师数比例	24.96	25.21	25.37	25.36	25.4	25.33	25.65
见习中医师数占见习医师数比例	8.61	7.41	7.81	5.73	9.8	10.25	11.23
中药师（士）数占药师（士）数比例	27.68	26.83	26.11	26.04	25.5	24.99	25.17

（二）中医医疗服务效率

党的十八大以来，全省中医药服务体系持续完善，服务能力明显提升。实施了中医药服务能力提升工程，推进大型中医医院"特色发挥和高精尖优"发展、县级中医医院"补缺补短和扶优扶强"建设。实施中医强基层

"百千万"行动,组织"百个省级中医专家团队""千个市级中医专家团队""万名县级中医师"下基层。补齐 789 个乡镇卫生院中医馆缺口,支持 500 个乡镇卫生院和社区卫生服务中心中医馆提升服务内涵。

2021 年,全省中医类医疗卫生机构总诊疗人次达 9936.33 万人次,其中中医类医院占 46.18%,中医类医疗卫生机构总出院人数 330.26 万人,其中中医类医院占 74.00%(见表 2)。100% 的社区卫生服务中心、99.80% 的社区卫生服务站、99.86% 的乡镇卫生院和 90.88% 的村卫生室能够提供中医药服务。2020 年末,基层中医药服务量占比达 48.6%,65 岁以上老年人和 0~3 岁儿童的中医药健康管理服务覆盖率分别达到 70.5% 和 77.5%。重大疾病中医药防治研究取得重大进展,建成国家中医临床(糖尿病)研究基地,承担糖尿病相关科研立项 236 项,累计建成艾滋病、糖尿病等省级重大疾病中医药防治中心 12 个,艾滋病中医药治疗病例扩大到 1380 例/年;中西医结合治疗重症急性胰腺炎病死率降至 20% 以下,处于国际领先水平;重症脑出血致残率、糖尿病足截肢风险分别下降 6 个、15 个百分点;中风病(脑出血/脑梗死)、肺纤维化、冠心病 3 个主攻病种的中医治疗率达到 91.33%,有效率均在 80% 以上。

表 2　2021 年全省中医类医疗卫生机构医疗服务量

单位:万人次,万人

指标	诊疗人次	出院人数
中医类医疗卫生机构总计	9936.33	330.26
中医类医院	4588.87	244.38
中医医院	3938.46	214.75
中西医结合医院	580.57	26.74
民族医医院	69.84	2.88
中医类门诊部	105.96	0.05
中医门诊部	92.61	0.04
中西医结合门诊部	13.35	0.01
民族医门诊部	0.00	0.00
中医类诊所	2569.95	—
中医诊所	1816.52	—
中西医结合诊所	536.44	—

指标	诊疗人次	出院人数
民族医医诊所	1.96	—
中医备案医诊所	215.03	—
其他医疗机构中医类临床科室	2671.55	85.83
中医类服务量占医疗服务总量的比例	21.39	17.79

（三）中医医疗费用

2019 年，四川省人均中医住院费用为 7995.82 元，较前两年有所增加，年均增长率为 4.44%，中医住院费用负担比例有所减少，2017 年四川省中医住院费用负担占可支配收入比例为 35.62%，2019 年降至 32.37%。2017 年四川省中医门诊病人负担占可支配收入比例为 0.90%，2019 年下降至 0.82%；2019 年四川省中医出院者日均费用为 790.78 元，年均增长率为 6.10%，2017 年中医出院者日均费用占可支配收入比例为 3.41%，2019 年下降至 3.20%。

（四）中医康复医学发展

康复医疗工作是卫生健康事业的重要组成部分，中医药在疾病康复中发挥着重要的作用。《四川省加快发展康复医疗服务工作实施方案》提出进一步加强康复医疗服务体系标准化、规范化建设，推动康复医疗服务高质量发展。从供给侧端入手，在机构建设、人才培养等方面部署多项举措，提升中医康复服务能力。

四川省实施中医药特色康复服务能力提升工程，健全中医药特色康复服务体系。推动中医医院与三级综合医院、基层医疗机构三位一体紧密协作，依托现有资源布局建设中医特色康复医院和中医康复中心，建成 2~3 家三级中医特色康复医院。鼓励有条件的中医医疗机构提供中医药康复服务，三级中医医院全部设置康复科，90% 以上的二级中医医院设置康复科。其设有康复医学科的中医类医院比例、每万人中医类医院康复医学科床位数、每万人中医类医院康复医学科门诊人次数、每万人中医类医院康复医学科出院人次数指标排名均居全国前列，分别为第 8 位、第 3 位、第 5 位、第 4 位。2019 年，设有康复医学科的中医类医院为 150 家，较前两年有所增加，年均增长率为 14.21%，为全国设有康复医学科的中医类医院数量排名第二的省份。每万人中医类医院康复医学科床位数为 0.70 张，每万人中医类医院康复医学科门诊人次数为 110.65 人次，每万人中医类医院康复医学科出院人次数为 15.98 人次。并积极组建各级应急康复医疗队，储备康复医疗专家库，建立一支素质优良、专业过硬、调动及时的应对重大疫情、自然灾害、事故灾难等突发公共卫生事件的康复医疗专业队伍。

三 四川省中医药产业情况

从 1986 年起，四川着力建立和健全省级中医药科研机构，大力推进中医急症、血症、热症等重大疾病研究。深入开展中药材资源与种植、中药新药开发等研究和科技成果推广运用。1999 年 6 月，科技部、国家中医药管理局等 5 部门和省政府在成都共建"中药现代化科技产业（四川）基地"，这是全国第一个由部省共建的国家中药现代化科技产业基地。1983～1987 年第三次全国中药资源普查后，四川重点开展了乌梅、枳实等 15 个中药材标准的制定，建立了"川产道地和主流中药材标准品库"。2001 年 2 月发布的《四川省国民经济和社会发展第十个五年计划纲要》中，医药化工业成为四川的五大支柱产业之一。2002 年，由国家七部委局主办的中医药现代化国际科技大会落户成都，每三年召开一次。

党的十八大以来，四川中医药进入快速发展阶段，省委省政府高度重视中医药发展，先后成立推进中医药强省建设工作领导小组和中医药产业发展推进小组，将中药材产业纳入 7 个千亿级产业优先发展，把中医药健康服务业纳入全省"5+1"万亿级现代产业体系建设重要战略部署，将中医药产业纳入工业"5+1"、农业"10+3"、服务业"4+6"现代产业体系建设。两次

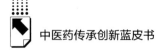
召开全省中医药产业发展推进会议，印发《关于开展"三个一批"建设推动中医药产业高质量发展的意见》，着力培育一批川药龙头企业和拳头产品，提升川药品牌。

据统计，2018~2020年省级财政资金项目总投入13.6亿元，较前三年增长62%；2019年全省中药工业营业收入达583.3亿元，占全省医药工业的35.8%；2020年全省中药材种植达819万亩，产量达336.45万吨，同比分别增长3%、7%。

（一）中药材种植

四川省中药资源优势显著，拥有四个全国第一：中药资源蕴藏量全国第一，第四次全国中药资源普查数据显示，四川省现有中药资源7290种，是全国重要的中药材主产区之一；常用中药材品种数全国第一，全国常用中药材有363种，四川有312种，占全国的86%；道地药材品种数量全国第一，四川有川芎、川贝母、附子等道地药材共86种，其中国家地理标志保护的中药材产品31个；国家GAP认证数量全国第一，已有16个品种、24个中药材基地通过国家中药材生产质量管理规范（GAP）认证。四川省审定的中药材新品种数量居全国前列，主要包括灵芝、附子、天麻、川芎、红花等45个新品种。

四川省启动《四川省中医药产业发展综合试验区建设方案》编制，积极创建国家中医药产业发展综合试验区。印发《四川省中药材产业发展规划（2018~2025年）》，提出了"三定"（定产区、定品种、定重点县）的发展格局，填补了长期以来四川省缺乏中药材整体规划的空白，为四川省各地科学发展中药材产业提供了科学支撑。

建成国家中药种子资源库1个、中药材种子种苗繁育基地2个，培育以种植中药材为主的现代农业园区7个。建设高质量中药材种子种苗繁育基地10个，新建、改建规范化中药材种植基地50万亩，培育麦冬、川芎、川贝母等中药材大品种，完成32个重点县中药材溯源体系建设。支持天府中药城等中医药产业园区建设，培育10~20个区域公共品牌和企业知名品牌，打造龙头企业。

2020 年全省中药材种植面积达 819 万亩（含三木药材），中药材总产值达 325 亿元，单品种种植面积上万亩的有 53 种，中药材出口 21 个国家和地区。全省规模以上中药饮片企业、中成药企业共 227 户，中药工业营业收入达 520.8 亿元，占全省医药工业比重为 35.3%。培育好医生、康弘、新绿色等产值超过 10 亿元企业 7 家。培育康复新液 10 亿元以上销售收入的重磅单品 1 个，银杏内酯注射液、清脑复神液等 5 亿元以上中成药大品种 3 个、1 亿元以上中成药大品种 21 个、5000 万元以上中成药大品种 36 个，培育茯苓、党参、川贝母、川芎等重点单品饮片，形成了梯次推进格局。

（二）中医药产业扶贫

中医药不仅是我国独特的卫生资源，更是脱贫致富的经济资源。四川省中医药局牵头省级六部门联合印发了《四川省中药材产业扶贫行动方案（2017～2020 年）》，编制 88 个贫困县中药材种植推荐目录，实施中药材产业扶贫行动。会同省财政厅印发《促进四川中医药产业发展三年行动方案（2018～2020 年）》，实施中医药产业"三个一批"建设，推动中药工业提档升级，开展中药材种植"扶贫示范基地"建设，建成中医药产业发展示范市、县 17 个，立项的 22 个重点中药材种植基地有 12 个在贫困地区实施。建立"中药企业+种植大户+农户"等利益连接机制，2020 年规模以上中药企业 230 户，主营业务收入 757 亿元。开展"定制药园"建设，22 家医疗机构分别与中药企业、合作社签订协议，已经带动种植中药材面积 26 万亩，实现产值 12 亿元，带动 1.9 万农户增收致富。实施川产道地药材综合开发与区域发展项目，带动贫困地区发展种植面积达 20.8 万亩，实现产值约 40 亿元，带动 2200 余户增收致富。重点实施的中药材种植基地建设项目已带动贫困户 720 余户脱贫。组织对贫困县中药材种植技术人员开展中药材种植技术培训，累计培训 360 余人。

（三）中医药康养旅游产业

四川康养旅游资源富集度高、类型多样，是全国最早开展中医药健康旅

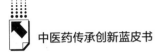

游的省区之一。2019 年省中医药管理局会同省文化和旅游厅出台《关于加快四川省中医药健康旅游发展的实施意见》，规划了以成都为创新发展内核，依托川南、川东北、攀西健康旅游发展区以及川西北民族医药特色旅游发展区的"一核四区"全新发展格局，在全国独树一帜。开展首批 5 个中医药健康旅游项目和 23 家中医药健康旅游示范基地建设。目前，全省拥有国家中医药健康旅游创建示范区 1 个，省级中医药养生保健服务示范区 4 个、省级以上中医药健康旅游示范区（基地、项目）36 个，推出 4~6 条中医药旅游精品线路。省、市、县联动发展，推动中医药与文旅融合创新，着力满足人民群众多层次健康服务需求。

四 四川省中医药养生保健情况

随着经济社会的发展和人民生活水平的提高，人民群众对卫生健康事业的期盼已经从以治疗疾病为中心逐步转向以健康管理为中心，从"能够早治愈"向"尽量少生病"转变，中医诊疗优势、治未病优势、养生优势、康复优势越来越受到重视和欢迎。

健康四川行动在健康中国 15 项行动的基础上，结合四川特色，增加 3 项专项行动，包括中医治未病健康促进专项行动。各地通过向城乡居民提供中医治未病知识宣传与咨询服务，开展中医药预防保健、康复养生、体质辨识、健康评估、健康干预、中医适宜技术等中医治未病服务项目，努力提高人民群众健康水平。一是多渠道宣传普及中医药文化和治未病知识，深入推广治未病养生防病理念。成立中医讲师团，开展中医药文化进社区、进校园、进机关等"六进"活动；组织现场义诊活动，制定适合的养生调理方案；印制通俗易懂的健康教育宣传折页，开展"治未病健康讲堂""健康义诊"。二是继承发扬传统疗法，结合中医现代化设备，实现智能化中医健康状态管理。与家庭医生签约服务结合，制订个性化中医药健康调养方案，以"辨证论治、一人一方"为原则，开发"中医膏方"；将中医四诊仪、体质辨识仪、红外线等现代化技术运用于临床，实现智能化中医健康状态管理。三是拓展思路，多行业融合，推进治未病服务健康产业创新发展。推进中医药与养老服务业融合发展；开设中医药智慧药房，为群众提供中药调剂、饮片煎煮、送药上门等一站式综合服务；创新发展中医药健康产业，开发中医药康养产品，打造中药材生态景观，开发中药材特色旅游线路等。

全省建成治未病中心 20 个，二级以上中医医疗机构均设置治未病科室，提升基层医疗卫生机构治未病服务能力。加强重点人群和慢性病患者中医药健康服务管理，开展妇女围绝经期、孕育调养、亚健康状态和青少年近视、脊柱侧弯、肥胖等中医药适宜技术防治试点，制定并推广 20 种中医治未病干预方案。

在新冠肺炎疫情防控中，四川省坚持中西医并重、中西医结合、中西药并用，发挥中医药"未病先防、既病防变、病后防复"作用。利用治未病调养身心和扶正祛邪的优势，为抗击新冠肺炎疫情保航护驾。一是为援鄂人员从传统功法、食疗、中药汤剂、艾灸四方面制定治未病调养方案。制定印发季节性新冠肺炎中医药预防建议方案，要求全省各级医疗机构向群众提供中药"大锅汤"等中医药预防服务。二是加强隔离点、方舱医院和定点医院中医药工作，针对重点人群和高风险岗位人员，做到中药预防汤剂"应服尽服""愿服尽服"，为疾病的预防和"早治疗"发挥了重要作用。三是运用治未病传统疗法如针灸、耳穴、推拿、中药汤剂等，起到调节平衡、调理气血、疏通经络的作用，缓解广大群众在疫情期间的不适症状，增强机体免疫力。自新冠肺炎疫情发生以来，截至 2022 年 9 月四川省已累计发放中药预防"大锅汤"近 3000 万人份，覆盖近 90% 的城市社区和 80% 的乡村。四川专家研发的"新冠 0 号""新冠 1 号""新冠 2 号""新冠 3 号"系列中药制剂，在全省医疗救治定点医院调剂使用，并纳入医保支付范围。"三药三方"成为新冠肺炎疫情防控中国方案的重要特色和优势，以"新冠"系列制剂为代表的"川字号"中药制剂走出国门，在西班牙、荷兰、巴西等国受到好评，让人民群众和国际社会重新认识了中医药，为中医药走向世界创造了有利条件。

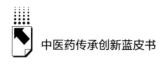

五 四川省中医药教育情况

人才是中医药发展的第一资源，为中医药振兴发展提供强大的支撑。四川省中医药教育体系完善，教育层次丰富，基本建成院校教育、毕业后教育、继续教育三阶段有机衔接，国家、省、市（州）、县、院五级师承管理，符合中医药事业发展要求和学科特色的中医药人才培养体系。

2020 年全省中医药人员共计 67847 人，中医类医疗机构卫生技术人员学历结构为本科及以上占 30.26%，大专占 38.78%，中专及中技（含技校）占 27.27%，高中及以下占 3.69%；技术职称构成为高级占 9.27%，中级占 17.67%，初级占 65.99%，待聘占 7.07%。

实施中医药优秀人才研修、产业人才培训等项目，提升四川中医药人才服务能力。全省开设有中医药类专业的院校达 33 所，其中成都中医药大学建校于 1956 年，是新中国最早建立的四所中医药高等院校之一，历经 60 余年的建设发展，已成为一所以中医药学科为主体，医药健康相关学科专业相互支撑、协调发展的特色鲜明的高水平中医药大学，四川省人民政府、教育部、国家中医药管理局共建高校，国家新一轮"双一流"建设高校。四川省中医药人才成长途径不断优化，形成由骨干支撑的阶梯形人才发展模式。建成国家中医药重点学科 31 个、中医医师规范化培训基地 10 个，建有省级以上名医传承工作室 159 个、中医药流派工作室 19 个，举办省级以上中医药继续教育项目 1311 项，规范化培养中医医师 4002 人、中医药师承人员 3026 人、"西学中"人才 853 人，培训中医全科医生 2140 人。

在中医药产业、基层等紧缺人才培养方面，四川省也进行了很多有益尝试。建设中医药产业人才培训基地 3 个，培养中药产业、医养结合、中医康复保健等技能型人才 3000 余人；创新开展订单定向委托培养模式，目前已为基层地区定向培养中医药专业本科生 1000 余人、中专生 2000 余人；支持近3000名基层中医药人员接受中医全科转岗培训。同时，四川省建立国家中医药应对重大公共卫生事件和疫病防治骨干人才库，开展中医急诊急救、中西医结合治疗重症胰腺炎等临床急缺人才培训，培养1000余名高层次中西医结合人才和能够提供中西医结合服务的全科医生。

近年来，高层次人才队伍不断壮大，有国医大师4名、全国名中医6名、省十大名中医40名，省名中医、省中青年名中医、局学术技术带头人等中医药高级职称人员近万名。

六 四川省中医药科研情况

中医药科技创新工程也是四川省中医药发展支撑项目之一。四川省主要是以省内中医药科研院所、高校、创新企业为依托，以川产中药材大品种、关键核心技术研发为关键点，加强科学研究工作。目前已构建国家、省、局多层次、全产业链交叉融合的科技创新团队，承担了国家自然科学基金、四川省第四次全国中药资源普查等项目，为四川省中医药高质量发展奠定了坚实基础。

培育西南特色中药资源国家重点实验室，建设国家中医临床研究基地2个，成立四川省中医药转化医学中心，建设省中医药循证医学中心，建成国家级中医药科技支撑平台38个、省级80个，省中医药科学院建成动物生物安全三级实验室。新增中医药类省级重点（工程）实验室、工程（技术）研究中心、技术创新中心2~4个和临床医学研究中心2~4个。2022年，成都中医药大学彭成带头的"西南特色中药资源多维评价多学科交叉创新团队"入选国家中医药多学科交叉创新团队；西南医科大学附属中医医院杨思进带头的"中医药防治心脑血管重大疑难疾病传承创新团队"、成都中医药大学附属医院（四川省中医医院）谢春光带头的"中医药防治糖尿病大血管病变传承创新团队"入选国家中医药传承创新团队。

成立四川省中医药循证医学研究中心和四川中医药健康产业技术创新联

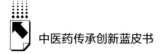
盟，推进 7 个省临床医学研究中心建设。立项开展省中医药局科研课题研究，组织实施厅局级以上课题研究 800 余项，近 5 年获得四川省科学技术进步奖 36 项，其中一等奖 5 项、二等奖 9 项、三等奖 22 项。成立省级中医药标准化技术委员会，开展中医药标准化研究，发布中医药地方标准 20 项，包括附子、麦冬等 10 项川产道地药材。

省中医药管理局会同省财政厅制定了《四川省中医药研发风险分担基金设立方案》，并联合印发《四川省中医药研发风险分担基金管理实施细则》，省级财政在中医药发展专项资金中统筹安排注入基金，首期规模为 3000 万元，包括专项资金 1000 万元，支持开展花椒药用价值及大健康产品研发，其中 7 个立项项目已向国家申请发明专利，培育麦冬、川芎等川产道地药材大品种 16 个，建立产学研用协同推进机制，进行系统研究与综合开发，研发市场潜力大的中医药大健康产品。2021 年 11 月通过了 8 项防治新冠肺炎中药新药创制重大科技攻关项目立项工作，安排专项经费 2500 万元。

七 四川省中医药文化传播与对外交流情况

中医药不仅可以治病救人，更蕴涵着民族文化和古人智慧。中医药文化传承发展已被列为四川省传承发展中华优秀传统文化重点工程。四川省成都中医药大学成立的中国出土医学文献与文物研究院，也是全国唯一的涉医出土文献文物研究中心，正在加大对《天回医简》等出土医学文献和文物的研究力度，并启动了"川派中医药名家系列丛书""中医百部经典"等丛书的编撰出版。四川中医药 1 个项目入选第五批国家级非物质文化遗产代表性名录，5 个项目入选省级非遗项目。建成全国中医药文化宣传教育基地 3 个、省级中医药文化宣传教育基地 12 个。打造 30 个中医药文创集聚区和 45 个中医药文化主题小镇、主题公园，培育 70 个中医药文创企业。并积极推动中医药宣传进社区、进学校，在中小学开展中医药文化"五个一"活动（编撰一本中医药文化教材，开设一门中医药文化课程，开辟一片中药种植园，建立一个中医药文化特色馆，传授一套养生保健操），2017~2021年共开展"中医中药中国行"、中医药文化"六进"活动2000余场次，为中医药的传承发展营造了良好氛围。2020年公民中医药健康文化素养水平、知识普及率分别达到19.51%、97.43%。

四川省中医药对外交流日趋深入。支持省、市、县三级中医医院开展省际合作，探索推进成渝地区双城经济圈中医药一体化发展，深化泛珠三角区域中医药合作，共建川渝感染性疾病中西医结合诊治重点实验室，建立"川港中医药发展联盟"。大力推进中医药海外传播，规划建设四川省中医药国际交流中心，搭建川澳中医药产业合作平台，深化川澳中药质量研究国家重点实验室合作。已与33个国家和地区建立合作机制，建成5个海外中医药中心、1个国家中医药服务出口基地，2~4个海外惠侨远程医疗站，培训来华留学生1200名，持续举办"海外中医药文化周""驻蓉领事官员走进中医药""海外华人教师培训班""香港中医药界代表来川交流"等一系列活动，四川中医药全面融入"一带一路"建设，成为促进文明互鉴和民心相通的重要桥梁。

八　四川省中医药政策情况

党的十八大以来，中医药发展已上升为国家战略。四川省委省政府高度重视中医药发展工作，深入学习贯彻习近平总书记关于中医药工作的重要论述，全面落实全国中医药大会、全省中医药传承创新发展大会精神，坚持传承精华、守正创新，紧扣中医药发展目标，切合四川省实际，以中医药强省、强市、强县建设为抓手，创新中医药领导和管理机制，完善中医药发展的政策和支撑体系，构建和提升具有四川特色和优势的中医药治理体系和治理能力，出台了一系列推动中医药高质量发展的政策和举措，统筹推进四川中医药事业、产业、文化"三位一体"高质量发展，为国家中医药综合改革示范区和中医药强省"两项建设"积极贡献力量（见表3）。

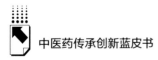

表3 近年来四川省颁布的中医药发展主要政策

时间	文件名称	重大内容	发展目标
2006 年	《关于加快中医药发展的决定》	首次提出"中医药强省"目标,并制定了扶持省内中医药发展的若干政策,如加快县、乡中医医疗机构基础设施建设,完善服务体系,加快人才培养,提供智力支撑,培育大型企业集团,打造川产药材品牌,实施"名医战略"提升医疗水平等	由中医药大省向中医药强省转变
2016 年 9 月	《关于印发四川省中医药健康服务发展规划(2016～2020 年)的通知》	对建设"中医药强省"目标情况进行修改和调整,提出推动中医药健康服务业发展的七大任务	大力推动中医药健康服务业发展,到 2020 年,实现从中医药大省向中医药强省转变
2019 年 11 月	《四川省中医药条例》(第五版)	主要从中医药服务、中药保护与发展、传承与创新、保障与促进、法律责任五大方面对四川中医药发展制度法规进行完善	保障和促进中医药传承创新发展,保护人民健康,完善四川中医药法制治理
2020 年 4 月	《关于促进中医药传承创新发展的实施意见》	针对中医药传承发展存在的突出问题,从中医药服务、产业、人才等方面提出"六大任务"和 22 条具体改革举措	解决中医药传承发展突出问题,为新时代全面推进中医药强省建设指明方向
2021 年 1 月	《四川省中医药强省建设行动方案(2021～2025 年)》	实施中医药强省建设"十大行动计划",涵盖中医药事业、产业、文化发展及其保障支撑等方面内容,包括 2 个"建立健全"、5 个"推进"、3 个"高地",即建立健全中医药服务和中医药应急体系,推进传统中医诊所惠民、中医药防治重大疾病、中医药产业高质量发展、中医药助推双循环、中医药信息化建设,中医药人才高地、中医药科技创新高地和中医药文化高地行动	进一步改革完善体制机制,全面推进中医药事业、产业、文化"三位一体",第一、第二、第三产业整体联动发展,如期实现中医药强省建设目标

时间	文件名称	重大内容	发展目标
2021年12月	《四川省"十四五"中医药高质量发展规划》	提出中医药高质量发展的6个方面18项重点任务	推进中医药事业、产业、文化"三位一体"深度融合发展,建设新时代中医药强省,服务全省经济和社会发展大局
2022年8月	《四川省建设国家中医药综合改革示范区实施方案》	提出了"三区三领先"的建设目标:把示范区建设成为全国中医药创新改革的策源区,事业、产业、文化"三位一体"高质量发展的样板区和推进区域协调、共建共享的领先区;并明确三方面9项主要任务,包括构建管理、保障、服务、产业"四个格局",建成科技创新、人才、文化"三个高地",实施中医药区域协调、中医中药协同特色发展"两大工程"	到2025年,四川中医药整体实力和发展质量全国领先,中医药传承创新能力和文化软实力全国领先,中医药服务水平、全产业链发展及保障能力全国领先,成为全国中医药高质量发展排头兵

九　四川省中医药传承与创新发展的成效与经验

（一）政策保障坚强有力，促进中医药高质量发展

四川省早在2006年颁布《关于加快中医药发展的决定》，就提出了"中医药强省"建设的目标，从政策层面给予了四川省中医药事业传承创新发展的空间和动力，并于2016年发布《关于印发四川省中医药健康服务发展规划（2016~2020年）的通知》，对建设"中医药强省"目标情况进行修改和调整，大力推动中医药健康服务业发展。

党的十八大以来，四川省出台了一系列推动中医药高质量发展的政策和举措。2019年率先修订《四川省中医药条例》（第五版），保障和促进中医

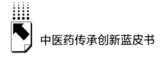

药传承创新发展，完善四川中医药法制治理。2020年印发《促进中医药传承创新发展的实施意见》，解决中医药传承发展突出问题，为新时代全面推进中医药强省建设指明了方向。2021年颁布《四川省中医药强省建设行动方案（2021~2025年）》和《四川省"十四五"中医药高质量发展规划》，实施中医药强省建设"十大行动计划"和中医药高质量发展6个方面18项重点任务，进一步改革完善体制机制，全面推进中医药事业、产业、文化"三位一体"协同发展。2022年发布《四川省建设国家中医药综合改革示范区实施方案》，提出"三区三领先"的建设目标，以期实现四川中医药"三个领先"。

省委省政府将中医药融入全省经济社会发展大局，完善中医药发展相关政策法规和规划布局，构建起了具有四川特色和优势的中医药支撑体系和治理体系，探索了中医药传承创新发展"四川模式"，统筹推进四川省中医药事业、产业、文化"三位一体"高质量协同发展，在健康四川建设中发挥了中医药的独特作用，助力国家中医药综合改革示范区和中医药强省建设。

（二）"三位一体"创新模式，助力中医药强省建设

2019年，第五版《四川省中医药条例》开创了中医药事业、产业、文化"三位一体"高质量发展的"四川模式"。三年来，这一模式加快了四川中医药强省的建设步伐，但是，也面临基础薄弱、传承发展不平衡不充分等诸多问题。针对中医药传承发展存在的突出问题，2020年《关于促进中医药传承创新发展的实施意见》从中医药服务、产业、人才等方面提出"六大任务"和22条具体改革举措，为新时代全面推进中医药强省建设指明了方向。2021年《四川省中医药强省建设行动方案（2021~2025年）》提出中医药强省建设"十大行动计划"，并将中医药传承创新发展工作纳入对市（州）政府绩效考核，激发各地中医药形成了竞相发展态势。四川中医药基本形成事业、产业、文化"三位一体"传承发展的良好局面。2021年《四川省"十四五"中医药高质量发展规划》提出中医药高质量发展的6个方

面18项重点任务，继续深入推进中医药事业、产业、文化"三位一体"协同发展，建设新时代中医药强省。

（三）群众信任基础牢实，有益于中医药传承创新

四川群众对中医药的需求量大、信任度高、认可度越来越高，得益于四川中医药的文化教育宣传、中医药的临床疗效和中医药强基层"百千万"行动，充分发挥了中医药的独特优势，提高了中医药的可及性和获得感，提升了群众的满意度。

2020年全省人均就诊中医1.7次。在乡镇，绝大多数村民能享受到家门口的中医药服务，问诊、扪脉、处方、理疗随处可见。绵阳市北川县24万人，每年看羌医的就有近6万人；雅安市汉源县村医张树贵，中医治疗口眼歪斜有绝技，远有上海、新疆，近有遂宁、宜宾等地的病人慕名而来，每天接诊病人达60多人。在城市，不少的疑难重症也能在中医院得到有效治疗。四川省中医医院已有150年历史的"胡氏儿科"工作室里年近八旬的"四川十大名医"胡天成，每天接待排长队的前来问诊的患儿，他还通过医院的流派工作室培训了4000多人次，在微信群与大家分享疑难、典型病例的治疗经验。

四川中医强基层"百千万"行动组建100个省级中医专家团队对183个县（市、区）开展指导巡诊、千个市级中医专家团队对基层开展坐诊带教，组织万名县级中医类别医师对村卫生室、社区卫生服务站实施联村帮扶。深入推进"方便看中医""放心用中药"行动，开展老年友善医疗机构创建活动，明确18项中医药服务项目，建立完善老年人就医服务便利化政策措施。实施基层医疗卫生机构中医馆"填平补齐"建设，实现乡镇卫生院、社区卫生服务中心中医馆全覆盖。实施推进中医药防治重大疾病行动，建立"病有专科、病有专人、病有专方、病有专药"的重大疾病中医药防治模式。实施中医治未病健康促进专项行动，加强各级各类中医医疗机构治未病科建设，实施四季养生专项工作，研究、制定和推广中医治未病健康干预方案，加强重点人群中医药健康服务管理。发挥中医药在突发公共卫生事

件中的特色优势作用。在近年的抗震救灾和新冠肺炎疫情等突发公共卫生事件中，建立中医药尽早、深度、全程介入的机制，健全中西医结合体制机制，中医药系统人员第一时间全面参与公共卫生应急处置，中医药防治举措全面融入应急预案和技术方案，中药预防汤剂服务覆盖全省近90%的城市社区和80%的乡村。

（四）"校地合作"壮大基层队伍，保障基层中医网底人才

为解决基层中医药人才缺乏、科室不齐全等问题，四川省一直在创新探索。一是中医药类学校积极探索"校地合作"模式培养基层人才，并结合基层乡村地区尤其是老少边穷地区的医疗卫生需求，积极引导、促进高中等中医药类学校与地方政府、医院、企业合作，创新开展订单定向委托培养模式，不断为基层培养"下得去、留得住、用得上"的地方基层中医临床网底人才。二是着力加强基层中医全科人才培养，支持基层中医药人员接受中医全科转岗培训，努力为基层打造一支本土化人才队伍。三是开展中药优才研修项目，打造中医药产业人才培训基地，培养中药产业、医养结合、中医康复保健等高端、骨干和技能型人才。完善西医学习中医制度，制定四川省西医人员学习中医知识培训大纲，开展"西学中"培训班。

2015年，四川启动"城乡中医药一体化"改革，通过"下派帮扶"和"上挂培养"为基层培养了一大批中医药业务能力过硬的精兵强将。四川中医药高等专科学校与凉山州卫健委开展校地合作、定向培养人才，仅用3年时间培养了1200名本土中医药人才，他们毕业后按照协议回州内公立医疗机构工作，切实让贫困地区群众收获"健康扶贫"带来的福祉。

2017年，四川省第二中医医院与阿坝州松潘县政府密切协作，提出"1+4+N"学科建设方式，即新建1个ICU，在原有专科基础上做强4个省级以上重点专科，合作建设"N"个特色专科。"松潘模式"让基层有了新科室，取得了"三升一降"的硕果，走出了一条让三级医院、专家和当地政府、医院、群众"五方满意"的医联体发展道路。

十　四川省中医药传承与创新发展的问题与思考

与人民群众健康需要、四川独特资源禀赋和经济社会发展要求相比，四川省中医药发展还存在一些问题和短板。

（一）中医医疗资源结构性布局不够

当前，四川省中医药服务体系还不够完善，截至 2020 年 4 个市尚未独立设置市级中医医院，3 个市级中医医院还未达到三级水平，2 个县未设立县域政府办中医医院，部分中医医院临床科室设置不完善，中医医疗机构设施设备老旧，中医医疗资源数量和布局还不能很好地支撑城镇化发展、乡村振兴战略等，服务能力还不能很好地满足全川人民健康需求。

（二）中药材产业集约化发展程度不高

四川省中医药产业发展仍存在"缺规划、缺管理、缺大品牌"的问题，龙头企业作用发挥不明显，拳头产品市场竞争力和知名度不高，一二三产业分属多个部门，在规划、政策、资金等方面和环节未充分形成合力，单品种药材无一实现全产业链发展。

一是中药材生产布局缺乏科学规划。部分地区存在盲目引种，跟风种植市场热销中药材等问题，导致部分药材种源混乱、品种变异、品质降低，中药材道地性不突出，对野生中药资源保护和实现可持续利用亟待加强。二是中药材种植规范化程度不高。四川省大部分中药材种子种苗长期以来缺乏科学化管理和研究，存在部分药材基原混乱、病虫害综合防治科学技术体系缺乏、化肥农药等投入品使用不规范、采收期不统一、加工方法不规范等问题。三是种植基地基础设施落后。基地土壤、道路、灌溉、供电、互联网等配套基础设施条件还有待改善，生产、采收和产地初加工环节现代农业技术装备的推广应用不足。四是品牌打造和产业集成滞后。当前四川省中药材产业资源优势未能有效转化为市场优势和区域经济优势。中药材种植集约化程度低，中药产业的种植、产地初加工、生产、流通、产品开发等环节尚未形成有效的协作整合，中药材产业上下游脱节，没有形成大品种、大品牌、大产业链。五是科技支撑有待加强。四川省中药材科技研究高层次人才团队缺乏，以企业为主体的产学研合作研发体系尚未形成，中药材关键共性技术研究创新平台能力建设还需提升。

（三）中医药创新性融合发展不足

四川中医药与人才、文化和科技的创新性融合发展还存在不足。首先，人才培育机制不够健全，尚存在中医药从业人员总量不足、结构有待优化，领军人物缺乏，中医药师承教育体系不够完善，名老中医药专家学术经验传承亟须加强等问题。其次，中医药文化精髓挖掘不够深入，名著古籍等中医药文化资源创造性转化、创新性发展不足。最后，中医药科技创新机制不够完善，信息化支撑作用不显著。

参考文献

《中医药传承创新发展系列报道》，四川省中医药管理局网站，http：//sctcm. sc. gov. cn/sctcm/zl70n/class_ zgjx. shtml。

四川省人民政府办公厅：《关于印发〈四川省"十四五"中医药高质量发展规划〉的通知》，四川省人民政府网站，https：//www. sc. gov. cn/10462/zfwjts/2021/12/16/72fcdb5349ba48daab2ffacd4a493480. shtml。

国家卫生健康委员会：《中国卫生健康统计年鉴》，中国协和医科大学出版社，2021。

四川省卫生健康委员会：《四川卫生健康统计年鉴》，西南交通大学出版社，2020。

熊伟、熊丁：《四川向中医药强省迈进》，《中国农村卫生》2021 年第 15 期。

李娜：《四川：蜀"绣"中医药强省蓝图》，《中国中医药报》2021 年 1 月 22 日。

健康四川行动推进委员会：《四川省：全面推进治未病健康工程》，《健康中国观察》2020 年第 12 期。

《四川将从 7 个方面推进中医药全产业链条发展》，四川省人民政府网站，https：//

www. sc. gov. cn/10462/c108879/2021/11/2/a6e407e49ee444fc817a2bd81160ddbb. shtml。

《四川中医药事业、产业、文化"三位一体"快速发展》，四川省人民政府网站，https：//www. sc. gov. cn/10462/10464/10465/10574/2020/6/10/6a1d9a8e005f417bbd56b558861ab7ac. shtml。

《2020年四川中药材总产值325亿元中药材资源"四个第一"》，四川省人民政府网站，https：//www. sc. gov. cn/10462/c108879/2021/11/2/c8bc4fbe55b34b1885e8f2a28be51ef9. shtml。

《中医战"疫" 四川累计发放中药预防"大锅汤"近3000万人份》，四川省人民政府网站，https：//www. sc. gov. cn/10462/10464/10465/10574/2022/9/3/05ea14a2602545929aeaa5b27ad516cf. shtml。

《四川省中医药传承创新发展迎来又一个春天》，四川省卫生健康委员会网站，http：//wsjkw. sc. gov. cn/scwsjkw/bgjd/2020/1/2/0c86ced1237447c6a351e7cf00e8c0fa. shtml。

《四川省中药材产业发展规划（2018～2025年）》，四川省中医药管理局网站，http：//sctcm. sc. gov. cn/sctcm/zcwj2/2019/7/20/ad8f3472eb0340c29b9566cbaa87aeef. shtml。

Abstract

Inheritance, innovation and development of traditional Chinese medicine (TCM) is an important part of socialism with Chinese characteristics in the new era, as well as a major event for the great rejuvenation of Chinese nation. Therefore, objective evaluation of the regional competitiveness of traditional Chinese medicine is of great significance to the inheritance, innovation and development of traditional Chinese medicine. This book is the third in a series of "Blue Book of Innovation And Development Of TCM", which is carried out from seven dimensions: TCM medical service, TCM industry, TCM health care, TCM education, TCM scientific research, TCM culture and foreign exchange, and TCM policy. The evaluation is mainly carried out from seven dimensions: TCM medical service, TCM industry, TCM health care, TCM education, TCM scientific research, TCM culture and foreign exchange, and TCM policy. Compared with the previous two blue book, Seven-in-one evaluation report which inherits the 2020, 2021 version was put in thematic sections. The general report of TCM medical services and three related sub-reports are written around TCM medical resources, TCM medical service efficiency and TCM medical expenses. Based on the statistical data of traditional Chinese medicine industry from 2018 to 2020, the dynamic development and change characteristics of traditional Chinese medicine medical undertakings in different regions were studied and compared in detail, and the comprehensive level and differences of the development of traditional Chinese medicine medical undertakings in different regions were analyzed. In addition, the study on the Cultural Influence Index of TCM, and the competitiveness report of Eastern, central and Western TCM. The case paper selected the top provinces in the 2021 edition of the blue Book, wrote the TCM inheritance and innovation development report of Sichuan Province and Jiangsu Province respectively, and discussed the TCM innovation and development status and ideas of Sichuan and Jiangsu Province in detail.

Keywords: Traditional Chinese Medicine (TCM); Inheritance and Innovation; Medical Service

Contents

I General Report

Abstract: This report mainly focused on three indicators of TCM medical services, namely TCM medical resources, TCM medical service efficiency and TCM medical expenses, and uses the Delphi method to establish indicator weights and data from national statistical industries to evaluate the inter-provincial competitiveness of TCM medical services in China using a comprehensive evaluation and analysis method. The evaluation results of the 2022 edition show that the western region of China ranks first in the development of Chinese medicine medical services in the three regions, while the eastern and central regions rank second and third respectively, but there is not much difference between the rankings of the east and central regions. The implementation of a strong TCM province is generally beneficial to the development of TCM medical services, especially in terms of TCM medical expenses. In 2019 and 2020 development changes, the ranking rose a total of 16 provinces (autonomous regions and municipalities), the ranking fell a total of 12 provinces (autonomous regions and municipalities). This report points out that each province in China should be fully combined with its own economic and cultural, historical development characteristics, relying on the medical resources of Chinese medicine characteristics, to improve the development of TCM medical services.

Keywords: Chinese Medicine; Heritage and Innovation; Inter-provincial Competitiveness

Ⅱ Sub-reports

B.2 Evaluation Report of Chinese Traditional Chinese Medicine

Medical Resources *Zhang Jianhua, Chen Huijing* / 023

Abstract: This report mainly focused on six indicators of China's TCM medica resources, namely the number of TCM hospitals per million population, the number of TCM hospital beds per 1000 population, the number of health technicians in traditional Chinese medicine hospitals per 1000 population, the number of TCM hospital beds per 1000 population, The ratio of nurses to doctors in TCM hospitals and the ratio of Chinese pharmacists to pharmacists in traditional Chinese medicine hospitals, analyzing the development trend of TCM medical resources in China from 2017 to 2020. By comparing total amount and per capita distribution of TCM medical resources among 31 provinces (autonomous regions and municipalities), three major regions and "whether it has proposed a strong TCM province", we estimated the overall development of TCM medical resources in China. The results showed that the total amount of TCM medical resources in China is increasing continuously, and the fairness of medical resources has been gradually improved. However, there was still a gap in the distribution of TCM medical care between the east and the west, and the distribution of resources in the west was better than that in the east. In addition, there was a lot of room for improvement in the quality of TCM medical resources in China, especially for how to fully participate in the emergency prevention and control of epidemics, the cultivation of top TCM talents, the construction of benchmark

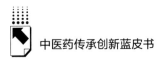
TCM hospitals and TCM departments, the medical resources for TCM rehabilitation and health care.

Keywords: TCM Medical Resources; Three Major Regions; TCM Strong Provinces; Inter-provincial Comparison

B.3 Evaluation Report on the Efficiency of Chinese Traditional Medicine Medical Service *Zhou Shangcheng, Li Chengcheng* / 061

Abstract: For further analysis and comparison, this report optimizes two indicators, the utilization rate of beds in TCM hospitals and the length of stay in TCM hospitals, based on the six major indicators in the 2020 TCM medical service efficiency evaluation report. Taking 31 provinces (autonomous regions and municipalities) in my country as the research objects, a comprehensive evaluation of the efficiency of traditional Chinese medicine medical services was carried out. The results show that the efficiency of medical services in Sichuan, Guangdong and Henan ranks in the top three. The rankings of Beijing, Shanghai and other regions have dropped. The overall score of TCM medical service efficiency in 2020 is lower than that in 2019. The average ranking of the central and western regions has improved, but the overall ranking of the eastern region has improved. The report believes that due to the decrease in the volume of TCM diagnosis and treatment, the number of discharged patients and the average daily burden of medical treatment in TCM hospitals have dropped significantly, and the indicators vary greatly between different provinces. The indicators of economically developed cities in the east, central cities and individual western cities have a relatively large change, while the indicators in the central cities are relatively stable. On the whole, the inter-provincial gaps in the indicators of various provinces (autonomous regions and municipalities) have decreased, but the gap is still obvious, and the advantages and characteristics of TCM medical service efficiency in different provinces are also different. While actively promoting the plan of "Strengthening Provinces with Traditional Chinese Medicine", all provinces should take into account their own economic and cultural development characteristics and adapt measures to local conditions, improve the ability of traditional Chinese medicine medical services, and improve the efficiency of traditional Chinese medicine medical services.

Keywords: Traditional Chinese Medicine; Medical Services; Efficiency Evaluation; Inter-provincial Comparison

B.4 The Evaluation Report of TCM Medical Expenses in China

Pan Huafeng, Zhou Jingjing / 094

Abstract: This report on the TCM medical expenses including three indicators (economic burden proportion of disposable income of the outpatient, economic burden proportion of disposable income of inpatient, average daily expenses of proportion of disposable income for discharged patients). We summarized the three indicators of all provinces, autonomous regions and municipalities to evaluate the medical service ability of TCM from 2017 to 2020. The results showed that the expenses of TCM outpatient, inpatient, and the average daily cost of outpatient had increased. The proportion of TCM medical expenses in disposable income shows a declining trend, indicating that the burden of medical expenses of people has decreased. The overall growth of TCM medical expenses in China is in a healthy, reasonable, and controllable range, which is conducive to the development of TCM medical undertakings.

Keywords: TCM; Medical Expenses; Medical Service

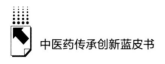

Ⅲ Special Reports

B.5 Report on Inter-provincial Competitiveness of Traditional
Chinese Medicine

Zhou Shangcheng, Zhou Zhihua, Zhou Jingjing, Zhong Ailin,
Gao Jing, Li Qianxin, Liang Shanshan and Li Zhenglong / 123

Abstract: Based on the Seven-in-one constitution theory of traditional Chinese medicine and performance evaluation theory of health system, this report defined the weight the weight of each evaluation index by Delphi expert consultation method, and made comprehensive evaluation on the inter-provincial competitiveness of traditional Chinese medicine in China using national statistical data of traditional Chinese medicine field. The rank from 2020 to 2022 was compared. The results show that the top ranking of TCM inheritance and innovation in regional development is the eastern region, followed by the central and western regions. There is also variability in the three-year stable regional ranking. The average ranking of the eastern region is lower than that of the 2020 and 2021 versions, with an average annual decline of one ranking, while the overall ranking of the central region is higher. The policy of strengthening the province of TCM is beneficial to the development of TCM, but the effect is not obvious in TCM health care. The ranking of TCM medical services in strong provinces is higher than that in areas without. Compared with the 2021 version of the results, 12 regions dropped in the rankings and 12 rose. This report believes that the development of TCM has certain regional characteristics, and the three-year results are robust. Provinces with strong TCM are conducive to the development of TCM.

Keywords: Traditional Chinese Medicine (TCM); Inheritance and Innovation; Provincial Competitiveness

B . 6 Index Research on the Influence of Traditional Chinese
Medicine Culture
—Analysis Based on Index Calculation Model
Rao Yuanli，*Zhang Ruiqi and Yan Zhilai* / 182

Abstract：Objective To examine and evaluate the effectiveness of the cultural construction of traditional Chinese medicine (TCM) and provide suggestions and references for improving the cultural influence of TCM in China. Methods To collect the number of inpatient, number of patient by the national health management department in the country as a whole and in each province (municipalities) and the number of Chinese medicine papers published and the number of Chinese medicine news reports disclosed. The index calculation model is adopted to obtain the influence index according to different evaluation weights. Results The general index of TCM cultural influence in my country from 2005 to 2020 and the TCM cultural influence index of each province in 2020 were obtained. Conclusion The calculation model of TCM cultural influence index can objectively evaluate the effect of TCM cultural development, and plays a role in linking the past and the future of the evaluation of TCM cultural influence.

Keywords：Index Calculation Model；Cultural Influence；Traditional Chinese Medicine

Ⅳ Regional Reports

B . 7 Competitiveness Report of Chinese Traditional Medicine
(Eastern Region) *Zhou Shangcheng*，*Li Zhenglong* / 200

Abstract：This report focuses on the analysis of the competitiveness of traditional Chinese medicine in 11 provinces in the eastern region (Beijing, Jiangsu, Shanghai, Guangdong, Zhejiang, Shandong, Hebei, Liaoning, Tianjin, Fujian and Hainan) Through the comparative analysis of the average rank of the seven first-class indicators of TCM policy, TCM cultural communication and foreign exchange, the comprehensive competitiveness of TCM inheritance and innovation in various provinces in the eastern region is studied. From the perspective of regional competitiveness of traditional Chinese medicine, the eastern region ranks first among the three regions, and the comprehensive competitiveness of traditional Chinese Medicine Inheritance and innovation development evaluation is in the upper reaches of the country; The comprehensive competitiveness of TCM medical services, TCM education, TCM industry, TCM scientific research, TCM culture and foreign exchanges is strong, which is the advantage of the eastern region; Chinese medicine health care and Chinese medicine policy indicators are at the middle level. From the perspective of provincial competitiveness, the comprehensive competitiveness of traditional Chinese Medicine Inheritance and innovation in Beijing is the strongest in the eastern region, and Hainan Province is the weakest in the eastern region.

Keywords: Eastern Region; Chinese Medicine; Competitiveness Evaluation; Indicater Syetem

B.8 Report on Competitiveness of Traditional Chinese Medicine (Central Region)

Zhou Shangcheng, Liang Shanshan / 237

Abstract: This report focuses on the comprehensive competitiveness of the evaluation of Chinese medicine inheritance and innovation development in eight provinces in the central region (Shanxi, Jilin, Heilongjiang, Anhui, Jiangxi, Henan, Hubei and Hunan). Through the comparative analysis of seven rankings of TCM medical services, TCM healthcare, TCM education, TCM industry, TCM scientific research, TCM policy and TCM cultural communication and foreign exchange, we study the development of TCM comprehensive strength of each province in the central region. The overall regional TCM scientific research,

TCM policy competitiveness and TCM industry competitiveness are strong for the central regional advantage; followed by TCM health care, TCM education and TCM culture and foreign exchange belong to the national midstream level, of which, TCM health care compared to 2018, the development of this indicator in the central region in 2019 has progressed; TCM medical services are relatively weak. In terms of provincial competitiveness, Hunan Province has the strongest overall competitiveness in TCM in the central region in 2018, and Heilongjiang Province is the last in the region; Hubei Province has the strongest overall competitiveness in TCM in the central region in 2019, and Shanxi Province is the last in the region.

Keywords: Central Region; Chinese Medicine; Competitiveness Evaluation; Indicator System

B.9 Report on Competitiveness of Traditional Chinese Medicine (Western Region)

Zhou Shangcheng, Liang Shanshan / 264

Abstract: This report focuses on the comprehensive competitiveness of 12 provinces in the western region (Inner Mongolia Autonomous Region, Guangxi Zhuang Autonomous Region, Chongqing Municipality, Sichuan Province, Guizhou Province, Yunnan Province, Tibet Autonomous Region, Shaanxi Province, Gansu Province, Qinghai Province, Ningxia Hui Autonomous Region, and Xinjiang Uygur Autonomous Region) in the evaluation of TCM inheritance and innovation development. Through the comparative analysis of seven rankings of TCM medical services, TCM health care, TCM education, TCM industry, TCM scientific research, TCM policy and TCM cultural communication and foreign exchange, we study the development of the comprehensive strength of TCM in each province in the western region. From the perspective of the overall competitiveness of regional Chinese medicine, the western region ranks third among the three regions, with a relatively weak overall competitiveness in the lower reaches of the country. The regional overall TCM medical services and TCM health care are competitive, which are the advantages of the western region; TCM education, TCM industry, TCM scientific research, TCM policy, TCM cultural communication and foreign exchange are relatively weak. From the perspective of provincial competitiveness, the comprehensive competitiveness of Chinese medicine in Sichuan Province and Chongqing Municipality in 2019 is at the forefront of the western region, and the Tibet Autonomous Region is the last within the western region.

Keywords: Western Region; Chinese Medicine; Competitiveness Evaluation; Indicator Syetem

Ⅴ Case Studies

B.10 Reporton Traditional Chinese Medicine Inheritance
And Innovation Development in Jiangsu Province

Lyu Yanxia, Dong Wanyue, Li Xiangjun,

Gao Li'na, Zhu Xiaoying and Xu Aijun / 295

Abstract: This report examines Jiangsu's inheritance and innovation policies and development status from seven areas, including health service system, service capabilities, technology innovation, resources distribution, cultural development, information technology, and international exchanges.

Jiangsu Province now has an integrated Traditional Chinese Medicine (TCM) service system with TCM hospitals at the provincial, municipal, and county levels as the main body, TCM departments of general hospitals, township health centers and community health service centers as the necessary part, and TCM clinics, outpatient departments, "sit-inTCM doctor" as a supplement. The system provides medical, health care, rehabilitation, and other services.

Traditional Chinese Medicine capability level of the Jiangsu Province's primaryregions is at the top of the country, with a strong reputation of service capabilities in TCM hospitals, as well as the number of outpatient visits and utilization of hospital beds. Jiangsu Province has a rich heritage, numerous genres, and top-tier talent. Inheritance Studio for Master of Chinese Medicine, Traditional Chinese Medicine Academic Genres Studio, and five TCM Heritage Innovation Engineering Project Reserve take the lead in China.

Keywords: Traditional Chinese Medicine; Inheritance and Innovation; Jiangsu Province

B.11   Report on Traditional Chinese Medicine Inheritance and Innovation Development in Sichuan Province

Yang Yi, Hu Yue and He Jia / 313

Abstract: Sichuan has become a strong province of Traditional Chinese Medicine (TCM) from a major province of TCM. The results of the "Inter-Provincial Competitiveness of Traditional Chinese Medicine in China of 2021" show that the total score of the evaluation indicators for the inheritance, innovation and development of TCM in Sichuan Province was 74.23 points, ranking the fifth in China. In recent years, the Sichuan Provincial Party Committee and the Provincial Government have provided strong policy guarantees for the development of TCM, integrating TCM into the overall situation of the province's economic and social development, improving the relevant policies, regulations and planning layout of the development of TCM, and building a TCM support system and governance system with Sichuan characteristics and advantages. The development of Sichuan TCM ushered in a great opportunity at the right time and place. Sichuan Province has explored the "Sichuan Model" for the inheritance, innovation, and development of TCM: the "Three-in-One" high-quality development of TCM coordinated undertakings, industry, and culture, interconnected with primary, secondary, and tertiary industries,

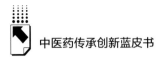
interaction of domestic and international. A high-quality development pattern of TCM has basically formed. However, there are still some problems and weaknesses in the development of TCM in Sichuan Province. The TCM service system is not perfect enough, the degree of intensive development of the Chinese herbal medicine industry is not high, and the innovative integration and development of TCM is insufficient. In the future, the development of TCM in Sichuan Province should closely keep up with the economic and social development and changes, adhere to the health needs of the people, and grasp the unique resource endowment of Sichuan, give full play to the unique role of TCM in the construction of a healthy Sichuan, help the construction of the national TCM comprehensive reform demonstration zone, and strengthen the inheritance, innovation, and development of TCM.

Keywords: TCM; Inheritance And Innovation; "Three-in-One"; "Sichuan Model"; A Strong Province of TCM

社会科学文献出版社

皮 书

智库成果出版与传播平台

✤ 皮书定义 ✤

皮书是对中国与世界发展状况和热点问题进行年度监测，以专业的角度、专家的视野和实证研究方法，针对某一领域或区域现状与发展态势展开分析和预测，具备前沿性、原创性、实证性、连续性、时效性等特点的公开出版物，由一系列权威研究报告组成。

✤ 皮书作者 ✤

皮书系列报告作者以国内外一流研究机构、知名高校等重点智库的研究人员为主，多为相关领域一流专家学者，他们的观点代表了当下学界对中国与世界的现实和未来最高水平的解读与分析。截至 2022 年底，皮书研创机构逾千家，报告作者累计超过 10 万人。

✤ 皮书荣誉 ✤

皮书作为中国社会科学院基础理论研究与应用对策研究融合发展的代表性成果，不仅是哲学社会科学工作者服务中国特色社会主义现代化建设的重要成果，更是助力中国特色新型智库建设、构建中国特色哲学社会科学"三大体系"的重要平台。皮书系列先后被列入"十二五""十三五""十四五"时期国家重点出版物出版专项规划项目；2013~2023 年，重点皮书列入中国社会科学院国家哲学社会科学创新工程项目。

皮书网

（网址：www.pishu.cn）

发布皮书研创资讯，传播皮书精彩内容
引领皮书出版潮流，打造皮书服务平台

栏目设置

◆ **关于皮书**

何谓皮书、皮书分类、皮书大事记、
皮书荣誉、皮书出版第一人、皮书编辑部

◆ **最新资讯**

通知公告、新闻动态、媒体聚焦、
网站专题、视频直播、下载专区

◆ **皮书研创**

皮书规范、皮书选题、皮书出版、
皮书研究、研创团队

◆ **皮书评奖评价**

指标体系、皮书评价、皮书评奖

◆ **皮书研究院理事会**

理事会章程、理事单位、个人理事、高级
研究员、理事会秘书处、入会指南

所获荣誉

◆ 2008 年、2011 年、2014 年，皮书网均
在全国新闻出版业网站荣誉评选中获得
"最具商业价值网站"称号；
◆ 2012 年，获得"出版业网站百强"称号。

网库合一

2014 年，皮书网与皮书数据库端口合
一，实现资源共享，搭建智库成果融合创
新平台。

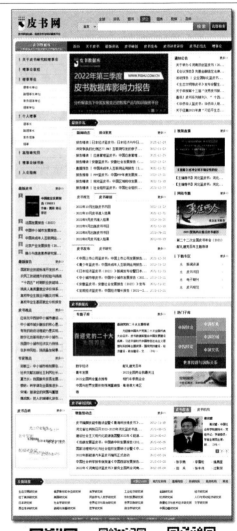

皮书网

"皮书说"
微信公众号

皮书微博

权威报告·连续出版·独家资源

皮书数据库
ANNUAL REPORT(YEARBOOK)
DATABASE

分析解读当下中国发展变迁的高端智库平台

所获荣誉

- 2020年，入选全国新闻出版深度融合发展创新案例
- 2019年，入选国家新闻出版署数字出版精品遴选推荐计划
- 2016年，入选"十三五"国家重点电子出版物出版规划骨干工程
- 2013年，荣获"中国出版政府奖·网络出版物奖"提名奖
- 连续多年荣获中国数字出版博览会"数字出版·优秀品牌"奖

皮书数据库 　　"社科数托邦"
　　　　　　　　微信公众号

成为用户

　　登录网址www.pishu.com.cn访问皮书数据库网站或下载皮书数据库APP，通过手机号码验证或邮箱验证即可成为皮书数据库用户。

用户福利

- 已注册用户购书后可免费获赠100元皮书数据库充值卡。刮开充值卡涂层获取充值密码，登录并进入"会员中心"—"在线充值"—"充值卡充值"，充值成功即可购买和查看数据库内容。
- 用户福利最终解释权归社会科学文献出版社所有。

数据库服务热线：400-008-6695
数据库服务QQ：2475522410
数据库服务邮箱：database@ssap.cn
图书销售热线：010-59367070/7028
图书服务QQ：1265056568
图书服务邮箱：duzhe@ssap.cn

社会科学文献出版社 皮书系列
SOCIAL SCIENCES ACADEMIC PRESS (CHINA)

卡号：172759578536
密码：

中国社会发展数据库（下设12个专题子库）

紧扣人口、政治、外交、法律、教育、医疗卫生、资源环境等12个社会发展领域的前沿和热点，全面整合专业著作、智库报告、学术资讯、调研数据等类型资源，帮助用户追踪中国社会发展动态、研究社会发展战略与政策、了解社会热点问题、分析社会发展趋势。

中国经济发展数据库（下设12专题子库）

内容涵盖宏观经济、产业经济、工业经济、农业经济、财政金融、房地产经济、城市经济、商业贸易等12个重点经济领域，为把握经济运行态势、洞察经济发展规律、研判经济发展趋势、进行经济调控决策提供参考和依据。

中国行业发展数据库（下设17个专题子库）

以中国国民经济行业分类为依据，覆盖金融业、旅游业、交通运输业、能源矿产业、制造业等100多个行业，跟踪分析国民经济相关行业市场运行状况和政策导向，汇集行业发展前沿资讯，为投资、从业及各种经济决策提供理论支撑和实践指导。

中国区域发展数据库（下设4个专题子库）

对中国特定区域内的经济、社会、文化等领域现状与发展情况进行深度分析和预测，涉及省级行政区、城市群、城市、农村等不同维度，研究层级至县及县以下行政区，为学者研究地方经济社会宏观态势、经验模式、发展案例提供支撑，为地方政府决策提供参考。

中国文化传媒数据库（下设18个专题子库）

内容覆盖文化产业、新闻传播、电影娱乐、文学艺术、群众文化、图书情报等18个重点研究领域，聚焦文化传媒领域发展前沿、热点话题、行业实践，服务用户的教学科研、文化投资、企业规划等需要。

世界经济与国际关系数据库（下设6个专题子库）

整合世界经济、国际政治、世界文化与科技、全球性问题、国际组织与国际法、区域研究6大领域研究成果，对世界经济形势、国际形势进行连续性深度分析，对年度热点问题进行专题解读，为研判全球发展趋势提供事实和数据支持。

法律声明

"皮书系列"（含蓝皮书、绿皮书、黄皮书）之品牌由社会科学文献出版社最早使用并持续至今，现已被中国图书行业所熟知。"皮书系列"的相关商标已在国家商标管理部门商标局注册，包括但不限于 LOGO（▓）、皮书、Pishu、经济蓝皮书、社会蓝皮书等。"皮书系列"图书的注册商标专用权及封面设计、版式设计的著作权均为社会科学文献出版社所有。未经社会科学文献出版社书面授权许可，任何使用与"皮书系列"图书注册商标、封面设计、版式设计相同或者近似的文字、图形或其组合的行为均系侵权行为。

经作者授权，本书的专有出版权及信息网络传播权等为社会科学文献出版社享有。未经社会科学文献出版社书面授权许可，任何就本书内容的复制、发行或以数字形式进行网络传播的行为均系侵权行为。

社会科学文献出版社将通过法律途径追究上述侵权行为的法律责任，维护自身合法权益。

欢迎社会各界人士对侵犯社会科学文献出版社上述权利的侵权行为进行举报。电话：010-59367121，电子邮箱：fawubu@ssap.cn。

社会科学文献出版社